卫生部"十二五"规划教材精讲与同步练习

医学微生物学

主　编　谢水祥

副主编　钟有添　刘志春

编　委　（以姓氏笔画为序）

　　　　王小丽　李　娟　张文平　黄丹丹

　　　　黄　真　曹镐禄

中国医药科技出版社

内容提要

为了减轻高等医药院校学生的学习负担，使他们用最少的时间全面掌握、准确理解和记住医学微生物学的内容，我们根据教学大纲，结合编者多年的教学经验与体会，参考相关书籍，编写了本书。

本书章节编排与规划教材基本一致，分 3 篇 36 章讲述医学微生物学知识。每章共分四大块：教学目的、内容精讲、同步练习和参考答案。每章教学目的列出了本章重点掌握、熟悉和了解内容，内容精讲将教材内容做全面系统归纳总结。书后附一套综合模拟测试卷，以供学习者检查自己对知识的掌握程度。

本书适于高等医学院校基础、临床、预防、五官、口腔类本科学生使用，也可作为报考研究生的专业课复习及教师教学、临床医师的参考书。

图书在版编目（CIP）数据

医学微生物学/谢水祥主编 . —北京：中国医药科技出版社，2014.3
卫生部"十二五"规划教材精讲与同步练习
ISBN 978 - 7 - 5067 - 6663 - 0

Ⅰ.①医…　Ⅱ.①谢…　Ⅲ.①医学微生物学 - 医学院校 - 教学参考资料
Ⅳ.①R37

中国版本图书馆 CIP 数据核字（2014）第 027652 号

美术编辑　陈君杞
版式设计　郭小平

出版　中国医药科技出版社
地址　北京市海淀区文慧园北路甲 22 号
邮编　100082
电话　发行：010 - 62227427　邮购：010 - 62236938
网址　www. cmstp. com
规格　787 × 1092 mm $\frac{1}{16}$
印张　13 $\frac{3}{4}$
字数　348 千字
版次　2014 年 3 月第 1 版
印次　2014 年 3 月第 1 次印刷
印刷　三河市百盛印装有限公司
经销　全国各地新华书店
书号　ISBN 978 - 7 - 5067 - 6663 - 0
定价　30.00 元

本社图书如存在印装质量问题请与本社联系调换

丛书编委会

Preface 前言

  医学微生物学是研究与医学有关的病原微生物的性状，以及病原微生物在一定环境条件下，与人体间相互关系（感染与免疫的机制）、特异性诊断和预防的科学。医学微生物学是一门重要的医学基础课程。其任务是通过教学使学生掌握和运用这门学科的基础理论、基本知识和基本技能，为学习有关基础医学、临床医学课程及从事与微生物有关的疾病的诊治、检验检疫、疾病防控、科学研究、实验技术等工作奠定基础。

  为了激发学生学习兴趣，减轻学生的学习负担，用较少的时间掌握和记住教材的内容，帮助学生对教材理论知识进行准确理解和全面复习，培养学生全面分析问题和解决问题的能力，训练学生比较、归纳、综合问题及表达问题的能力，轻松学好本课程，本书编者紧紧围绕卫生部"十二五"规划教材《医学微生物学》（第8版），根据教学大纲，结合教学过程中一线教师多年的教学经验与体会，参考《Medical Microbiology》（Geo. F. Brook Janet S. Butel Stephen A. Morse，Appleton & Lang）、《现代医学微生物学》（闻玉梅）、《临床微生物学手册》（P. R 默里）、《分子医学细菌学》（徐建国）、《分子病毒学》（黄文林）等书编写而成。

  本书有三篇，共36章，章节编排与规划教材基本一致，每章共分四部分：教学目的、内容精讲、同步练习和参考答案，在每章开始处"教学目的"项下列出了本章重点掌握、熟悉和了解内容，行文中在特别需要强调处（重点、难点、考点）用点线标出。文后附一套综合模拟试卷，以供学习者检查自己对知识的掌握程度。

  本书能帮助学生进行课前预习，提高听课效率，更有助于在课后复习时，对知识的总结归纳、融会贯通，从而减轻学习负担，增强学习效果。

  本书适于高等医学院校临床、妇幼、预防、五官、口腔、检验及护理学等本科学生使用，也可作为报考研究生的专业课复习及教师教学的参考书。

  由于编者水平有限，加之编写时间比较仓促，错漏之处在所难免，恳请使用本书的教师和同学批评指正。

编　者

2013 年 12 月

Contents **目 录**

第1篇　细　菌　学

第 2 篇　病　毒　学

第 3 篇　真　菌　学

绪　　论

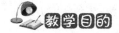

1. **掌握**　微生物的概念和种类，病原微生物和条件致病性微生物的概念。

2. **熟悉**　医学微生物学及其研究的对象，学习医学微生物学的目的。

3. **了解**　微生物在自然界及人体的分布，以及微生物与人类和其他生物间的相互关系、微生物学的范畴、研究对象、微生物学发展史。

第1节　微生物与病原微生物

微生物（Microorganism）是存在于自然界中的一群体积微小、结构简单、肉眼看不见的微小生物，必须借助光学显微镜或电子显微镜放大数百倍、数千倍甚至数万倍才能观察到。它们具有繁殖迅速、容易变异及适应环境能力强等特点。

一、微生物的种类与分布

微生物种类繁多，可分成三大类。

（1）非细胞型微生物　没有细胞的基本结构，亦无产生能量的酶系统，只能在活细胞内生长繁殖。病毒属于此类型微生物。

（2）原核细胞型微生物　有细胞结构，但细胞核分化程度低，仅有原始核质，没有核膜与核仁；细胞器不很完善。这类微生物种类众多，有细菌、支原体、衣原体、螺旋体、立克次体、放线菌。

（3）真核细胞型微生物　有完整的细胞结构，细胞核的分化程度较高，有核膜、核仁和染色体；胞质内细胞器完整。真菌属于此类微生物。

二、微生物与人类的关系

微生物在自然界分布极为广泛，空气、土壤、水中都有数量不等、种类不一的微生物存在。在人和动植物的体表及其与外界相通的腔道中均有多种微生物存在。绝大多数微生物对人类和动植物的生存是有益而必需的。有些微生物在正常情况下不致病，而在特定条件下可引起疾病，称为条件致病性微生物。

第2节　微生物学与医学微生物学

医学微生物学是微生物学的一个分枝，亦是医学的一门基础学科。它主要研究与人类疾病有关的病原微生物的形态、结构、代谢活动、遗传和变异、致病机理、机体的抗感染免疫、实验室诊断及特异性预防等。学习医学微生物学的目的，在于了解病原微生物的生物学特性与致病性；认识人体对病原微生物的免疫作用，感染与免疫的相互关系及其规律；了解感染性疾病的实验室诊断方法及预防原则。掌握了医学微生物学的基础理论、基本知识和基本技能，为学习基础医学及临床医学的有关学科打下基础，并有助于控制和消灭传染性疾病。

第3节　医学微生物发展史

医学微生物学是人类在长期对传染性疾病病原性质的认识和疾病防治过程中总结出来的一门科学。了解医学微生物学的过去、现在与未来，将有助于我们总结规律，寻找正确的研究方向和防治方法，进一步发展医学微生物学。

一、微生物学的经验时期

古代人类虽未观察到微生物，但早已将微生物学知识用于工农业生产和疾病防治中。如，夏禹时代，仪狄酿酒；北魏（公元386~534年）《齐民要术》记载了的制醋方法；民间常用的盐腌、糖渍、烟熏、风干等保存食物的方法。

在11世纪初（北宋末年）刘真人提出肺痨由虫引起。师道南的《天愚集》鼠死行篇生动描述了鼠疫流行的凄惨景况，并正确地指出了鼠疫与鼠的关系。我国在明代隆庆年间（1567~1572年）广泛应用人痘来预防天花。

二、实验微生物学时期

荷兰人列文虎克（Antory Van Leeuwenhoek，1632~1723年）用自磨镜片制造了世界上第一架显微镜（放大40~270倍），并第一次观察和描述了细菌的形态。

法国科学家巴斯德（Louis Pasteur，1822~1895年）首先实验证明发酵与腐败是由微生物所引起。

英国外科医生李斯德（Joseph Lister，1827~1912年）创用石碳酸喷洒手术室和煮沸手术用具，为防腐、消毒以及无菌操作打下基础。

德国学者郭霍（Robert Koch，1843~1910年）创用固体培养基，可将细菌从环境或标本中分离成单一菌落，便于对各种细菌分别研究。

俄国学者伊凡诺夫斯基（Ivanowski）于1892年发现了第一种病毒即烟草花叶病病毒。英国学者Twort于1915年发现了细菌病毒（噬菌体）。

英国琴纳（Edward Jenner，1749~1823年）创用牛痘预防天花。

德国学者Behring在1891年用含白喉抗毒素的动物免疫血清成功地治愈一白喉患儿。

欧立希首先合成化学治疗剂，在1910年合成治疗梅毒的砷凡纳明，后又合成新砷凡纳明，开创了微生物性疾病的化学治疗途径。

Fleming于1929年首先发现青霉菌产生的青霉素能抑制金黄色葡萄球菌的生长。

三、现代微生物学时期

（1）新的病原微生物不断发现　相继发现了一些新的病原微生物，如军团菌、弯曲菌、拉沙热病毒、马堡病毒、人类免疫缺陷病毒、SARS病毒等。

（2）微生物基因组研究取得重要进展。

（3）微生物学研究和诊断技术不断进步。

（4）疫苗研制不断取得突破。

四、展望

①新现和再现病原微生物的研究；②病原微生物致病机制的研究；③建立规范化的微生物学

诊断方法及技术；④抗感染免疫的基础及其应用的研究；⑤抗感染药物的研制与开发。

同步练习

一、选择题

[A 型题]

1. 下列微生物属于原核细胞型微生物，但除外（　　　）
   A. 立克次体　　　　　　　　B. 支原体　　　　　　　　C. 放线菌
   D. 新型隐球菌　　　　　　　E. 结核杆菌

[B 型题]
   A. 细菌　　　　　　　　　　B. 支原体　　　　　　　　C. 螺旋体
   D. 病毒　　　　　　　　　　E. 真菌

2. 属非细胞型微生物的是（　　　）

3. 属真核细胞型微生物的是（　　　）

[X 型题]

4. 下列微生物不属于原核细胞型微生物的是（　　　）
   A. 放线菌　　　　　　　　　B. 絮状表皮癣菌　　　　　C. 衣原体
   D. 立克次体　　　　　　　　E. 熏烟色曲霉菌

5. 微生物学奠基人之一郭霍的贡献有（　　　）
   A. 创用了固体培养基培养病原菌　　　　B. 创用碳酸喷洒手术室和煮沸手术用具
   C. 创用了细菌染色法和动物实验感染法　　D. 发现炭疽病疫苗及狂犬病疫苗
   E. 提出了著名的郭霍法则　　　　　　　　F. 发现烟草花叶病病毒和口蹄疫病毒

二、填空题

原核细胞型微生物有＿＿＿＿＿＿＿、＿＿＿＿＿＿＿＿和＿＿＿＿＿＿＿＿等。

三、名词解释

1. 微生物　　　　　　　　　　2. 真核细胞型微生物

参考答案

一、选择题

1. D　2. D　3. E　4. BE　5. AE

二、填空题

细菌，螺旋体，支原体，立克次体，衣原体，放线菌

三、名词解释

1. 微生物：是广泛存在于自然界中的一群体形微小、结构简单、肉眼看不见的微小生物。

2. 真核细胞型微生物：有完整的细胞结构，细胞核的分化程度较高，有核膜、核仁和染色体；胞质内细胞器完整的一类微生物。

第 *1* 篇

细 菌 学

第1章　细菌的形态与结构

教学目的

1. 掌握　细菌的基本形态与基本结构，细胞壁的主要化学成分，革兰阳性菌与革兰阴性菌细胞壁不同点及其意义。荚膜、鞭毛、菌毛、芽胞的概念及其功能或医学意义。

2. 熟悉　细菌形态与结构的检查法。

细菌是一种单细胞的原核细胞型微生物。

第1节　细菌的大小与形态

一、细菌的大小

细菌的个体微小，通常以微米（μm）计算。不同种类的细菌大小不一，同一种细菌也可因环境和菌龄不同而有差异。

二、细菌的形态

细菌按其外形分为三类，球菌（coccus）、杆菌（bacillus）、螺形菌（spirillar bacterium）。

（1）球菌　呈圆球形或近似圆球形（矛头状或肾状）。多数球菌的直径为1μm左右。

（2）杆菌　菌体的形态多数呈直杆状，也有的菌体微弯。各种杆菌的大小、长短差异较大。大多数杆菌中等大小，长2～5μm，宽0.3～1μm。

（3）螺形菌　菌体弯曲，可分为：①弧菌（vibrio），菌体只有一个弯曲，呈弧状或逗点状，如霍乱弧菌。②螺菌（spirillum），菌体有数个弯曲，如鼠咬热螺菌。

细菌形态可受各种理化因素的影响，一般说来，在生长条件适宜时培养8～18小时的细菌形态较为典型。观察细菌形态和大小特征时，应注意来自机体或环境中各种因素所导致的细菌形态变化。

第2节　细菌的结构

细菌的结构可分为基本结构与特殊结构。基本结构是所有细菌都具有的结构，包括细胞壁、细胞膜、细胞质、核质等；特殊结构是仅仅某些细菌所具有的结构，如荚膜、芽胞、鞭毛、菌毛等。

一、基本结构

（一）细胞壁

细胞壁（cell wall）位于细菌细胞最外层，是一无色透明的坚韧而有弹性的膜状结构，可承受细胞内强大的渗透压而不破坏。

1. 细胞壁的化学组成

细胞壁的化学组成较复杂，革兰阳性菌与革兰阴性菌细胞壁组成存在较大差异。其主要成分有以下几项。

（1）肽聚糖　肽聚糖又称黏肽、糖肽或胞壁质，是革兰阳性菌与革兰阴性菌共有的成分，但含量有显著差异，空间构型也不同。

肽聚糖是由 N–乙酰葡萄糖胺和 N–乙酰胞壁酸两种氨基糖经 β–1，4 糖苷键连接间隔排列形成的聚糖骨架。在 N–乙酰胞壁酸分子上连接四肽侧链，肽链之间再由肽桥或肽链联系起来，组成一个机械性很强的网状结构。

革兰阳性菌细胞壁肽聚糖由聚糖骨架、四肽侧链、五肽交联桥三部分组成，形成三维立体结构。它是革兰阳性菌最主要的细胞壁成分。

革兰阴性菌细胞壁肽聚糖则由聚糖骨架和四肽侧链两部分组成，形成二维平面结构。它在革兰阴性菌细胞壁成分中含量较少。

（2）磷壁酸　是革兰阳性菌细胞壁特有成分。

（3）外膜　是革兰阴性菌细胞壁的特有成分，位于细胞壁肽聚糖层的外侧，包括脂多糖、脂质双层、脂蛋白三部分。外膜层较厚，约占革兰阴性菌细胞壁干重的80%。它是革兰阴性菌最主要的细胞壁成分。

脂多糖（lipopolysaccharide，LPS）在最外并伸展至细胞壁表面，包括脂质 A、核心多糖、特异性多糖三个组成部分，是细菌内毒素的主要成分，其毒性部分是脂质 A，无种属特异性。

革兰阳性菌和革兰阴性菌的细胞壁结构显著不同，导致这两类细菌在染色性、抗原性、毒性、对某些药物的敏感性等方面的很大差异。

2. 细胞壁的主要功能

细胞壁的主要功能为维持菌体固有形态和保护菌体内部结构。

细胞壁缺陷型细菌也叫 L 型细菌，是指在理化或生物因素作用下，细菌细胞壁受损，但在高渗环境下仍能存活者。L 型细菌因胞壁缺失而呈高度多型性，普通培养基不能生长，需用高渗培养，且生长缓慢，2～7 天才能形成荷包蛋样细小菌落。但仍有一定致病力，引起慢性感染，常见的有尿路感染、骨髓炎、心内膜炎等。临床遇有明显感染症状而常规细菌培养却为阴性者，需考虑 L 型细菌感染的可能，做高渗培养。

（二）细胞膜

细胞膜（cell membrane）位于细胞壁内侧，包绕在细菌胞浆外的具有弹性的半渗透性脂质双层生物膜。膜不含胆固醇是与真核细胞膜的区别点。

细胞膜的主要功能：①物质转运，与细胞壁共同完成菌体内外的物质交换。②呼吸与分泌，膜上有多种呼吸酶，参与细胞的呼吸过程。③生物合成作用，细胞膜上有多种合成酶，参与生物合成。④参与细菌分裂，细菌细胞膜可以形成特有的结构，用电子显微镜观察，可以看到细胞膜向胞浆凹陷折叠成囊状物，称为中介体（mesosome）。中介体与细胞的分裂、呼吸、胞壁合成和芽胞形成有关。中介体扩大了细胞膜的表面积，相应地增加呼吸酶的含量，可为细菌提供大量能量，有拟线粒体（chondroid）之称，多见于革兰阳性菌。

（三）细胞质

细胞质（cytoplasm）是细胞膜包裹的溶胶状物质，基本成分是水、蛋白质、脂类、核酸及少量无机盐。细胞质中含有多种酶，故为新陈代谢的主要场所。

细胞质中还存在质粒、核蛋白体、胞质颗粒等超微结构。

（1）质粒（plasmid）　质粒是染色体外的遗传物质，为双股环状 DNA。控制细菌某些特定的遗传性状，例如形成耐药性、产生细菌素及性菌毛等。质粒能进行独立复制，失去质粒的细菌仍能正常存活。质粒可通过接合、转导作用等将有关性状传递给另一细菌。

（2）核糖体（ribosome）　是细菌合成蛋白质的场所，游离存在于细胞质中。电镜下可见到胞浆中有大量沉降系数为70S的颗粒，即核糖体。其化学组成70%为RNA，30%为蛋白质。细菌的70S核糖体由50S和30S两个亚基组成。链霉素能与细菌核糖体的30S基结合，红霉素能与50S亚基结合，从而干扰细菌蛋白质的合成而导致细菌的死亡；真核细胞的核糖体为80S，因此对人体细胞则无影响。

（3）胞质颗粒（cytoplasma granula）　大多数为营养贮藏物，较为常见的是贮藏高能磷酸盐的异染颗粒（metachromatic granula），嗜碱性较强，用特殊染色法可以看得更清晰。根据异染颗粒的形态及位置，可以鉴别细菌。

（4）核质（nuclear material）　或称拟核（Nucleoid）、核区，是细菌的遗传物质，决定细菌的遗传特征。它与真核细胞的细胞核不同，无核膜、核仁和有丝分裂器，也无组蛋白包绕。核质具有细胞核的功能，控制细菌的各种遗传性状及生命活动，是细菌遗传变异的物质基础。

二、细菌的特殊结构

（1）荚膜（capsule）　某些细菌胞壁外包绕一层较厚的黏液性物质，其厚度在0.2μm以上，普通显微镜可见，与四周有明显界限，称荚膜。荚膜能保护细菌免遭吞噬细胞的吞噬和消化作用，因而与细菌的毒力有关。不易着色。

（2）鞭毛（flagllum）　在某些细菌菌体上具有细长而弯曲的丝状物，称为鞭毛。鞭毛是细菌的运动器官。

（3）菌毛（pilus 或 fimbria）　许多 G^- 菌和少数 G^+ 菌的菌体表面有比鞭毛更细、更短而直的丝状物，称为菌毛。分普通菌毛与性菌毛，与细菌的致病和变异有关。

（4）芽胞（spore）　某些细菌在一定环境条件下，胞质脱水浓缩，在菌体内部形成一个圆形或卵圆形的小体，是细菌的休眠形式，称为芽胞。一个细菌只形成一个芽胞，一个芽胞只能发芽形成一个菌体（繁殖体），故芽胞不是细菌的繁殖方式，而是一种自我保护形式。由于芽胞具有多层致密的膜结构，它对理化因素都有强大的抵抗力，故常将杀死芽胞作为消毒灭菌效果的指标。

第3节　细菌形态与结构检查法

一、显微镜放大法

（1）普通光学显微镜　油镜，放大1000倍（1000×），标本一般要进行染色。

（2）电子显微镜　透射电子显微镜与扫描电子显微镜。

（3）其他显微镜　略。

二、染色法

（1）单染法　用一种染料。

（2）复染法　最经典的方法是革兰染色法。主要是初染（结晶紫），媒染（碘液），脱色（95%乙醇），复染（复红）。G^+ 菌为紫色，G^- 菌为红色。

同步练习

一、选择题

[A 型题]

1. 以下关于芽胞叙述哪项是错的（　　　）
   A. 折光性强、壁厚不易着色
   B. 对理化因素，抵抗力强，杀灭芽胞作为灭菌的标准
   C. 形成芽胞不是细菌的繁殖方式
   D. 破伤风杆菌必须在厌氧环境下才能形成芽胞
   E. 据芽胞形态、大小、位置可鉴别细菌

2. 关于荚膜的叙述，哪项是错的（　　　）
   A. 是某些细菌细胞壁外的一层较厚的黏液性物质
   B. 对碱性染料亲和力低，不易着色
   C. 其化学成分都是多糖
   D. 有抗吞噬作用和抵抗体液因子的杀菌作用
   E. 一般在动物体内形成，但在含大量糖类和血清的培养基中也能形成

3. 关于质粒的叙述哪项是错的（　　　）
   A. 质粒一般是细菌染色体外，闭合环状双股 DNA
   B. 能在胞质中自我复制维持许多世代
   C. 带有特定的遗传信息，但非生命活动所必需
   D. 可经接合或转导将此性状传递给另一菌
   E. 医学上和生物学上重要的质粒有 F 因子、R 因子、H 因子、D 因子

4. 关于菌毛叙述哪项是错的（　　　）
   A. 分普通菌毛和性菌毛 　　　　　　　B. 多见于革兰阴性菌
   C. 不能用普通光学显微镜观察 　　　　D. 普通菌毛与细菌吸附和运动有关
   E. 有 F 因子的细菌产生性菌毛

5. 关于 L 型细菌，哪项是错的（　　　）
   A. 为细胞壁缺陷型细菌
   B. 能在高渗含血清培养基中生长繁殖
   C. 在一定条件下可回复为原来的细菌
   D. 有一定致病力
   E. L 型细菌和衣原体在适宜培养基上均可形成"油煎蛋"状细小菌落

6. 关于芽胞，哪项是错的（　　　）
   A. 在一定环境条件下形成 　　　　　　B. 对多种理化因素抵抗力强
   C. 是细菌内部结构具多层膜的小体 　　D. 不是细菌繁殖方式
   E. 100℃ 30 分钟可杀灭芽胞

7. 关于溶菌酶，哪些是错的（　　　）
   A. 主要来源于吞噬细胞
   B. 为碱性多肽
   C. 可裂解肽聚糖中四肽侧链与五肽交联桥的联接
   D. 存在于呼吸道，消化道分泌物及乳汁中

E. 在补体、抗体存在时，对 G$^-$菌也有较强溶菌作用

8. 关于溶菌酶，错的是（　　）

    A. 主要来源于吞噬细胞　　　　B. 为碱性多肽

    C. 对 G$^-$菌作用强　　　　　　D. 作用机制是损伤肽聚糖

9. 具真核细胞线粒体类似功能的结构是（　　）

    A. 细胞壁　　　　　　　　B. 中介体　　　　　　　C. 核质

    D. 芽胞　　　　　　　　　E. 胞浆颗粒

10. 关于 L 型菌，错的是（　　）

    A. 缺乏完整细胞壁

    B. 形态不规则，大小不一

    C. 在一定条件下可返祖而恢复原菌形态

    D. 在低渗含血清培养基中生长良好

    E. 某些 L 菌，仍有致病力

11. 下列哪种物质可使芽胞中的酶类具高度热稳定性（　　）

    A. 肽聚糖　　　　　　　　B. 磷壁酸

    C. 吡啶二羧酸　　　　　　D. 二氨基庚二酸

12. 革兰染色法的意义是（　　）

    A. 鉴别细菌　　　　　　　B. 选择用药　　　　　　C. 帮助解释致病机制

    D. A + B　　　　　　　　E. A + C　　　　　　　F. B + C

    G. A + B + C

13. 在细菌之间直接传递 DNA 是经（　　）

    A. 鞭毛　　　　　　　　　B. 细胞壁　　　　　　　C. 普通菌毛

    D. 中介体　　　　　　　　E. 性菌毛

14. 细菌缺哪种成分仍可生存（　　）

    A. 细胞壁　　　　　　　　B. 细胞膜　　　　　　　C. 细胞浆

    D. 核质　　　　　　　　　E. 以上都不是

15. 溶菌酶破坏细胞壁的机制是（　　）

    A. 影响五肽桥的合成　　　　　　　　B. 破坏五肽桥与四肽侧链的连接

    C. 裂解 β - 1，4 糖苷键　　　　　　D. 影响四肽侧链形成

    E. 以上都可以

16. 影响革兰染色的因素是（　　）

    A. 壁的完整性　　　　　　B. 细菌培养时间　　　　C. 结晶紫初染时间

    D. 脱色时间　　　　　　　E. 以上都是

17. 细菌革兰染色标本用油镜可观察到（　　）

    A. 形态　　　　　　　　　B. 菌毛　　　　　　　　C. 鞭毛

    D. 表面结构　　　　　　　E. 以上均是

18. 青霉素作用机制是（　　）

    A. 影响四肽侧链形成　　　　　　　　B. 影响五肽桥形成

    C. 影响五肽桥与四肽侧链的连接　　　D. 裂解 β - 1，4 糖苷链

二、填空题

细菌的特殊结有　　　　　　、　　　　　　、　　　　　　、　　　　　　。

三、名词解释

1. 芽胞　2. 质粒　3. 异染颗粒

四、代号翻译

1. LPS　2. LTA

五、问答

1. 简述革兰阴性菌细胞壁的特殊成分及意义。

2. 细菌芽胞具有强大抵抗力的可能因素有哪些?

3. 简述质粒的特性及意义。

一、选择题

1. D　2. C　3. E　4. D　5. E　6. E　7. C　8. C　9. B　10. D　11. C　12. G　13. E　14. A
15. C　16. E　17. A　18. C

二、填空题

荚膜，鞭毛，菌毛，芽胞

三、名词解释

1. 芽胞：某些细菌在一定环境条件下，胞质脱水浓缩，在菌体内部形成一个圆形或卵圆形的小体，是细菌的休眠形式，称为芽胞。

2. 质粒：是染色体外的遗传物质，为双股环状 DNA。

3. 异染颗粒：胞质颗粒的一种，含 RNA 和偏磷酸盐，具有很强的嗜碱性，当染色时染出比细菌更深的颜色或不同的颜色，称异染颗粒。

四、代号翻译

1. 脂多糖　2. 脂磷壁酸

五、问答

1. 答：G^- 菌除含有 1~2 层肽聚糖结构外，尚有特殊组分外膜。外膜由脂质双层、脂蛋白和脂多糖三部分组成。脂质双层的结构类似细胞膜，可允许水溶性分子通过多。脂蛋白使脂质双层联结在肽聚糖层上。脂多糖包括脂质 A、核心多糖、特异多糖三部分，其中脂质 A 是内毒素的生物活性主要组分。

2. 细胞含水量少，蛋白质受热不易变性；芽胞有多层厚而致密的膜状结构，可阻碍化学药品的渗入；芽胞内含有一种特有的化学组分吡啶二羧酸；芽胞内含有一些特殊的耐热的酶类。

3. 质粒是染色体外的遗传物质，为闭合环状双股 DNA，大小不等；质粒在胞质中能独立复制；质粒能赋予细菌某些特定的遗传性状；并非细菌生命活动所必需，可随机获得和丢失。质粒与细菌遗传变异的形成有关。

第2章 细菌的生理

教学目的

1. **掌握** 细菌的营养物质及影响细菌生长的环境因素，厌氧菌在有氧环境中不能生长繁殖的机制，培养基、菌落的概念，细菌培养的方法及细菌在培养基中生长情况，细菌的理化性状，培养基的种类，人工培养细菌的用途。掌握消毒、灭菌、防腐、清洁、无菌、无菌操作、生物安全的基本概念。

2. **熟悉** 细菌的营养类型，细菌的生长繁殖，细菌的代谢产物和细菌的生化反应，细菌的合成代谢产物及其医学意义。物理消毒灭菌法的种类、原理、方法，影响消毒灭菌效果的因素，实验室感染的控制以及监督和法律责任。熟悉化学消毒灭菌法，常用化学消毒剂的种类、作用机制及应用。

3. **了解** 细菌的分类与命名。了解消毒灭菌的运用，病原微生物的分类，病原微生物实验室的分级。

细菌个体虽小，但具有独立的生命活动能力，可从外界环境中摄取营养物质，获得能量，生长繁殖。其适应环境的能力强，具有代谢旺盛、繁殖迅速的特点。细菌在代谢过程中，可产生多种对人类的生活及医疗实践有重要意义的代谢产物。了解细菌生长繁殖及代谢规律，对掌握细菌性疾病的诊断、治疗及预防有重要意义。

第1节 细菌的理化性状

一、细菌的化学组成

细菌与其他生物细胞相似，含多种化学成分，还有少数的无机离子，用以构成菌细胞的各种成分及维持酶的活性和跨膜化学梯度。细菌尚还含有一些原核细胞型微生物所特有的化学组成。

二、细菌的物理性状

（1）光学性质 细菌为半透明体。

（2）表面积 相对表面积大。

（3）带电现象 在中性环境中，细菌均带负电荷，G^+阳性菌带电荷更多。

（4）半透性 细菌细胞壁和膜都为半透性。

（5）渗透压 细胞胞内渗透压大。

第2节 细菌的营养与生长繁殖

一、细菌营养类型

（1）自营菌 以简单的无机物为原料，合成菌体成分。

（2）异营菌　以多种有机物为原料，才能合成菌体成分并获得能量。所有病原菌都是异营菌。

二、细菌生长繁殖的条件

1. 充足的营养

一般细菌所需营养物质有水分、碳源、氮源、无机盐类等。对营养要求高的细菌还需要某些生长因子。所谓生长因子是一些细菌的生长必需的，细菌本身又不能合成的营养物质，如 B 族维生素、某些氨基酸、嘌呤、嘧啶等。个别细菌还需特殊的生长因子，如流感嗜血杆菌需要 X、V 两种因子。

2. 合适的酸碱度

绝大多数细菌和放线菌生长最适宜的 pH 为中性或弱碱性（pH 7.0 ~ 7.6）。个别细菌如霍乱弧菌在 pH 8.0 ~ 9.2 中生长良好。结核杆菌生长的最适 pH 为 6.5 ~ 6.8。

3. 适宜的温度

大多数病原菌生长的最适宜温度与人体的体温相同，也是 37℃。但也有例外的情况，例如，浅部真菌一般在 26 ~ 28℃生长良好，而弯曲菌属则为 42℃。

4. 必要的气体环境

与细菌生长有关的气体是 O_2 和 CO_2。大部分细菌需要 O_2 来氧化营养物质，产生能量，供生长繁殖之用。但厌氧菌必须在无氧环境中才能生长。

根据细菌代谢时对氧气的需要与否分为以下四类

（1）专性需氧菌（obligate aerobe）　具有完善的呼吸酶系统，需要分子氧作为受氢体以完成需氧呼吸，在无游离氧的环境中不能生长。如，结核杆菌、霍乱弧菌属专性需氧菌。

（2）微需氧菌（microaerophilic bacterium）　在低氧压（5% ~ 6%）生长最好，氧压大于 10% 对其有抑制作用。如，空肠弯曲菌、幽门螺杆菌属微需氧菌。

（3）兼性厌氧菌（facultative anaerobe）　兼有需氧呼吸和发酵两种功能，不论在有氧或无氧环境中都能生长，但以有氧时生长较好。大多数病原菌都属兼性厌氧菌。

（4）专性厌氧菌（obligate anaerobe）　缺乏完善的呼吸酶系统，利用氧以外的其他物质作为受氢体，只能在无氧的环境中进行发酵。

专性厌氧菌不能呼吸，只能发酵。其原因是：①厌氧菌缺乏细胞色素与细胞色素氧化酶，因此不能氧化那些氧化还原电势较高的氧化型物质。②厌氧菌缺乏过氧化氢酶、过氧化物酶和超氧化物歧化酶（superoxide dismutase），不能清除有氧环境下所产生的超氧离子（O^{2-}）和过氧化氢（H_2O_2），因而难以存活。③有氧条件下，细菌某些酶的 –SH 基被氧化为 S–S 基（如琥珀酸脱氢酶等），从而酶失去活性，使细菌生长受到抑制。总之，厌氧菌的厌氧原因可有多种因素与机制。

5. 渗透压

嗜盐菌需在低浓度 NaCl（30g/L）条件下生长。

三、生长方式与速度

细菌以简单的二分裂法繁殖。细菌在生长繁殖条件适宜的情况下，其繁殖速度是相当快的。大多数细菌 20 ~ 30min 可繁殖一代，少数细菌繁殖较慢，如结核杆菌 18h 左右才能繁殖一代。

第3节　细菌的新陈代谢

细菌新陈代谢有两个突出的特点：①代谢活跃。②代谢类型多样化。

一、细菌的能量代谢

细菌代谢所需能量，绝大多数是通过生物氧化作用而获得的。

细菌生物氧化的类型分为呼吸与发酵。在生物化过程中，细菌的营养物（如糖）经脱氢酶作用所脱下的氢，需经过一系列中间递氢体（如辅酶Ⅰ、辅酶Ⅱ、黄素蛋白等）的传递转运，最后将氢交给受氢体。以无机物为受氢体的生物氧化过程，称为呼吸，其中以分子氧为受氢体的称需氧呼吸；而以无机化合物（如硝酸盐、硫酸盐）为受氢体的称厌氧呼吸。生物氧化中以各种有机物为受氢体的称为发酵。大多数病原菌只进行需氧呼吸或发酵。

二、细菌的代谢产物

（一）分解代谢产物和细菌的生化反应

细菌的分解代谢产物因各种细菌具备的酶不完全相同，而有所差异。各代谢产物可通过生化试验的方法检测，通常称为细菌的生化的反应。

1. 糖代谢测定

（1）糖发酵试验　细菌对各种糖的分解能力及代谢产物不同，可借以鉴别细菌。一般非致病菌能发酵多种单糖，如大肠杆菌能分解葡萄糖、乳糖，产生甲酸等产物，并有甲酸解氢酶，可将其分解为 CO_2 和 H_2，故生化反应结果为产酸产气，以"⊕"表示。伤寒杆菌分解葡萄糖产酸，但无解氢酶。故生化结果为产酸不产气，以"＋"表示。伤寒杆菌及一般致病菌大都不能分解乳糖，以"－"表示。

（2）VP 试验　大肠杆菌与产气杆菌均分解葡萄糖⊕，为区分两菌可采用 VP 试验及甲基红试验。产气杆菌能使丙酮酸脱羧、氧化（在碱性溶液中）生成二乙酰，后者可与含胍基的化合物反应，生成红色化合物，称 VP 阳性。大肠杆菌分解葡萄糖产生丙酮酸，VP 阴性。

（3）甲基红试验　产气杆菌使丙酮酸脱羧后形成中性产物，培养液 pH > 5.4，甲基红指示剂呈橘黄色，为甲基红试验阴性，大肠杆菌分解葡萄糖产生丙酮酸，培养液呈酸性 pH < 5.4，指示剂甲基红呈红色，称甲基红试验（methyl red test，MR）阳性。

（4）枸橼酸盐利用试验（citrate ultilization test）　能利用枸橼酸盐作为唯一碳源的细菌，如产气杆菌，分解枸橼酸盐生成碳酸盐，同时分解培养基的铵盐生成氨，由此使培养基变为碱性，使指示剂溴麝香草酚蓝（BTB）由淡绿转为深蓝，此为枸橼酸盐利用试验阳性。

2. 蛋白质代谢测定

（1）吲哚试验（indol test）　含有色氨酸酶的细菌（如大肠杆菌、变形杆菌等）可分解色氨酸生成吲哚，若加入二甲基氨基苯甲醛，与吲哚结合，形成玫瑰吲哚，呈红色，称吲哚试验阳性。

（2）硫化氢试验　变形杆菌、乙型副伤寒杆菌等能分解含硫氨基酸如胱氨酸、甲硫氨酸等，生成硫化氢。在有醋酸铅或硫酸亚铁存在时，则生成黑色硫化铅或硫化亚铁，可借以鉴别细菌。

3. 尿素分解试验

变形杆菌具有尿素酶，可分解尿素产生氨，培养基呈碱性，以酚红为指示剂检测呈红色，由此区别于沙门菌。

吲哚（I）、甲基红（M）、VP（V）、枸橼酸盐利用（C）四种试验，常用于鉴定肠道杆菌，合称之为 IMViC 试验。大肠杆菌呈"＋＋－－"，产气杆菌为"－－＋＋"。

（二）合成代谢产物及临床意义

细菌通过新陈代谢不断合成菌体成分，如多糖、蛋白质、脂肪、核酸、细胞壁及各种辅酶等。此外，细菌还能合成很多在医学上具有重要意义的代谢产物。

1. 热原质

热原质（pyrogen）即菌体中的脂多糖，大多是革兰阴性菌产生的。注入人或动物体内能引起发热反应，故名热原质。热原质耐高热，高压蒸汽灭菌（121℃，20′）不能使其破坏，干烤（180℃，4h；250℃，45′；650℃，1′）才使热原质失去作用。热原质可通过一般细菌滤器，但没有挥发性，所以，除去热原质最好的方法是蒸馏。药液、水等被细菌污染后，即使高压灭菌或经滤过除菌仍可有热原质存在，输注机体后可引起严重发热反应。生物制品或注射液制成后除去热原质比较困难，所以，必须使用无热原质水制备。

2. 毒素与侵袭性酶

细菌可产生内、外毒素及侵袭性酶，与细菌的致病性密切相关。

内毒素（endotoxin）即革兰阴性菌细胞壁的脂多糖，其毒性成分为类脂A。菌体死亡崩解后释放出来。

外毒素（exotoxin）是由革兰阳性菌及少数革兰阴性菌在生长代谢过程中释放至菌体外的蛋白质。具有抗原性强、毒性强、作用特异性强的突出特点。分为细胞毒素、神经毒素、肠毒素。

某些细菌可产生具有侵袭性的酶，能损伤机体组织，促进细菌的侵袭、扩散，是细菌重要的致病因素，如链球菌的透明质酸酶等。

3. 色素

有些细菌能产生色素（pigment），对细菌的鉴别有一定意义。

细菌色素有两类：①水溶性色素，能分散至培养基或周围组织，如绿脓杆菌产生的绿脓色素使培养基或脓汁呈绿色。②脂溶性色素，不溶于水，仅保持在菌落内使之呈色而培养基颜色不变，如金黄色葡萄球菌色素。

4. 抗生素

某些微生物代谢过程中可产生一种能抑制或杀死某些其他微生物或癌细胞的物质，称抗生素（antibiotic）。抗生素多由放线菌和真菌产生，细菌仅产生少数几种，如多黏菌素（polymyxin）、杆菌肽（bacitracin）等。

5. 细菌素

某些细菌能产生一种仅作用于有近缘关系的细菌的抗菌物质，称细菌素（bactericin）。细菌素为蛋白类物质，抗菌范围很窄，无治疗意义，但可用于细菌分型和流行病学调查。细菌素以生产菌而命名。大肠杆菌产生的细菌素称大肠菌素，绿脓杆菌产生的称绿脓菌素，霍乱弧菌产生的称弧菌素。

6. 维生素

某些细菌能合成维生素。

第4节　细菌的人工培养

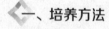 一、培养方法

（1）分离培养　使混合菌分开的培养方法。目的是分出单个菌落（菌落是指单个细菌生长繁殖形成肉眼可见的细菌克隆）。常用琼脂平板划线法。

（2）纯培养　使单种细菌大量生长繁殖的方法。

二、培养基

培养基是由适合细菌生长需要的各种营养物质配制，经灭菌后制成的。

按其营养组成和用途不同，包括基础培养基、营养培养基、合成培养基、鉴别培养基、选择培养基和厌氧培养基等。按其性状分为液体培养基、半固体培养基和固体培养基。

三、细菌在培养基中的生长情况

（1）**液体培养基**　细菌生长后大多数呈均匀混浊状态，少数出现沉淀和菌膜，主要用于增菌。

（2）**固体培养基**　含1%～2%琼脂，单个细菌生长后形成的肉眼可见的细菌集团叫菌落，挑取一个菌落，移种到另一个培养基中，生长出来的细菌均为纯种，称为纯培养。主要用于分离鉴定细菌，做病原学诊断和生产菌苗用于预防。

细菌菌落一般分为三种形态：①光滑型菌落；②粗糙型菌落；③黏液型菌落。

（3）**半固体培养基**　含0.5%琼脂，有鞭毛细菌生长后出现混浊，无鞭毛细菌则沿穿刺线生长。主要用于检测细菌的运动力和保存菌种。

四、人工培养细菌的用途

临床上培养细菌的目的主要是对患者做出病原学诊断，通过药物敏感试验来选择合适的抗生素进行治疗。在基础研究方面主要是对细菌的鉴定，研究其生物学性状、致病性和开发生产生物制品，用于传染性疾病的诊断及预防接种等。在医学其他方面，基因工程及工农业生产中都有广泛用途。

第5节　抑制或杀灭微生物的理化因素

一、消毒灭菌的概念

灭菌（sterilization）　是指杀灭物体上所有微生物的方法。灭菌比消毒要求高，包括杀灭细菌芽胞在内的全部病原微生物和非病原微生物。

消毒（disinfection）　是指杀死物体上或环境中的病原微生物并不一定能杀死细菌芽胞或非病原微生物的方法。用以消毒的药品称为消毒剂（disinfectant）。

抑菌（bacteriostasis）　是指抑制人体内部或外部细菌生长繁殖的方法。常用的抑菌剂为各种抗生素，可在体内抑制细菌的繁殖，或在体外用于抑菌试验以检测细菌对抗生素的敏感性。

防腐（antisepsis）　体外防止或抑制细菌生长繁殖的方法。用以防腐的药品称为防腐剂。防腐时细菌一般不死亡。使用同一种化学药品在高浓度时为消毒剂，低浓度时常为防腐剂。

无菌（asepsis）　不存在任何活菌，多是灭菌的结果。防止细菌进入人体或其他物品的操作技术，称为无菌操作（antiseptic technique）。例如进行外科手术时，需要防止细菌进入创口，微生物学实验中要注意防止污染和感染。无菌并不只是单单指没有活的细菌，还包括没有活的病毒、真菌等微生物。

清洁（cleaning）是指通过除去尘埃和一切污秽以减少微生物数量的过程。

二、物理消毒灭菌法

（一）热力灭菌法

高温对细菌具有明显的致死作用，因此最常用于消毒和灭菌。多数无芽胞细菌经55～60℃作用30～60min后死亡。湿热80℃经5～10min可杀死所有细菌繁殖体和真菌。细菌芽胞对高温有很强的抵抗力。热力灭菌法分为干热灭菌和湿热灭菌两大类，在同一温度下，后者的效力比前者大。

（1）**干热灭菌法**　①焚烧；②烧灼；③干烤；④红外线。

（2）**湿热灭菌法**　最常用，比干热灭菌方法效果好，其理由有：①湿热中细菌菌体蛋白较易凝固变性；②湿热的穿透力比干热大；③湿热的蒸气有潜热效应存在，水由气态变为液态时放出潜热，可迅速提高被灭菌物体的温度。常用的方法有巴氏消毒法（pasteurization）、压力蒸气灭菌法、煮沸法、流动蒸气消毒法、间歇蒸气灭菌法、预真空压力蒸气灭菌法等。

压力蒸气灭菌法　灭菌效果最好。压力蒸气灭菌器（autoclave）是一个密闭、耐高压蒸锅。灭菌的温度取决于蒸气的压力，在 101.325kPa（1 个大气压）下，蒸气的温度是 100℃。如果蒸气被限制在密闭的容器中，随着压力升高，蒸气的温度也相应升高。在 103.4kPa（1.05kg/cm²）蒸气压下，温度达到 121.3℃，维持 15~20min，可杀灭包括细菌芽胞在内的所有微生物。压力蒸汽灭菌器就是根据这一原理制成的，常用于一般培养基、生理盐水、手术敷料等耐高温、耐湿物品的灭菌。近年来，在此基础上研发了一种新型的预真空压力蒸气灭菌器，灭菌速度快、省时节能，效果理想。

（二）辐射杀菌法

（1）紫外线（ultraviolet ray，UV）　波长 240~300nm 的紫外线（包括日光中的紫外线）具有杀菌作用，其中以 260~266nm 最强，这与 DNA 的吸收光谱范围一致。紫外线主要作用于 DNA，使一条 DNA 链上两个相邻的胸腺嘧啶以共价键结合，形成二聚体，干扰 DNA 的复制与转录，导致细菌的变异或死亡。紫外线对病毒也具有作用，不仅可杀灭 DNA 病毒，也能杀灭 RNA 病毒，如对 SARS 病毒有灭活作用。紫外线穿透力较弱，普通玻璃、纸张、尘埃、水蒸气等均能阻挡紫外线，故一般用于手术室、传染病房、无菌实验室的空气消毒，或用于不耐热物品的表面消毒。杀菌波长的紫外线对人体皮肤、眼睛有损伤作用，使用时应注意防护。

（2）电离辐射　主要包括 β 射线和 γ 射线等。具较高能量。

（3）微波　1~1000mm 的电磁波。主要靠热效应发挥作用。

（三）滤过除菌

略。

（四）干燥与低温抑菌法

略。

三、化学消毒灭菌法

化学药物能影响细菌的化学组成、物理结构和生理活动，从而发挥防腐、消毒，甚至杀菌的作用。防腐剂的浓度高或作用时间长，也可达到消毒的目的。消毒及防腐药物对人体组织有害，只能外用或用于环境消毒。化学消毒剂作用的原理：①促进菌体蛋白质、变性或凝固，例如酚类（高浓度）、醇类、重金属盐类（高浓度）、酸碱类、醛类；②干扰细菌的酶系统和代谢，破坏蛋白与核酸的基团，例如某些氧化剂、重金属盐类（低浓度）与细菌蛋白的—SH 基结合，使相关酶失去活性；③损伤细菌的细胞膜，例如酚类（低浓度）、表面活性剂、脂溶剂等，能降低细菌菌膜和病毒包膜的表面张力并增加其通透性，胞外液体内渗，致使细菌破裂。

（1）高效消毒亮剂　①含氯消毒剂；②过氧化物消毒剂；③醛类消毒剂；④环氧乙烷。

（2）中效消毒剂　①含碘消毒剂；②醇类消毒剂。

（3）低效消毒剂　①季铵盐类消毒剂；②氯己定；③高锰酸钾。

四、消毒灭菌的运用

（一）消毒灭菌具体应用

（1）皮肤　2.5% 碘酒、70% 乙醇、2% 红汞均可应用。也可用 0.5% 碘伏、75% 乙醇浸泡 1~3min。

（2）手　用肥皂和流动水经常并正确地洗手是预防许多病原生物感染的有效方法。当被病原生物污染时，一般用 2% 来苏消毒；当怀疑有肝炎病毒污染时，用 0.2%~0.4% 过氧乙酸浸泡 1~2min 后，流水冲洗，或用 2% 碘酊涂擦后用 70% 乙醇擦洗。

（3）患者排泄物与分泌物　粪、尿、脓液和痰液等，一般多用含有效氯的消毒液（5%有效氯作用1h），常用次氯酸钠、漂白粉等。也可用等量的20%漂白粉、5%石碳酸或2%来苏，搅拌均匀，作用2h后再处理。

（4）空气　常用福尔马林（甲醛溶液）加热法：$12.5 \sim 25ml/m^3$ 熏蒸 $12 \sim 24h$；或福尔马林混合高锰酸钾法：福尔马林40ml加高锰酸钾 $30g/m^3$，熏蒸 $12 \sim 24h$；肝炎病房可用过氧乙酸 $3g/m^3$ 熏蒸 90min。其他如呼吸道传播的病毒可用15%过氧乙酸 $1g/m^3$ 熏蒸、2%过氧乙酸 $8ml/m^3$ 喷雾1h，消毒后要注意通风。空气消毒有时也可用紫外线照射1h/次，每天 $2 \sim 3$ 次。

（5）日常用具　被污染的生活小用具可煮沸 $15 \sim 30min$，或流通蒸气30min。也可用0.5%过氧乙酸浸泡30min，但注意浸泡液体应漫过用具。家具用 $0.2\% \sim 0.5\%$ 过氧乙酸擦洗、喷洒。

（6）衣服、被褥　流通蒸气消毒30min，或用含有效氯的消毒液（5%有效氯）作用30min，或15%过氧乙酸 $1g/m^3$ 熏蒸1h。

（7）食品、果品　禁止再食用。可用20%漂白粉乳剂2h，或煮沸30min，或焚烧。

（8）饮水　自来水用氯气，少量的饮用水可用漂白粉。

（9）厕所、阴沟　可用生石灰，其有效成分是氢氧化钙。

（10）污水　用有效氯消毒（总余氯量大于65mg/L）处理。

（二）影响消毒剂作用效果的因素

消毒剂的效果受环境、微生物种类、消毒剂本身和使用的方法等多种因素的影响。

（1）消毒剂的性质、浓度与作用时间　各种消毒剂的理化性质不同，对微生物的作用大小也差异。

（2）微生物的种类与数量　不同微生物对不同化学消毒剂的敏感性不同，微生物对消毒剂的敏感性高低排序大致如下：真菌、细菌繁殖体、有包膜病毒、无包膜病毒、分枝杆菌、细菌芽胞。同一消毒剂对不同微生物的杀菌效果不同。

（3）温度、湿度、酸碱度　消毒速度一般随温度的升高而加快，所以温度越高消毒效果越好。湿度对许多气体消毒剂有影响。酸碱度的变化可影响杀灭微生物的作用。

（4）环境因素　当细菌和有机物特别是和蛋白质混在一起时，某些消毒剂的杀菌效果可受到明显影响。因此在消毒皮肤及器械前应先清洁再消毒。

第6节　细菌的分类

细菌的分类比较复杂。是一个古老的、传统的学科，又是一个现代化的、发展的学科。原则上分为传统分类和种系分类两种。

（1）传统分类　分类依据是形态和生理特征。选择一些较为稳定的生物学性状，如形态与结构、染色性、培养特性、生化反应、抗原性等。

（2）数值分类　用电泳、色谱、质谱等方法，对细菌组分、代谢产物组成进行分析，为细菌分类提供依据。再进行数值分类，按细菌性状的相似度进行分类，相似度 >80% 为同种。

（3）分子生物学分类　在数值分类的基础上，引入核酸分析，包括DNA碱基组成（G + C mol%）、核酸分子杂交（DNA—DNA同源性、DNA—rRNA同源性）和16S rRNA同源性分析，比较细菌大分子（核酸、蛋白质）结构的同源程度进行分类，揭示了细菌进化的信息。这种分类称为种系分类。

（4）具体到细菌鉴定和分类的方法　包括表型分类、分析分类、基因型分类

细菌分类的层次与其他生物相同，也是界、门、纲、目、科、属、种。在细菌学中常用的是属和种。金黄色葡萄球菌和表皮葡萄球菌同属于葡萄球菌属，细球菌科；大肠杆菌属于埃希菌

属、肠杆菌科；而细球菌科和肠杆菌科皆属于真细菌目、裂殖菌纲、菌门。

种（species）是细菌分类的基本单位。生物学性状基本相同的细菌群体构成一个菌种；性状相近关系密切的若干菌种组成一个菌属。同一菌种的各个细菌，虽性状基本相同，但在某些方面仍有一定差异，差异较明显的称亚种或变种，差异小的则为型（type）。按抗原结构分为不同血清型；按噬菌体和细菌素的敏感性不同而分噬菌体型和细菌素型；按生化反应和其他某些生物学性状不同而分生物型。对不同来源的同一菌种的细菌称为该菌的不同菌株（strain）。具有某种细菌典型特征的菌株称为该菌的标准菌株（standard strain）或模式菌株（typestrain）。

细菌用拉丁双名法命名，第一个为属名，用名词，第一个字母大写，可简写为第一个大字母。第二个为种名，不用大写，用形容词，全名用斜体字印刷，不可简写。例如，大肠埃希菌的学名用 *Escherichia*（属名）*coli*（种名）表示。大肠埃希菌可简写为 *E. coli*。中文名称则为种名在前，属名在后。大肠杆菌的全称应是大肠埃希菌。

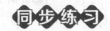

同 步 练 习

一、选择题

1. 下列哪种致病菌具耐碱性生长的特性（   ）
    A. 结核杆菌 　　　　　　B. 伤寒杆菌 　　　　　　C. 霍乱弧菌
    D. 空肠弯曲菌 　　　　　E. 志贺菌

2. 对人致病细菌都是（   ）
    A. 厌 O_2 菌 　　　　　B. 需 O_2 菌 　　　　　C. 兼性厌 O_2 菌
    D. 自养菌 　　　　　　　E. 异营菌

3. 下列物质可由细菌合成，除（   ）外
    A. 热原质 　　　　　　　B. 细菌素 　　　　　　　C. 维生素
    D. 色素 　　　　　　　　E. 类毒素

4. 从混杂细菌标本中分离病原菌用（   ）
    A. 革兰染色镜检 　　　　B. 平板划线培养法
    C. 半固体穿刺接种 　　　D. 用暗视野显微镜观察

5. 产生 H_2S 是因菌分解（   ）
    A. 胱氨酸 　　　　　　　B. 葡萄糖 　　　　　　　C. 乳糖
    D. 色氨酸 　　　　　　　E. 枸橼酸盐

二、填空题

1. 细菌合成代谢产物有＿＿＿＿、＿＿＿＿、＿＿＿＿、＿＿＿＿、＿＿＿＿、＿＿＿＿、＿＿＿＿。

2. 鉴定细菌及药物敏感试验应选＿＿＿＿期生长的细菌。

3. 液体培养基用于＿＿＿＿，固体培养基用于＿＿＿＿和＿＿＿＿，半固体培养基用于＿＿＿＿和＿＿＿＿。

4. 灭菌是以杀灭＿＿＿＿为标准。

5. 常用的物理消毒灭菌法有＿＿＿＿、＿＿＿＿、＿＿＿＿、＿＿＿＿、＿＿＿＿等。

6. 化学消毒剂的主要杀菌机制有＿＿＿＿、＿＿＿＿、＿＿＿＿、＿＿＿＿等。

三、名词解释

1. 培养基　2. 菌落　3. 消毒　4. 无菌

四、问答题

1. 细菌生长繁殖的条件有哪些？

2. 简述紫外线杀菌法的原理、方法、适用范围及注意事项。

参考答案

一、选择题

1. C 2. E 3. E 4. B 5. A

二、填空题

1. 热原质，毒素，维生素，抗生素，细菌素，色素，胞外酶

2. 对数生长

3. 增菌，分离细菌，增菌，鉴定细菌动力，增菌

4. 芽胞

5. 热力灭菌法，辐射杀菌法，滤过除菌法，干燥与低温抑菌法

6. 促进菌体蛋白质变性或凝固，干扰细菌的酶系统和代谢，破坏蛋白与核酸的基团，损伤细菌的细胞膜

三、名词解释

1. 培养基：是由适合细菌生长需要的各种营养物质配制，经灭菌后制成的营养基质。

2. 菌落：单个细菌生长后形成的肉眼可见的细菌集团叫菌落。

3. 消毒：是指杀死物体上或环境中的病原微生物，并不一定能杀死细菌芽胞或非病原微生物的方法。

4. 无菌：是指不存在任何活的细菌，多是灭菌的结果。

四、问答题

1. 充足的营养，合适的酸碱度，适宜的温度，必要的气体环境，渗透压。

2. 原理：240~300nm 的紫外线（包括日光中的紫外线）具有杀菌作用，其中以 260~266nm 最强，这与 DNA 的吸收光谱范围一致。紫外线主要作用于 DNA，使一条 DNA 链上两个相邻的胸腺嘧啶以共价键结合，形成二聚体，干扰 DNA 的复制与转录，导致细菌的变异或死亡。紫外线对病毒也具有作用，不仅可杀灭 DNA 病毒，也能杀灭 RNA 病毒。

注意事项：紫外线穿透力较弱，普通玻璃、纸张、尘埃、水蒸气等均能阻挡紫外线。

适用范围：一般用于手术室、传染病房、无菌实验室的空气消毒，或用于不耐热物品的表面消毒。

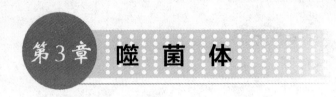

第3章 噬菌体

1. 掌握　噬菌体、毒性噬菌体、温和噬菌体、前噬菌体、溶原性细菌的概念。
2. 熟悉　噬菌体与宿主的相互关系。
3. 了解　噬菌体的生物学性状，毒性噬菌体的增殖过程。

第1节　噬菌体的生物学性状

噬菌体（bacteriophage 或 phage）是感染细菌、真菌、放线菌和螺旋体等微生物的病毒，只能在活的宿主菌内复制增殖。噬菌体的遗传物质不仅随着它的感染可在宿主菌之间及宿主菌与噬菌体之间传递，而且还能赋予宿主菌某些生物学性状。

噬菌体具有病毒的特性，个体微小，需用电子显微镜观察，无细胞结构，主要由蛋白质构成的衣壳和包含于其中的核酸组成，专性细胞内寄生。其基本形态有蝌蚪形、微球形和细杆形。大多数呈蝌蚪状，其结构是由头部与尾部组成，头部由蛋白质衣壳包绕核酸组成，呈六边形立体对称，尾部与头部靠尾须、尾领相连，其后是管状的尾髓与外被的尾鞘，终止于尾板，其上有吸附细菌表面的尾刺与尾丝。

第2节　毒性噬菌体

噬菌体感染细菌有两种结果，一是噬菌体在宿主菌内增殖，包括吸附、穿入、生物合成、成熟释放等步骤，可增殖大量的子代噬菌体，导致细菌的裂解死亡。这类能裂解细菌的噬菌体为毒性噬菌体（virulent phage）。整个过程为溶菌周期。

第3节　温和噬菌体

噬菌体感染细菌第二种结果是噬菌体感染细菌后不增殖，其核酸整合到细菌染色体上，这种整合在细菌染色体上的噬菌体基因称前噬菌体（prophage），可随细菌染色体的复制而复制，并随细菌分裂而分配至子代细菌的染色体中，建立了溶原性周期。染色体上带有前噬菌体的细菌称溶原性细菌（lysogenic bacterium）。随着溶原性细菌的分裂而将噬菌体基因传代的状态为溶原状态，能形成溶原状态的噬菌体为溶原性噬菌体（lysogenic phage）或温和性噬菌体（temperate phage）。前噬菌体可偶尔自发地（发生率为 10^{-5}）或在某些理化或生物因素的诱导下脱离宿主菌染色体而进入溶菌周期导致细菌裂解，并产生新的成熟的噬菌体去感染其他细菌。可见温和噬菌体可有溶原性周期和溶菌周期，而毒性噬菌体则只有一个溶菌性周期。

有些温和性噬菌体可使溶原性细菌的表型发生改变，因为这些前噬菌体基因编码宿主菌所需用的毒素和结构蛋白等，如白喉杆菌当感染了 β 棒状杆菌噬菌体时可产生白喉毒素。

第4节　噬菌体的应用

1. 用于细菌鉴定与分型
2. 用于标本中未知细菌检测
3. 基因工程
4. 用于细菌性感染的治疗

一、名词解释

1. 溶原性细菌　2. 前噬菌体　3. 温和噬菌体（溶原性噬菌体）　4. 毒性噬菌体

二、填空

毒性噬菌体的增值过程包括_____ 、 _____ 、 _____ 、 _____ 和_____几个阶段。

参考答案

一、名词解释

1. 染色体上带有前噬菌体的细菌称溶原性细菌。

2. 噬菌体感染细菌后不增殖，其核酸整合到细菌染色体上，这种整合在细菌染色体上的噬菌体基因称前噬菌体。

3. 噬菌体感染细菌后不增殖，其核酸整合到细菌染色体上，随着溶原性细菌的分裂形成溶原状态的噬菌体，称为温和噬菌体。

4. 噬菌体在宿主菌内增殖，包括吸附、穿入、生物合成和装配成熟等步骤，可增殖大量的子代噬菌体，能致细菌裂解的噬菌体为毒性噬菌体。

二、填空

吸附，穿入，生物合成，装配，成熟释放

第4章

细菌的遗传与变异

教学目的

1. 掌握　细菌基因转移与重组的概念及方式，质粒的概念、种类、特征。
2. 熟悉　细菌的遗传物质，基因突变。
3. 了解　细菌基因表达的调节，细菌遗传变异在医学上的实际意义。

第1节　细菌基因组

细菌的遗传物质是 DNA，DNA 靠其构成的特定基因携带并传递遗传信息。细菌的基因组是指染色体和染色体以外遗传物质所携带基因的总称，染色体外的遗传物质包括质粒 DNA、噬菌体和转座子。

(一) 细菌染色体

细菌染色体 (bacterial chromosome) 是一条环状双螺旋 DNA 长链，按一定构型反复回旋形成松散的网状结构，附着在横隔中介体或细胞膜上。细菌染色体携带绝大部分的遗传信息决定了细菌的基因型。与真核细胞的染色体比较，细菌染色体是裸露的核酸分子或与少量特殊蛋白质结合，缺乏组蛋白，无核膜包裹。细菌基因组中的基因结构是连续的，其排列紧密。几乎无内含子，仅有的内含子序列也不编码蛋白。

全基因组序列分析的资料表明细菌的种内和种间存在着广泛的遗传物质交换，如耐药性基因和致病岛的获得。致病菌染色体上编码与毒力相关基因的外源 DNA 片段是分子量较大（通常 20~100kbp）的基因群，称致病岛 (pathogenicity island)，致病岛的两侧往往含有重复序列或插入序列，致病岛 DNA 片段的 G + C 百分比和密码使用与宿主菌染色体有明显差异。已证实与胃溃疡形成有关的幽门螺杆菌致病株的染色体上有 40kbp 的致病岛，其中有许多基因参与侵袭宿主细胞，而非致病株中无此区域。另外，炭疽芽胞杆菌具有 2 个大质粒，其中一个质粒（pX01）含有一个 46.6kbp 的毒力岛，带有编码致病性毒素的基因。通常整个毒力岛被特殊的剪切酶切下并转移至质粒，然后传递至其他细菌，重新整合至一个新的基因组中。随着基因结构与功能研究的进展，将会深入了解细菌致病机制的本质及其与进化的关系。

(二) 质粒

质粒 (plasmid) 是细菌染色体以外的遗传物质，是环状闭合的双链 DNA，存在于细胞质中，具有自主复制的能力，所携带的遗传信息能赋予宿主菌某些生物学性状。根据质粒基因编码的生物学性状可分类为：①致育质粒或称 F 质粒 (fertility plasmid)，与有性生殖功能关联，带有 F 质粒的细菌为雄性菌，具有性菌毛；无 F 质粒的细菌为雌性菌，无性菌毛。②耐药性质粒，编码细菌对抗菌药物或重金属盐类的耐药性。③毒力质粒或 Vi 质粒 (virulence plasmid)，编码与该菌致病性有关的毒力因子。④细菌素质粒，编码各种细菌产生的细菌素。⑤代谢质粒，编码产生与代谢相关的许多酶类。

质粒 DNA 的特征：

（1）质粒具有自我复制的能力，一个质粒是一个复制子（replicon），在菌体内可复制出拷贝（copy）。

（2）质粒 DNA 所编码的基因产物能赋予细菌某些性状特征，如致育性、耐药性、致病性和某些生化特性等。

（3）质粒可自行丢失与消除，质粒可赋予细菌某些特性，但并非是细菌生命活动不可缺少的遗传物质，有时会自行丢失或经紫外线等理化因素处理后消失。随着质粒的丢失与消除，质粒所赋予细菌的性状亦随之消失，但细菌仍存活。

（4）质粒的转移性，质粒可通过接合、转化或转导等方式在细菌间转移。

（5）质粒的相容性与不相容性。两种结构相似密切相关的质粒不能稳定共存于一个宿主菌的现象称为质粒的不相容性（incompatibility），是由质粒间具有相同或相似的复制及分配调控机制所决定的。反之，几种不同的质粒同时共存于一个菌细胞内则称相容性，这与质粒的宿主范围有一定关系。质粒的宿主范围是质粒复制时对宿主菌的依赖程度决定的。不同质粒在复制时所需的复制酶、在菌体中的复制部位等均不产生竞争抑制，故可相容。

（三）噬菌体

详见第三章。

（四）转座子

转座子（transposon，Tn）是一类在细菌的染色体、质粒或噬菌体之间自行移动的遗传成分，是基因组中一段特异的具有转位特性的独立的 DNA 序列。伴随着转座子的转位过程，如是内源性的转座子会出现插入突变，如是外源性的转座子则出现基因的转移与重组。根据转座子的基因大小和所携带基因的性质等，将转座子分类如下。

（1）插入序列（insertion sequence，IS）为最简单的或序列较短的转座子，长度不超过 2kbp，仅携带自身转座所需酶的基因，即不携带任何与插入功能无关的基因区域，往往是 IS 与插入点附近的序列共同起作用。IS 存在于多种细菌的染色体或质粒中，可能是原细胞正常代谢的调节开关之一，也能介导高频重组菌株的形成。

（2）转座子（Tn）或复合转座子（complex Tn）序列长度一般超过 2kbp，除携带与转座有关的基因外，还携带其他特殊功能的基因，如耐药性基因、重金属抗性基因、肠毒素基因及其他结构基因等。

（3）整合子（integron，In）是一种可以移动的 DNA 分子，具有独特结构可捕获和整合外源性基因，使之转变为功能性基因的表达单位，可通过转座子或接合性质粒，使多种耐药基因在细菌中进行水平传播。它存在于许多细菌中，定位于染色体和质粒或转座子上，可捕获外源性基因，导致细菌生存适应性增强。

第 2 节　细菌基因突变

基因突变（mutation）是细菌 DNA 碱基对的置换、插入或缺失所致的基因结构发生突然而稳定的改变，是 DNA 序列的永久变化，可分为点突变、插入或缺失突变、多点突变。

一、基因突变规律

（1）自发突变与诱发突变　在细菌生长繁殖过程中，突变是经常自发的，称自然突变，突变率约为每一世代 $10^{-10} \sim 10^{-6}$，细菌每分裂 $10^{6} \sim 10^{10}$ 次即可发生一次突变。如用高温、紫外线、X

射线、烷化剂、亚硝酸盐等理化因素去诱导细菌突变，称诱导突变，可使诱导突变率提高 10 ~ 1 000倍，达到 10^{-6} ~ 10^{-4}左右。

（2）突变与选择　突变是随机的，不定向的。发生突变的细菌只是大量菌群中的个别细菌，要从菌群中找出个别突变菌，必须将菌群放在一种利于突变菌而不利于其他菌生长的环境中，才能将突变株选择出来。Lederberg 等（1952 年）设计的影印试验（replica plating）证实了突变的随机性。也就是说，突变是自发的、随机的，突变是细菌在接触抗生素之前已经发生，抗生素仅仅是把突变株选择了出来，而不是诱导出来。

（3）回复突变　细菌由野生型变为突变型是正向突变，有时突变株经过又一次突变可恢复为野生型的性状，这种第二次突变称回复突变（backword mutation 或 reverse mutation）。真正的原位回复到野生型的 DNA 序列的突变几率很少，一般第二次突变并没有改变正向突变的 DNA 序列，而是一个抑制基因（suppressor gene）突变，抑制了第一次突变所致的性状改变。这种抑制基因突变若发生在同一基因内的不同部位，称为基因内抑制；若发生在不同的基因，则称为基因间抑制。回复突变可以自发地发生，其频率一般是正向突变的 10%，也可以用诱变剂处理增加其频率。

二、突变型细菌及其分离

（1）抗性突变型　包括噬菌体抗性突变和耐药性突变。

（2）营养缺陷突变型　如组氨酸缺陷型细菌（his⁻）。

（3）条件致死性突变型　如温度敏感突变株（ts 株）。

（4）发酵阴性突变型　如乳糖发酵阴性突变型细菌（Lac⁻）。

第 3 节　基因的转移和重组

基因的转移和重组是发生遗传性变异的重要原因之一。与内源性基因发生突变不同，外源性的遗传物质由供体菌（donor）转入受体菌（recipient）细胞内的过程称为基因转移（gene transfer）或基因交换。但仅有基因的转移尚不行，受体菌必须能容纳外源性基因，转移的基因或在胞质中能自行复制与表达，或与受体菌 DNA 整合在一起，称为基因重组（gene recombination），使受体菌获得供体菌的某些特性。重组有两种方式：同源重组与非同源重组。细菌基因转移和重组的方式有转化、接合、转导、溶原性转换和原生质体融合等。

一、转化

转化（transformation）是供体菌裂解游离的 DNA 片段被受体菌直接摄取，使受体菌获得新的性状。

在转化过程中，能转化的 DNA 片段的分子量要小于 1×10^7，最多不超过 10 ~ 20 个基因。在天然转化体系中，受体菌只有进入感受态（competence）时才能摄取外源 DNA。处于感受态的细菌表面有一种吸附 DNA 的受体，即某种蛋白质与核酸结合形成可抗御核酸酶作用的复合物。感受态细菌一般出现在对数生长期的后期，此期只能维持几分钟至 3 ~ 4h。细菌的感受态也可用人工诱导的转化程序形成，如将正在生长的大肠埃希菌在 0℃ 下加入到低渗的氯化钙溶液中，菌细胞会膨胀形成原生质球，同加入的转化 DNA 形成一种黏着在菌体表面的能抗御 DNA 酶的复合物。然后将大肠埃希菌转移至 42℃ 下做短暂的热激活，此时菌体表面的复合物便会被吸收。再于富集培养基中生长一段时间使转化基因实现表达之后，就可接种在选择培养基中分离转化菌。

人工感受态的转化系统最适用于质粒和噬菌体的 DNA，而不是染色体 DNA，但这种转化程序稍加修改已被成功地应用于在正常状况下不能吸收外源 DNA 的其他细菌体系。在转化环境中

加入 Mg^{2+}，对维持 DNA 的稳定性起重要作用。对于一般转化方法不能成功的细菌，可用电穿孔技术（electroporation）使转化频率提高 10～100 倍。

二、接合

接合（conjugation）是细菌以性菌毛相互连接沟通，将遗传物质（主要是质粒 DNA）从供体菌转移给受体菌的方式。能通过接合方式转移的质粒称为接合性质粒，主要包括 F 质粒、R 质粒等。不能通过性菌毛在细菌间转移的质粒为非接合性质粒。

（1）F 质粒的接合　带有 F 质粒的细菌有性菌毛（每菌仅 1～4 根），相当于雄性菌（F^+）；无性菌毛的无 F 质粒，相当于雌性菌（F^-）。像有性生殖一样，当 F^+ 与 F^- 菌杂交时，F^+ 菌性菌毛末端与 F^- 菌表面受体接合时，性菌毛逐渐缩短使两菌之间靠近并形成通道，F^+ 菌的质粒 DNA的一条链断开并通过性菌毛通道进入 F^- 菌内，两菌细胞内的单链 DNA 以滚环式进行复制，各自形成完整的 F 质粒。因此供体菌虽转移 F 质粒但并不失去，而受体菌获得 F 质粒后即长出性菌毛，成为 F^+ 菌。F 质粒的接合功能在自然状况下是脱抑制的，因而 F 质粒的转移频率很高，可达 70%。

F 质粒进入受体菌后，能单独存在和自行复制，但有少数 F 质粒可插入到受体菌的染色体中，与染色体一起复制。整合后的细菌有可能提高转移染色体基因的频率，故称此菌为高频重组菌（high frequency recombinant，Hfr）。当 Hfr 株与 F^- 菌接合时，F 质粒的起始转移位点（oriT）的一条 DNA 链断开，引导染色体 DNA 通过性菌毛接合桥进入 F^- 菌，37℃时雄性菌基因组完全进入雌性菌需要 100min，由于细菌间的接合桥并不稳定，接合作用可随时自发解离或受外界因素（如振动等）影响而中断，故在 Hfr 株接合转移中，可以有不同长度的供体染色体片段进入受体菌，但总体来说染色体很少被转移，而受体菌获得完整 F 质粒 DNA 的机会就更少，因大部分的 F质粒是跟着染色体 DNA 最后进入受体菌，故受体菌往往仍然是 F^-。

Hfr 菌中的 F 质粒有时会从染色体上脱离下来，终止其 Hfr 状态。从染色体上脱离下来的 F质粒还会携带相邻的染色体基因或 DNA 片段，称为 F' 质粒。如 F' 质粒可携带染色体上编码乳糖酶基因的 Lac 操纵子（lacoperon），当 F'lac 质粒转移到不发酵乳糖的菌株中，可使受体菌获得发酵乳糖的新性状，所以 F' 质粒有类似基因转导中的温和噬菌体的基因载体作用。

F^+、Hfr、F' 三种菌都有性菌毛，均可通过接合方式进行基因的转移。

（2）R 质粒的接合　细菌的耐药性与染色体基因突变和 R 质粒的接合转移等相关。

R 质粒由耐药传递因子（resistance transfer factor，RTF）和耐药（r）决定子（resistance deteminant）两部分组成，这两部分可以单独存在，也可结合在一起，但单独存在时无接合传递 R质粒的功能。RTF 的功能与 F 质粒相似，可编码性菌毛和通过接合转移；r－决定子能编码对抗菌药物的耐药性，可由几个转座子连接不同耐药性基因相邻排列，如 Tn9 携带氯霉素耐药基因，Tn4 携带氨苄青霉素、链霉素和磺胺的耐药基因，Tn5 携带卡那霉素、博来霉素和链霉素的耐药基因。

三、转导

转导（transduction）是以噬菌体为载体，将供体菌的一段 DNA 转移到受体菌内，使受体菌获得新的性状。根据转导基因片段的性质范围可分为以下两种。

（1）普遍性转导（generalized transduction）　噬菌体（毒性噬菌体与温和噬菌体）的 DNA大量复制，在噬菌体 DNA 装入衣壳蛋白组成新的噬菌体时，大约每 10^5～10^7 次装配中会发生一次错误，误将供体菌的 DNA 装入噬菌体的头部，当它感染受体菌时，则将供体菌 DNA 带入受体菌内。因供体菌染色体或质粒的任何 DNA 片段都有可能被包装转导，故称为普遍性转导。

转导比转化可转移更大片段的 DNA，而且由于包装在噬菌体的头部受到保护，不被 DNA 酶降解，故比转化的效率高。转导过程包含基因的转移与重组，供体菌的 DNA 片段必须在受体菌内重组，并与其一起复制成为稳定的转导子而随之传代，称为完全转导，如供体菌 DNA 片段不能与受体菌重组，其本身不具有独立复制功能，转导的片段只能随细胞分裂沿单个细胞传递下去，称为流产转导（abortive transduction）。流产转导占大多数，此转导的细菌菌落比正常菌落小得多，易于识别。

（2）局限性转导（restricted transduction）　局限性转导是前噬菌体（温和噬菌体）从宿主菌染色体上脱离时发生偏差，将前噬菌体两侧的宿主染色体基因转移到受体菌，使受体菌的遗传性状发生改变的过程。

转导在革兰阳性菌和阴性菌中均可发生，由于噬菌体有宿主特异性，转导现象仅发生在同种细菌内。

▶ 四、溶原性转换与原生质体融合

溶原性转换（lysogenic conversion）是以温和噬菌体为媒介，前噬菌体基因整合受体菌染色体中，从而获得噬菌体基因编码的某些遗传性状。溶原性转换可使另外一些细菌发生毒力变异或抗原性变异。

原生质体融合（protoplast fusion）是将两种不同细菌经溶菌酶或青霉素等处理，失去细胞壁成为原生质体后在高渗条件下进行彼此融合，融合后的双倍体细胞可以短期生存，在此期间染色体之间可以发生基因的交换和重组，从而获得的多种不同表型的重组融合体。聚乙二醇可促使两种原生质体间的融合。

第4节　细菌遗传变异在医学上的实际意义

1. 细菌形态结构的变异与细菌学诊断

由于病原微生物的变异可发生在形态、结构、生化特性、抗原性、毒力等方面，造成性状不典型，常给病原学鉴定带来困难。所以要充分了解微生物的变异现象和规律，才能对感染性疾病做出正确的病原学诊断，才能有效地进行防治。

2. 细菌的耐药变异与控制

对细菌质粒上多重耐药基因的检出也是判定细菌耐药性变异的极好方法。细菌耐药性变异是临床细菌性感染面临的重要问题之一，对临床分离菌进行耐药性监测，注意耐药谱的变化和耐药机制的研究，将有利于指导正确选择抗菌药物和防止耐药菌株的扩散。

3. 细菌毒力变异与疾病控制

在病原菌的鉴定上对细菌染色体上与毒力相关较大的基因群——毒力岛的检测，是准确与敏捷的，如幽门螺杆菌中 Vac A + 和 Cag 毒力岛完整的菌株致病性强。

4. 流行病学分析方面的应用

将分子生物学的分析方法应用于流行病学调查，追踪基因水平的转移与播散，成为分子流行病学资料。如质粒指纹图谱法（plasmid fingerprinting，PFP），将不同来源细菌所携带的质粒 DNA 毒力基因或耐药性基因等，经同一种限制性内切酶切割后进行琼脂糖凝胶电泳，比较所产生片段的数目、大小和位置，比较这些指纹图是否相同或相近，以确定某一感染的流行菌株或相关基因的来源，也可用于调查医院感染的各种细菌的某种耐药质粒的传播扩散情况。

5. 检测致癌物质方面的应用

细菌的基因突变可由诱变剂引起，凡能诱导细菌突变的物质也可能诱发人体细胞的基因突变，这些物质有可能是致癌物质。Ames 试验就是根据能导致细菌基因突变的物质均为可能致癌

物的原理设计的。

6. 基因工程方面的应用

基因工程是根据在遗传变异中，微生物可因基因的突变、转移和重组而获得新性状的原理设计的。基因工程的主要步骤是：①从复杂的生物体细胞（供体）基因组中分离出带有目的基因的DNA片段；②将目的基因连接到能自我复制的质粒、噬菌体或其他载体分子上，形成重组DNA分子；③通过载体将重组DNA分子转移到工程菌或其他宿主细胞（受体），随着工程菌的繁殖或其他表达系统的表现进行筛选，使之实现功能表达，产生人类所需要的目的基因产物。目前通过基因工程已能使工程菌大量生产重组的胰岛素、干扰素、生长激素、白细胞介素等细胞因子等，此外还用基因工程生产有效的重组疫苗，如rHBs乙肝疫苗等。并已探索用基因工程技术治疗基因缺陷性疾病等。今后，基因工程在医学领域和生命科学中将得到更广泛的应用。

同步练习

一、填空题

细菌的基因转移和重组有 _____、_____、_____、和 _____。

二、名词解释

1. 转导　2. 转化　3. 接合　4. 原生质体融合

三、代号

1. Hfr　2. RTF

参考答案

一、填空题

转化，接合，转导，溶原性转换

二、名词解释

1. 转导：是以噬菌体为载体，将供体菌的一段DNA转移到受体菌内，使受体菌获得新的性状。

2. 转化：是供体菌裂解游离的DNA片段被受体菌直接摄取，使受体菌获得新的性状。

3. 接合：是细菌以性菌毛相互连接沟通，将遗传物质（主要是质粒DNA）从供体菌转移给受体菌的方式。

4. 原生质体融合：是将两种不同细菌经溶菌酶或青霉素等处理，失去细胞壁成为原生质体后在高渗条件下进行彼此融合，融合后的双倍体细胞可以短期生存，在此期间染色体之间可以发生基因的交换和重组，从而获得的多种不同表型的重组融合体。

三、代号

1. 高频重组菌（high frequency recombinant，Hfr）

2. 耐药传递因子（resistance transfer factor，RTF）

第 5 章　细菌的耐药性

教学目的

1. 掌握　耐药性的概念，细菌的耐药机制。
2. 熟悉　细菌耐药性的防治措施。
3. 了解　抗菌药物的种类及其作用机制。

第 1 节　抗菌药物种类及其作用机制

一、抗菌药物的种类

1. 按生物来源分类

（1）细菌产生的抗生素。

（2）真菌产生的抗生素。

（3）放线菌产生的抗生素。

2. 按抗菌药物化学结构和性质分类

（1）β–内酰胺类。

（2）大环内酯类。

（3）氨基糖苷类。

（4）四环素类。

（5）氯霉素类。

（6）化学合成的抗菌药物。

（7）其他　抗结核药物、多肽类抗生素。

二、抗菌药物的作用机制

（1）干扰细菌细胞壁的合成。

（2）损伤细胞膜的功能。

（3）影响蛋白质的合成。

（4）抑制核酸合成。

第 2 节　细菌的耐药机制

耐药性（drug resistance）亦称抗药性，是指细菌对某种抗菌药物（抗生素或消毒剂）相对抵抗性。

一、细菌耐药的遗传机制

从遗传学的角度，细菌耐药性可分为固有耐药性（intrinsic resistance）和获得耐药性（acquired resistance)。前者是指细菌对某些抗菌药物天然不敏感，故也称为天然耐药性；后者是指细菌 DNA 改变而获得了耐药性。由于是遗传物质结构改变引起的变异。因此获得的耐药性可稳定地传给后代。

1. 固有耐药性

固有耐药性是指细菌对某种抗菌药物的天然耐药性。固有耐药性是始终如一的，由细菌的种属特性所决定的。固有耐药性是可以从理论上推测的。

2. 获得耐药性

获得耐药性发生有三个方面因素。

（1）染色体突变（chromosomal mutation）　所有的细菌群体都会经常发生自发的随机突变。突变的频率与抗菌药物的使用无关，但药物存在形成的选择性压力则有利于耐药突变株的存活，最终使其成为优势群体。

（2）可传递的耐药性（transferable antibiotic resistance）　耐药基因可在质粒、转座子、整合子等可移动元件倡导下进行转移并传播。包括：①R 质粒的转移。②转座子介导的耐药性。③整合子介导的耐药性。

3. 多重耐药性

多重耐药性（multiple drug resistance，MDR）是指细菌同时对多种作用机制不同或结构完全各异的抗菌药物具有耐药性。具体指一种微生物对三类或三类以上抗菌药物同时耐药。

交叉耐药性（cross resistance）是指细菌对某一种抗菌药物产生耐药后，对其他作用机制相似的抗菌药也产生耐药性。

泛耐药菌（pan–drug resistance bacterium）是指对除黏菌素外的所有临床上可获得的抗生素均耐药的非发酵菌。

二、细菌耐药的生化机制

1. 钝化酶的产生

（1）β–内酰胺酶（β–lactamase）　对青霉素类和头孢菌素类耐药的菌株产生 β–内酰胺酶，可以特异性地打开药物分子结构中的 β–内酰胺环，使其完全失去抗菌活性，有人也称其为灭活酶（inactivated enzyme）。

（2）氨基糖苷类钝化酶（aminoglycoside modified enzymes）　对氨基糖苷类药物质粒介导的耐药机制是耐药菌株产生磷酸转移酶（phosphotransferase）使氨基糖苷类抗生素羧基磷酸化，而将抗菌药物钝化失活。

（3）氯霉素乙酰转移酶（chloramphenicol acetyl transferase）　该酶由质粒编码，使氯霉素乙酰化而失去抗菌活性。

（4）甲基化酶　金黄色葡萄球菌携带的耐药性质粒编码产生一种甲基化酶，可使 50S 亚基中的 23SrRNA 上的嘌呤甲基化，从而产生对红霉素的耐药性。

2. 药物作用的靶位发生改变

耐药菌株通过改变药物作用靶位，使抗菌药物不能与其结合而产生耐药性。

3. 抗菌药物的渗透障碍

耐药菌株通过改变细胞壁和（或）外膜通透性，形成耐药屏障。

4. 通过主动外排机制而产生耐药性

5. 细菌生物被膜作用及其他

细菌生物被膜（bacterial biofilm，BF）是细菌为适应环境而形成的，可保护细菌。其耐药机制是：①抗生素难以清除生物被膜中众多微菌落膜状物；②生物被膜具有多糖分子屏障和电荷屏障，可阻止或延缓药物的渗透；③生物被膜内细菌多处于低代谢状态，对抗菌药物前敏感；④生物被膜内部存在一些较高浓度水解酶，使进入的抗生素失活。

第3节 细菌耐药性的防治

包括：

（1）合理使用抗菌药物。

（2）严格执行消毒隔离制度。

（3）加强药政管理。

（4）研制新抗菌药物。

（5）研制质粒消除剂。

（6）抗菌药物的"轮休"。

（7）破坏耐药基因。

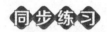

一、名词解释

1. MDR　2. 交叉耐药性

二、简答题

1. 简述抗菌药物的作用机制。

2. 简述细菌耐药性的控制策略。

一、名词解释

1. 多重耐药性：是指细菌同时对多种作用机制不同或结构完全各异的抗菌药物具有耐药性。具体指对一种微生物对三类或三类以上抗菌药物同时耐药。

2. 交叉耐药性：是指细菌对某一种抗菌药物产生耐药后，对其他作用机制相似的抗菌药也产生耐药性。

二、简答题

1. 抗菌药物的作用机制：干扰细菌细胞壁的合成，损伤细胞膜的功能，影响蛋白质的合成，抑制核酸合成。

2. 细菌耐药性的控制策略：合理使用抗菌药物，严格执行消毒隔离制度，加强药政管理，研制新抗菌药物，研制质粒消除剂，抗菌药物的"轮休"，破坏耐药基因。

第6章　细菌的感染与免疫

1. 掌握　正常菌群的概念及生理学作用，机会致病菌、菌群失调的概念及正常菌群成为机会致病菌的特定条件，细菌的致病作用，构成细菌毒力的物质基础，致病性、毒力、半数致死量和半数感染量、侵袭力、内毒素、外毒素、类毒素、毒血症、菌血症、败血症、脓毒血症、医院感染的概念，非特异性免疫的构成因素，医院感染的基本特点及危险因素。

2. 熟悉　微生态平衡与失调的概念，宿主免疫防御机制，细菌感染的发生与发展，感染的类型，传播方式与途径，医院感染的微生态特征及流行病学特征，医院感染的预防和控制。

3. 了解　超抗原与疾病。

第1节　正常菌群与机会致病菌

一、正常菌群

正常菌群（normal flora）是指寄居在正常人的体表及与外界相通的腔道，正常情况下不对人体致病的正常微生物群。

（一）正常菌群的生理作用

（1）生物拮抗（antagonism）　①屏障及竞争黏附（占位性保护）作用，正常菌群通过其配体与相应上皮细胞表面受体结合而黏附，并能形成细菌生物膜（biomembrane），发挥屏障及占位性保护作用。②营养竞争作用。因此，正常菌群的生物拮抗作用对维持微生态平衡、防御感染方面起着重要作用。

（2）营养作用　正常微生物群参与了机体的物质代谢、营养物质转化及合成。

（3）免疫作用　正常菌群作为抗原既能促进机体免疫器官的发育与成熟，也可刺激其免疫系统发生免疫应答，产生的免疫效应物质保护机体。

（4）抗衰老作用　正常菌群中双歧杆菌、乳杆菌及肠球菌等许多细菌具有抗衰老作用。

（5）抗肿瘤作用　正常菌群有一定的抗肿瘤作用。研究表明双歧杆菌和乳杆菌均有抑制肿瘤作用，其可能机制：①通过自身产生的多种酶类将某些致癌物（carcinogen）或前致癌物（pro-carcinogen）转化成无害物质，如降解亚硝酸胺为仲胺和亚硝酸盐而排出体外。②通过激活巨噬细胞等发挥免疫功能而抑制肿瘤。

（二）微生态平衡与失调

微生态平衡（microeubiosis）是指正常微生物群与其宿主生态环境在长期进化过程中形成生理性组合的动态平衡。这种组合是一种在共同环境因素影响下，正常微生物群与宿主所形成的相互依赖与相互制约的统一状态。微生态平衡是动态平衡。微生态失调（microdysbiosis）与其相反，是指正常微生物群与其宿主之间的平衡在外界环境因素的影响下被破坏，由生理性组合转变为病理性组合状态。若为病理性组合则呈现平衡失调状态，对人体有害。最常见的是菌群失调（dysbacteriosis）。

◀二、机会致病菌

当正常菌群与宿主间平衡失调时，一些正常菌群可对机体致病，这种细菌称为机会致病菌或条件致病菌。主要有以下三个常见条件。

（1）正常菌群寄居部位改变　正常菌群寄居在机体的一定部位即微生态环境，如果寄居部位改变，就可引起疾病。

（2）机体免疫功能降低　免疫抑制剂、激素、细胞毒药物的使用及射线照射等所有使机体免疫功能降低的因素均可引起微生态失调，导致感染。

（3）菌群失调　机体因感染性疾病使用抗生素，特别是长期服用广谱抗生素后，正常菌群中的细菌数量和种类发生改变，导致微生态失衡，称菌群失调。可表现为引起二重感染或重叠感染（superinfection），是微生态平衡被破坏的较严重后果，系一种菌群失调症（dysbacteriosis）。

第2节　细菌的致病作用

感染（infection）是微生物与宿主相互作用并导致不同程度的病理过程，是微生物与宿主在机体、细胞和分子的多层面相互作用的结果。引起感染的微生物可来自宿主体外，也可来自宿主体内。前者称外源性感染，后者称内源性感染。来自宿主体外的微生物，通过一定的方式从一个宿主传播到另一个宿主引起的感染称为传染。细菌对宿主感染致病的能力称致病性（pathogenicity）。用于表示细菌致病性的强弱程度称为毒力（virulence）

细菌毒力的物质基础是侵袭力（invasiveness）、毒素等，统称为毒力因子（virulence factor）。感染过程是细菌与宿主抗感染力量对抗的过程，决定了感染的发生、发展和结局。

（一）侵袭力

侵袭力是指细菌突破机体的防御机能，在体内定居、繁殖及扩散、蔓延的能力。构成侵袭力的主要物质有荚膜及其他表面结构物质、细菌的侵袭性酶类。

（1）黏附素　黏附素能与宿主细胞表面的黏附素受体发生特异结合，介导细菌进入宿主组织细胞间生长繁殖，形成细菌群体，称为定植（colonization）。细菌黏附是细菌致病的第一步。

（2）荚膜　荚膜具有抵抗吞噬及体液中杀菌物质的作用，是细菌的重要毒力因素。

（3）细菌的胞外酶　本身无毒性，但在细菌感染的过程中有一定作用。常见的有：血浆凝固酶、链激酶、透明质酸酶、DNA酶等。这些酶具有保护细菌或促进细菌及其代谢产物扩散的作用。此外黏附因子，如革兰阴性菌的菌毛、革兰阳性菌的膜磷壁酸在细菌感染中也起重要作用。

（4）侵袭素　inv基因编码侵袭素，它能介导细菌侵入邻近上皮细胞尤其是黏膜上皮细胞。

（5）细菌生物被膜（bacterial biofilm，BF）　是由细菌及其所分泌的胞外多聚物附着在有生命或无生命材料表面后形成的膜状结构，是细菌的群体结构，是为适应环境而形成的保护性生存状态。其形成不仅有利于细菌附着在支持物表面，而且可阻挡抗生素的渗入和机体免疫物质的杀伤作用。

（二）毒素

毒素（toxin）是细菌在生长繁殖中产生和释放的毒性成分。可直接或间接损伤宿主细胞、组织和器官，干扰其生理功能。按其来源、性质和作用的不同，可分为外毒素（exotoxin）和内毒素（endotoxin）两大类。

1. 外毒素

主要由革兰阳性菌和部分革兰阴性菌产生并释放到菌体外的毒性蛋白质，大多数外毒素在菌细胞内合成后分泌至胞外，且分泌机制相似，但也有不分泌的，在菌细胞破解后释放出来。

外毒素的主要性质：

（1）为蛋白质。

（2）毒性作用强，且具有选择性；某些外毒素毒性如肉毒毒素毒性作用十分强烈，是目前已知的最剧毒物。大多对组织器官具有选择性，通过与靶细胞表面受体结合，引起特征性的病变。

（3）对理化因素不稳定，一般不耐热。

（4）抗原性强。外毒素可用人工方法处理（0.4% 甲醛）脱毒但保留抗原性，制成**类毒素**（toxoid），类毒素可刺激机体产生的抗体称为**抗毒素**（antitoxin）；用于人工主动免疫预防相应疾病。

外毒素种类多，一种细菌可产生几种或多种外毒素。根据外毒素的种类和作用机制不同，可分为**神经毒素**（neurotoxins）、**细胞毒素**（cytotoxins）和**肠毒素**（enterotoxins）三大类。

2. 内毒素

是革兰阴性菌细胞壁中的结构组分，在菌细胞破解后才释放出来的毒性脂多糖（lipopolysac-charide，LPS）。内毒素是革兰阴性菌的主要毒力因子。内毒素也存在于螺旋体，衣原体和立克次体中。

内毒素的主要性质：

（1）产生于革兰阴性菌，革兰阳性菌不存在。

（2）化学性质为脂多糖（LPS），对理化性质稳定，耐热，100℃ 1h 不失活，加热 160℃ 2 ~ 4h 或用强酸、强碱、强氧化剂煮沸 30min 才被灭活，这一性质具有重要的临床实践意义，如注意防止内毒素的污染。

（3）毒性作用相对弱，且无选择性。

（4）抗原性较弱，不能脱毒成为类毒素。

各种革兰阴性菌内毒素的致病作用基本相似，原因是成分均基本相同，都是由脂质 A 与相应受体结合，属特异性核心多糖和最外层的寡糖重复单位组成，其生物学活性都是由脂质 A 决定的。内毒素的主要生物学作用有：

（1）**发热反应**　内毒素作为外源性致热原（即热原质）作用于粒细胞和单核细胞等，使之释放内源性致热原，引起发热。

（2）**白细胞反应**　大多为白细胞数升高，少数细菌内毒素可引起白细胞数下降。

（3）**内毒素血症与内毒素休克**　内毒素激活了血管活性物质（5 - 羟色胺、激肽释放酶与激肽）的释放。末梢血管扩张，通透性增高，静脉回流减少，心脏输出量减低，导致低血压并可发生休克。因重要器官（肾、心、肝、肺与脑）供血不足而缺氧，有机酸积聚而导致代谢性酸中毒。内毒素能活化凝血系统的 XII 因子，当凝血作用开始后，使纤维蛋白原转变为纤维蛋白，造成**弥漫性血管内凝血**（disseminated intravascular coagulation，DIC）；由于血小板与纤维蛋白原大量消耗，以及内毒素活化胞浆素原为胞浆素，分解纤维蛋白，进而产生出血倾向，引起 DIC。

（4）**Shwartzman 现象**　为 Shwartzman 观察细菌内毒素致病作用的一种动物实验反应。

（5）**免疫调节作用**　小量内毒素可激活 B 细胞产生抗体，激活巨噬细胞、NK 细胞，诱生多种细胞因子的产生，增强非特异性免疫功能。

（三）体内诱生抗原

体内诱导基因（in vivo induced gene，IVIG）在人工培养条件下并不表达，但细菌侵入人体后才诱导表达。有些体内诱导基因与致病性密切相关。绝大多数病原菌都有体内诱导表达基存在。

（四）超抗原

超抗原（superantigen）是一类具超强能力刺激淋巴细胞增殖和刺激产生过量 T 细胞及细胞因子的特殊抗原。特点是：①不经过抗原递呈细胞的处理就能与 MHC－Ⅱ分子结合，激活 T 细胞增殖并释放大量细胞因子。②一个超抗原分子能以不同部位同时与 T 细胞的 TCR 和 APC 的 MHC－Ⅱ分子结合，刺激大量 T 细胞克隆，引起类似内毒素的作用后果。

（五）免疫病理损伤

有些病原体可能通过激活机体免疫应答，由于超敏反应引起组织细胞的免疫病理损伤，导致疾病。

第 3 节　宿主的抗感染免疫

抗感染免疫（anti－infectious immunity）是机体抵抗病原生物及其有害产物，维持生理稳定的功能。抗感染能力的强弱，除与遗传因素、年龄、机体的营养状况等有关外，还决定于机体的免疫功能。

抗感染免疫包括非特异性免疫（固有免疫）和特异性免疫（获得性免疫、适应性免疫）两大类。

非特异性免疫（nonspecific immunity）又称天然免疫（innate immunity），是机体在种系发育过程中形成的，经遗传而获得。其作用并非针对某一种病原体，故称非特异性免疫。非特异性免疫由屏障结构、吞噬细胞、正常体液和组织的免疫成分等组成。

特异性免疫（specific immunity）又称为获得性免疫（acquired immunity），是个体出生后，在生活过程中与病原体及其产物等抗原分子接触后产生的一系列免疫防御功能。其特点是针对性强，只对引发免疫的相同抗原有作用，对其他种类抗原无效；具有免疫记忆性，并因再次接受相同的抗原刺激而使免疫效应明显增强。特异性免疫包括体液免疫和细胞免疫两大类，分别由 B 淋巴细胞和 T 淋巴细胞所介导。

在抗感染免疫过程中，首先是非特异性的天然免疫执行防卫功能并启动特异性免疫。特异性免疫形成后发挥效应的同时，又可显著增强非特异性免疫功能，两者互相配合，扩大作用。

一、固有免疫

（一）屏障结构

1. 皮肤与黏膜的屏障作用

表现在：①机械阻挡作用，健康完整的皮肤和黏膜有阻挡和排除病原微生物的作用。当皮肤受损，或黏膜屏障削弱时，就易受病原体的感染。②分泌杀菌物质，皮肤和黏膜可分泌多种杀菌物质。不同部位的黏膜能分泌溶菌酶、抗菌肽、胃酸、蛋白酶等多种杀菌物质。③拮抗作用，寄居在皮肤和黏膜表面的正常菌群有拮抗作用，构成了微生物屏障。它们可通过与病原体竞争受体和营养物质以及产生抗菌物质等方式，阻止病原体在上皮细胞表面的黏附和生长。例如，肠道中的大肠埃希菌能产生大肠菌素（colicin），抑制痢疾志贺菌、金黄色葡萄球菌、白假丝酵母菌等的生长。

2. 血脑屏障

一般认为由软脑膜、脉络膜、脑毛细血管和星状胶质细胞等组成。主要通过脑毛细血管内皮细胞层的紧密连接和微弱的吞饮作用，阻挡病原体及其毒性产物从血流进入脑组织或脑脊液，从而保护中枢神经系统。婴幼儿因血脑屏障发育不完善，故易发生中枢神经系统感染。

3. 胎盘屏障

由母体子宫内膜的基蜕膜和胎儿绒毛膜共同组成。此屏障可防止母体病原微生物进入胎儿体内，保护胎儿免受感染。在妊娠3个月内，胎盘屏障尚未发育完全时若母体发生感染，病原体则有可能通过胎盘侵犯胎儿，干扰其正常发育，造成畸形甚至死亡。药物也可通过不完善的胎盘影响胎儿。因此，在妊娠期间尤其是早期，应尽量防止也可能不用或少用副作用大的药物。

（二）吞噬作用

病原体突破皮肤或黏膜屏障侵入体内后，首先遭遇吞噬细胞（phagocytes）的吞噬。吞噬细胞分为两大类，一类是小吞噬细胞，主要指血液中的中性粒细胞。另一类是大吞噬细胞，即单核吞噬细胞系统（mononuclear phagocyte system，MPS），包括血液中的单核细胞及各种组织器官中的巨噬细胞。它们能够非特异性吞噬、杀伤和消化侵入的病原体。

1. 吞噬和杀菌过程

包括以下几个步骤：模式识别、吞噬杀菌（趋化→识别与黏附→吞入→杀灭与消化）。人类中性粒细胞的杀菌机制分依氧和非依氧两大类。依氧杀菌机制主要因吞噬引起呼吸爆发（respiratory burst）而致，杀菌过程中需要分子氧的参加（ROI、RNI 依赖机制，MPO 介导的杀伤机制）。非依氧杀菌机制不需要分子氧的参加，主要是酸性的作用、溶菌体菌和杀菌性蛋白的作用。

未激活的单核巨噬细胞的杀菌效力较弱，其抑制或杀伤机制主要依靠 H_2O_2 以及非依氧杀伤系统的作用。

2. 吞噬作用的后果

包括完全吞噬和不完全吞噬，同时还会造成组织损伤。

（1）完全吞噬　病原体在吞噬溶酶体中被杀灭和消化，未消化的残渣被排出胞外，此即完全吞噬。如化脓性球菌被中性粒细胞吞噬后，一般在 5～10min 死亡，30～60min 被破坏。

（2）不完全吞噬　某些胞内寄生菌或病毒等病原体在免疫力低下的机体中，只被吞噬却不被杀死，称为不完全吞噬。此种吞噬对机体不利，因病原体在吞噬细胞内得到保护，可以免受体液中非特异抗菌物质、特异性抗体和抗菌药物等的作用。有的病原体甚至能在吞噬细胞内生长繁殖，导致吞噬细胞死亡；或随游走的吞噬细胞经淋巴液或血液扩散到人体其他部位。被特异性免疫活化后的巨噬细胞杀伤能力增强，可将不完全吞噬转变为完全吞噬。

（3）组织损伤　吞噬细胞在吞噬过程中，溶酶体释放的多种水解酶也能破坏邻近的正常组织细胞，造成组织损伤和炎症反应。

（4）抗原提呈。

（三）体液因素

机体正常组织和体液中存在多种抗菌物质，常配合其他杀菌因素发挥作用。

（1）补体（complement）　是存在于正常体液中的一组球蛋白，由巨噬细胞、肠上皮细胞、肝和脾细胞等产生。补体系统的激活主要通过经典途径和旁路途径。

在感染早期抗体出现前，补体可以通过旁路途径激活而发挥趋化、调理、溶菌、溶细胞等防御作用，故是一种重要的抗感染天然免疫机制。

（2）溶菌酶（lysozyme）　为一种碱性蛋白，主要来源于吞噬细胞，广泛分布于血清、唾液、泪液、乳汁和黏膜分泌液中。作用于革兰阳性菌的胞壁肽聚糖，使之裂解而溶菌。革兰阴性菌对溶菌酶不敏感，但在特异性抗体参与下，溶菌酶也可破坏革兰阴性菌。

（3）抗微生物肽或防御素　为一类富含精氨酸的小分子多肽，主要存在于中性粒细胞的嗜天青颗粒中，人的肠细胞中亦有。防御素主要作用于胞外菌，其杀菌机制主要是破坏细菌细胞膜的完整性，使细菌溶解死亡。

正常体液中尚有乙型溶素、吞噬细胞杀菌素、组蛋白、乳素、正常调理素等杀菌或抑菌物质。

（四）自然杀伤细胞

自然杀伤细胞（natural killer，NK）是抗感染免疫中较早出现的一种非特异性免疫细胞。NK细胞无需抗原预先刺激，不受 MHC 限制，就可直接杀伤病毒感染的靶细胞和肿瘤细胞，在早期抗感染免疫和免疫监视中起重要作用。IFN-γ 等细胞因子可激活 NK 细胞，促进和增强其杀伤作用。

◀ 二、适应性免疫

（一）体液免疫

体液免疫应答主要由 B 细胞介导，产生特异性抗体，形成体液免疫。体液免疫的效应分子是抗体（antibody，Ab）。效应作用主要表现在以下几方面。

（1）抑制病原体黏附　黏附于上皮细胞是许多病原体感染发生的第一步。血液中 IgG，尤其是黏膜表面的分泌型 IgA（SIgA），可发挥阻断细菌黏附以及中和细胞外病毒的重要作用。其作用机制可能与特异性抗体对病原体表面黏附分子的封闭作用有关。

（2）调理吞噬作用　抗体和补体增强吞噬细胞吞噬、杀灭病原体的作用称为调理作用（opsonization）。中性粒细胞和单核吞噬细胞上有抗体 IgG 的 Fc 受体和补体 C3b 受体。IgG 抗体可通过其 Fab 段与病原体抗原结合，通过 Fc 段与吞噬细胞结合，这样抗体在病原体与吞噬细胞之间形成桥梁，促使吞噬细胞对病原体的摄取和杀灭。补体活化产物 C3b 等能非特异地覆盖于病原体表面，与吞噬细胞结合起到调理作用。抗体与补体两者联合作用则效应更强。

（3）中和细菌外毒素　抗毒素能中和细菌外毒素，阻断外毒素与靶细胞上特异性受体结合，或者是封闭了外毒素的活性部位，因而使外毒素失去毒性作用。

（4）抗体和补体的联合溶菌作用　抗体（IgG、IgM）与相应病原体或受病原体感染的细胞结合后，通过经典途径激活补体，最终由补体的攻膜复合体将某些细菌、包膜病毒和病毒感染的靶细胞溶解。

（5）抗体依赖性细胞介导的细胞毒作用（antibody dependent cell mediated cytotoxicity，ADCC）IgG 的 Fc 段与 NK 细胞上 Fc 受体结合，促进 NK 细胞的细胞毒作用，裂解微生物寄生的靶细胞。

（二）细胞免疫

细胞免疫的效应细胞包括细胞毒性 T 细胞（cytotoxic T lymphocyte，CTL）和 CD4$^+$ Th1 细胞。在抗感染免疫中，尤其是抗细胞内寄生菌、病毒和真菌感染，特异性细胞免疫反应起重要作用。

（1）CTL　CTL 的主要功能是特异性直接杀伤靶细胞。此过程受 MHC 限制，即 CD8$^+$ CTL 只识别和杀伤有相同 MHC—I 类分子的靶细胞。杀伤机制主要有：①CTL 通过 TCR 抗原受体特异性识别结合靶细胞表面的抗原肽–MHC-I 类分子复合物，进而释放穿孔素（perforin，Pf）和颗粒酶（granzyme，Gz）等毒性分子。在靶细胞膜上形成孔道，水分进入导致靶细胞溶解或裂解。②CTL 活化后膜表面可大量表达 FasL，FasL 和靶细胞表面的 Fas 分子结合，导致靶细胞内在的自杀基因程序活化，引起靶细胞凋亡。CTL 攻击靶细胞后，自身不受损伤，仍可与新的靶细胞结合发挥效应，也可通过非溶细胞机制，如分泌细胞因子 IFN-γ、TNF-α 等发挥抗感染作用。

（2）Th1 细胞　效应 Th1 细胞能分泌细胞因子 IL-2、IFN-γ、TNF-α，诱导产生细胞免疫和迟发型超敏反应（DTH），参与抗胞内寄生的微生物（细菌和病毒）的感染。Th1 细胞分泌的 IFN-γ 可活化巨噬细胞，使之有效发挥对胞内寄生微生物的杀灭作用，而成为 DTH 反应中抗原清除的最终效应细胞。Th1 细胞释放的细胞因子还可辅助 CTL 的分化成熟、促进 NK 细胞的杀伤作用等。因此，Th1 细胞在促进细胞免疫应答中起主要作用。

（三）黏膜免疫

人体与外界接触的黏膜表面，是病原微生物侵入的主要门户。分布在消化道、呼吸道及其他部位黏膜下的淋巴样组织，构成了机体局部黏膜防御系统，称为黏膜免疫系统（mucosal immune system，MIS）。黏膜免疫是机体整体免疫防御机制的重要组成部分，既与机体整体负疫功能密切相关，也具有本身一些独特的功能或作用。

MIS 的主要功能是产生具有局部免疫作用的保护性免疫分子，即分泌型 IgA（SIgA）。黏膜免疫系统不仅可刺激产生局部黏膜免疫应答，而且也可诱导全身系统免疫应答。1977 年 Bienenstock 等人提出了公共黏膜免疫系统（common mucosal immune system）的概念。即当抗原刺激某一黏膜部位时，在机体其他黏膜部位也将发生同样的特异性 SIgA 反应。如在口服灭活或减毒微生物疫苗时，除在肠道可检出特异性 SIgA 外，在呼吸道、泌尿生殖道以及泪液、乳汁中也有特异性 SIgA 的存在。MIS 亦可通过吞噬细胞、T 细胞发挥细胞免疫功能。因而，黏膜免疫在抗感染免疫中的作用日益受到重视。

三、抗胞外菌感染的免疫

胞外菌（extracellular bacteria）指寄居在宿主细胞外的血液、淋巴液和组织液中的细菌。胞外菌主要引起局部化脓性炎症，有许多胞外菌能产生外毒素、内毒素和侵袭性胞外酶等引起病变。抗胞外菌感染的主要目的是：杀灭细菌，中和毒素；其中，非特异性免疫有一定防卫能力，抗体补体的调理作用以及抗体的中和毒素作用在抗胞外菌感染中起主导作用。细胞免疫在某些情况下起作用，但一般不占主导地位。

（1）吞噬细胞的吞噬作用。

（2）抗体和补体的作用　胞外菌的消除，主要依靠体液免疫系统特异性抗体的作用。抗体与补体协同，作用可得到加强。抗体对胞外菌的作用主要表现为：①阻止细菌黏附；②调理吞噬作用；③激活补体溶菌；④中和细菌外毒素。

（3）细胞免疫的作用　细胞免疫在某些胞外菌感染的免疫中也起到一定的作用。

四、抗胞内菌感染的免疫

少数致病菌主要寄生于细胞内，称为胞内菌（intracellular bacteria）。由于这些细菌在细胞外适宜条件下也可生存，又称兼性胞内菌（facultative intracellular bacteria）。对人类致病的兼性胞内菌有结核分枝杆菌、麻风分枝杆菌、伤寒沙门菌、布氏杆菌、肺炎军团菌和李斯特菌等。专性胞内菌（obligate intracellular bacteria）只能在细胞内生存，如立克次体和衣原体。

胞内菌与胞外菌不同，主要为胞内寄生，毒性低，常导致慢性感染。病变主要由病理性免疫损伤引起，常有肉芽肿形成并多伴有迟发型超敏反应。抗胞内菌感染的主要目的是杀灭细胞内细菌，因而特异性细胞免疫是主要的防御机制。在致病过程中，胞外菌也有存在于血液和细胞外的阶段，抗体也有辅助抗菌作用。

（1）吞噬细胞。

（2）细胞免疫　因特异性抗体不能进入胞内发挥作用，抗胞内菌感染的免疫主要是以 T 细胞为主的细胞免疫。CD$^+$Th1 细胞是胞内寄生菌感染的重要免疫因素。如前所述，Th1 可分泌多种细胞因子（IL－2、IFN－γ、TNF－α等），引起迟发型超敏反应，增强巨噬细胞的杀伤能力；从而有利于对胞内菌的清除。以往研究认为 CTL 不是细菌感染的重要免疫因素。近有研究表明，CTL 在抗某些胞内菌（如结核杆菌）感染中也有重要作用。CTL 抗胞内菌感染的作用机制被认为有以下几方面：①通过毒性分子包括穿孔素、颗粒酶的介导发挥细胞毒性作用，破坏靶细胞，使病菌释放出，再由抗体等调理后被巨噬细胞吞噬消灭。②颗粒酶对胞内寄生菌的直接杀灭作用。③通过分泌 TL1 型细胞因子，如 IFN－γ 等，活化巨噬细胞，增强其杀伤能力。

（3）特异性抗体　抗体可与细菌表面抗原结合，在细菌进入细胞前可阻断其侵入细胞。

（4）局部黏膜免疫　大多数胞内菌经黏膜组织侵入体内，故黏膜表面 SIgA 抗体对胞内菌入侵有保护作用。SIgA 的作用主要是干扰细菌对黏膜上皮的黏附，使之不能侵入细胞内。

第4节　感染的发生与发展

一、感染源与传播途径

感染根据来源不同可分为外源性感染（exogenous infection）和内源性感染（endogenous infection）。

（一）感染源

（1）外源性感染　感染源来自宿主体外，多由一些毒力较强的病原菌引起，主要来自患者及带菌者，另外还有病畜及带菌动物。带菌者是指有些人感染某些病原体后，不表现任何临床症状或症状很轻，不易被发现，称带菌者（carrier）。

（2）内源性感染　主要来自于宿主机体内正常菌群及某些曾感染过而潜伏下来的微生物的重新感染。当大量使用广谱抗生素导致菌群失调以及各种原因使机体免疫力降低时，感染常发生。

（二）传播途径

包括：呼吸道、消化道、皮肤黏膜损伤、经节肢动物媒介、性传播、多途径传播。

二、感染的发生

感染的发生与转归取决于三方面的因素，一是机体免疫状态，二是细菌因素，三是环境社会因素。

（一）细菌因素

（1）细菌的毒力。

（2）细菌侵入的数量。

（3）细菌侵入的门户与部位　细菌引起感染，除必须有一定毒力外，还必须有足够的数量和适当的侵入部位。有些病原菌毒力极强，极少量的侵入即可引起机体发病，如鼠疫杆菌，有数个细菌侵入就可发生感染。而对大多数病原菌而言，需要一定的数量，才能引起感染，少量侵入，易被机体防御机能所清除。病原菌的侵入部位也与感染发生有密切关系，多数病原菌只有经过特定的门户侵入，并在特定部位定居繁殖，才能造成感染。如痢疾杆菌必须经口侵入，定居于结肠内，才能引起疾病。而破伤风杆菌，只有经伤口侵入，厌氧条件下，在局部组织生长繁殖，产生外毒素，引发疾病，若随食物吃下则不能引起感染。

（二）社会环境因素

略。

三、细菌感染的类型

微生物与宿主的相互作用机制极为复杂，随着感染的发生与发展，双方力量的对比，决定了感染在临床上有不同类型。

（一）隐性感染

当入侵病原菌的毒力较弱，数量较少，同时机体的免疫防御功能正常或相对较强时，细菌感染没有对机体造成较大的伤害，不出现明显症状时，称为隐性感染（inapparent infection）或亚临床感染（subclinical infection）。隐性感染是生物种系生态平衡的重要机制之一，是维持宿主机体免疫功能的主要原因。一般情况下宿主机体绝大多数经历多种微生物的隐性感染而不表现症状，但隐性感染中也可有致病微生物的传播，因而在传染病的流行中有重要意义。

（二）显性感染

当病原菌毒力强、数量多或宿主机体免疫功能相对较弱时，其感染所造成的病理损伤使宿主出现临床症状或体征时称为显性感染（apparent infection）。

1. 按病情缓急分为急性感染与慢性感染

（1）急性感染（acute infection）　发作突然，病程较短，一般数日或数周，病愈后，病原菌从体内消失。

（2）慢性感染（chronic infection）　病程缓慢，病程较长，常数月至数年。

2. 按感染部位分为局部感染与全身感染

根据感染发生的部位及扩散程度，又分为局部感染（local or limited infection）和全身感染（generalized or systemic infection）。局部感染局限于某一部位生长繁殖并引起病变，例如化脓性球菌所致的疖、痈等。全身感染指微生物感染向全身播散引起全身性症状，其扩散的范围及所累及的组织损伤的程度较大。全身细菌性感染多为重症，常见有下列几种情况。

（1）菌血症（bacteremia）　病原菌由局部侵入血流，并在其中不生长繁殖，引起轻微症状。此种情况见于某些细菌在体内的播散过程，细菌只短暂出现于血流中，如脑膜炎奈瑟菌、伤寒沙门菌第一次进入血流。

（2）毒血症（toxemia）　在局部组织生长繁殖，病原菌不入血循环，产生外毒素进入血循环，产生外毒素的病原菌侵入机体，并损害特定的靶器官、组织所出现的特征性毒性症状，例如破伤风、白喉。

（3）败血症（septicemia）　病原菌侵入血液并在其中大量生长繁殖，产生的毒性代谢产物引起全身性严重的中毒症状。症状主要有高热、皮肤和黏膜淤血、肝脾肿大，甚至肾衰竭等。

（4）脓毒血症（pyemia）　化脓性细菌（引起的败血症）侵入血流后，在其中大量繁殖，并通过血流扩散到机体其他组织或器官，产生新的化脓性病灶所引起的症状，例如金黄色葡萄球菌脓毒血症，常引起多发性肝脓肿、皮下脓肿、肾脓肿、肺脓肿等。

（5）内毒素血症（endotoxemia）　革兰阴性细菌在宿主体内感染使血液中出现内毒素引起的症状。轻则仅发热或伴轻微不适，重则出现严重症状，DIC、休克、甚至死亡。

（三）带菌状态

有些致病菌在显性或隐性感染后并未立即消失，在体内继续留存一定时间，与机体免疫处于相对平衡状态，称为带菌状态，该宿主为带菌者。

第 5 节　医 院 感 染

医院感染（hospital infection）又称医院内感染（nosocomial infection）或医院内获得性感染（hospital acquired infection），系指包括医院内各类人群所获得的感染。有如下特点。

（1）明确规定感染对象为一切在医院内活动的人群，如住院和门诊患者、探视者、陪护及医院工作人员等，但主要为住院患者。

（2）感染发生地点必须在医院内，感染发生的时间界限指患者在医院期间和出院后不久发生的感染，不包括入院前已发生或已处于潜伏期的感染；但如患者入院时已发生的感染直接与前次住院有关，也称为医院感染。

一、医院感染的分类

医院感染可按引起感染的微生物来源、感染部位及微生物种类等分类，前两种分类法常用。

（1）内源性医院感染（endogenous nosocomial infection），亦称自身医院感染（autogenous nosocomial infection）或自身感染（self infection）。是指患者在医院内由于某种原因使自身寄居的正常菌群转变成机会性致病菌大量繁殖而导致的感染。

（2）外源性医院感染（exogenous nosocomial infection），亦称交叉感染（cross infection）。是指患者遭受医院内非自身存在的微生物侵袭而发生的感染。可由患者之间及患者与医护人员之间通过咳嗽、交谈，特别是经手等方式密切接触而直接感染或通过生活用品等物质而间接感染。在医院环境内因吸入污染的空气，或通过污染医护用品或诊疗设备获得感染，即所谓**环境感染**（enviromental infection）。外源性医院感染的微生物主要来自其他患者或携带者（人或动物），其次来自周围环境。

二、医院感染的微生态特征

（1）医院感染的微生物主要为机会致病菌；

（2）医院感染的微生物常具有耐药性；

（3）医院感染的微生物常发生种类的变迁。

医院感染的微生物种类常随着抗生素使用品种的不同而发生变迁。20世纪80年代以后，国内外医院感染微生物均以革兰阴性杆菌为主。目前白假丝酵母菌和鲍曼不动杆菌亦常引起医院感染。

三、医院感染的危险因素

有关医院感染发生的感染（传染）源、传播途径及易感者三个环节有其不同于社会感染特别是传统的传染病的特点，用控制传染病发生的措施和方法，如消灭传染源、切断传播途径及保护易感者并不能避免医院感染的发生。医院感染的发生往往由其特有的因素所决定。将医院感染的决定因素称为危险因素，大致可归纳如下几类。

（一）易感对象

易感对象是医院感染的重要危险因素，主要包括年龄和基础疾病（原有疾病）两大因素。

（1）**年龄因素**　老年人和婴幼儿易发生医院感染。老人随着年龄的增长、器官老化、功能衰退，免疫功能也不例外随之降低，而且常伴有慢性疾病。婴幼儿因免疫器官发育欠成熟，功能欠完善，从母亲天然被动获得的免疫力（IgG）也已消失。因此，这两类人群较易感染。

（2）**基础疾病**　患有免疫功能缺陷和免疫功能紊乱原发病或基础疾病的患者抗感染能力均低下，对感染特别易感，而且感染通常是这类患者最主要、最常见及最严重的后果，亦是其死亡的主要原因。虽然基础疾病不同，表现不一样，感染的微生物种类亦有差异，但均具有免疫功能下降，易发生感染的共同特点。

（二）诊疗技术及侵入性检查与治疗

1. 诊疗技术

易引起医院感染的诊疗技术主要包括两类。

（1）**器官移植**　感染是该类患者最常见的并发症，也是造成患者手术失败及死亡的主要原因。因患者术前常有基础疾病而免疫功能低下，加上手术造成较大的组织创伤、较多的插管以及防止排斥反应采用最有效措施而投入免疫抑制剂预处理受者及术后长期应用免疫抑制剂等原因，进一步损伤和降低其免疫功能，所以器官移植患者极易发生感染。

（2）**血液透析和腹膜透析**　这是治疗患者肾功能不全、尿毒症的重要手段。因为此类患者在已有免疫功能低下基础疾病的基础上进行这种创伤性治疗操作，加上血液可能被污染，故患者极易感染。

2. 侵入性（介入性）检查与治疗

是引起患者医院感染的危险因素。

（1）**侵入性检查**　支气管镜、膀胱镜、胃镜等侵入性检查一方面破坏上呼吸道、泌尿道及口腔黏膜屏障,将这些部位正常菌群带入相应检查部位,另一方面可由于检查器械因消毒灭菌不彻底,将其中的微生物带入检查部位。此外,这些检查操作是一种创伤性诊断手段,往往可降低局部免疫力,因而易造成感染。

(2) 侵入性治疗 气管切口或气管插管、导尿管、大静脉插管、伤口引流管及人工心脏瓣膜等均属侵入性治疗用品,不仅破坏皮肤黏膜屏障,使口腔、咽部、尿道口、皮肤等部位正常菌群分别侵入下呼吸道、泌尿道、血流引起感染,而且更严重的是这些侵入性治疗用生物材料很容易引起细菌等的黏附。细菌黏附后通过产生分泌胞外多糖(聚合基质、纤维蛋白、脂蛋白等)、被膜多聚物,使细菌以非常精细方式相互黏连形成膜状物,即细菌生物被膜。许多细菌及少数真菌,特别是机会性致病菌在不利其生长的环境下可产生生物膜,其中铜绿假单胞菌最易发生黏附并形成生物膜;此外,金黄色葡萄球菌、表皮葡萄球菌、大肠埃希菌、肺炎克雷伯菌等也常发生,真菌中的近平滑假丝酵母菌也可形成。生物膜常引起材料相关感染性疾病,并呈现慢性感染的反复发作。研究表明包被有生物膜的细菌对抗生素的敏感性显著下降,有人发现生物被膜铜绿假单胞菌可以耐受 1000~2000 倍于游离菌 MIC 药物,并发现生物膜细菌能逃避机体免疫系统的监视机制,因此,成为医院感染的重要危险因素。

3. 损害免疫系统的因素

包括:①放射治疗;②化学治疗;③激素的应用。

4. 其他危险因素

包括:①抗生素使用不当或滥用;②手术及引流;③住院时间过长;④长期使用呼吸机及其他。

四、医院感染的预防和控制

目前国际上普遍认为易感人群、环境及病原微生物是发生医院感染的主要因素,从一定意义上讲,控制医院感染危险因素是预防和控制感染最有力和最有效的措施。国内外预防和控制感染的具体做法主要是消毒灭菌、隔离、净化以及对媒介因素与易感人群等采取相应措施。为此,我国在预防控制医院感染方面制定和颁布了消毒灭菌原则、合理使用抗生素、医院重点部门管理要求以及一次性使用医用器具的管理、消毒药械的管理、污水及污物处理等管理措施。

(一) 消毒灭菌

我国卫生部早在 1994 年颁布的《医院感染管理规范(试行)》的医院管理措施项目中明确而详细地规定了"消毒灭菌原则",具体内容如下。

(1) 进入人体组织或无菌器官的医疗用品必须灭菌;接触皮肤黏膜的器械和用品必须消毒。

(2) 根据物品性能可使用物理或化学方法消毒灭菌。灭菌首选压力蒸汽、干热、环氧乙烷气体;消毒首选煮沸、流通蒸汽;化学消毒根据不同情况可选高效、中效、低效消毒剂。

(3) 污染医疗器材和物品,均应先消毒后清洗,再消毒或灭菌。

(4) 使用中的消毒剂必须保持其有效浓度,并定期检测。

(5) 医务人员要了解消毒剂的性能、作用以及使用方法。配制时,应注意有效浓度、作用时间及影响因素。

(6) 连续使用中的氧气湿化瓶、雾化器、呼吸机及其管道等,应定期消毒;湿化液应每日更换灭菌水;用毕需终末消毒,干燥保存。

(7) 消毒灭菌后,应进行效果监测。

(8) 手部皮肤清洁和消毒。医务人员上班时,严禁留长指甲、戴戒指。

①下列情况应进行手的清洁或消毒:a. 接触患者前后;b. 进行无菌操作前;c. 进入和离开隔离病房、重症监护病房、母婴同室、新生儿病房、烧伤病房、传染病房等重点部门时;d. 戴

口罩和穿隔离衣前后；e. 接触可能污染的物品之后或处理污物之后。

②洗手的基本方法和要求：a. 一般性洗手用肥皂认真揉搓时间不应少于 15 秒钟，然后用流水冲净；b. 刷手按外科手术要求进行；c. 手的皮肤消毒，在进行侵入性操作前或接触传染性的患者或其物品后，应注意手的清洗和消毒（常用的消毒剂有氯己定、乙醇、碘伏或含氯消毒剂等）。

③水洗设备应齐全：a. 流动水最好装置肘部开关、脚踏式开关或其他自动开关；b. 清洁剂肥皂应保持干燥，盛有消毒剂的容器应保持密闭；c. 毛巾应保持清洁、干燥，每日消毒，最好用一次性纸巾；d. 洗手刷应一用一灭菌。

（二）隔离预防

隔离预防（isolation precaution）是防止病原体从患者或带病原者传给其他人群的一种保护性措施。隔离预防曾是防止传染病流行传播的一项有效措施，并成为管理传染源的一项严规。随着现代医学的发展，现代医院诊疗操作技术的不断改进和提高，各种侵入性检查和操作的增多，抗生素的广泛使用等原因，于 20 世纪 60 年代以后，医院内由机会致病性微生物引起的感染发生率日益增高，原有的传染病隔离预防措施已不完全适应这种情况。学者们认为，在现代医院感染的感染链中，不易控制病原体及宿主因素这两个环节，防止医院感染的蔓延主要针对传播途径采取措施，医院感染的隔离预防则应以切断感染的传播途径为制定措施的依据，同时考虑病原体和宿主因素的特点。

新分类的七类隔离预防的特点及措施如下。

（1）严格隔离（strict isolation）　系为预防高度传染性或强毒力的、经空气与接触等途径传播的病原体感染而设计的隔离。适用的疾病有：鼠疫（肺鼠疫）、天花、艾滋病、SARs、出血热（肾综合征出血热等）、弥散型带状疱疹及咽白喉。隔离预防措施有：①单间隔离，门窗关闭，病原体相同的患者可同住一室；②凡进室内者均应穿隔离衣、戴口罩、帽子、手套；③接触患者或可能污染的物品后及护理其他患者前必须洗手；④污染敷料等物品应装双层污物袋，标记，消毒后送去销毁或洗消处理。

（2）接触隔离（contact isolation）　系为预防具有高度传染性或有流行病学意义的、主要由接触途径感染而设计的隔离。适用的疾病有：婴幼儿急性呼吸道感染、咽炎或肺炎，新生儿淋菌性眼结膜炎、葡萄球菌脓疱疮、带状疱疹等，播散性或严重原发性单纯疱疹、风疹、狂犬病等病毒性疾病，A 群链球菌子宫内膜炎、金黄色葡萄球菌及 A 群链球菌肺炎等细菌性感染，大面积皮肤伤口和烧伤感染，有重要流行病学意义的多重耐药菌感染或定值（如对氨基糖苷类抗生素耐药的革兰阴性杆菌、MRSA. 耐青霉素肺炎链球菌等）。隔离预防措施与严格隔离相似。

（3）呼吸道隔离（respiratory isolation）　系为预防经气溶胶（飞沫）短距离传播的感染性疾病而设计的隔离。适用的疾病有：麻疹、腮腺炎、百日咳、儿童流感嗜血杆菌感染、脑膜炎奈瑟菌感染（脑膜炎、肺炎、败血症）、传染性红斑（erythema infection）。隔离预防措施：①同种病原体可同室隔离；②接近患者时戴口罩，不要求穿隔离衣及戴手套；③接触患者或可能污染物品后及护理其他患者前应洗手；④污物处理同接触隔离措施。

（4）结核病隔离（tuberculos isolation）　系针对结核患者（痰涂片分枝杆菌阳性、胸部 X 线检查显示活动性结核，包括喉结核）而设计的隔离。一般婴幼儿肺结核不需隔离，因很少咳嗽，其支气管分泌物中所含菌量亦很少。隔离预防措施：①要有特殊通风装置的隔离室，门窗关闭，同种疾病可同住一室；②密切接触患者时应戴口罩，要防止工作服被沾污时才穿隔离衣，不必戴手套；③接触患者或污物后以及护理其他患者前应洗手；④用过的敷料等物品装袋，标记，送去销毁或洗消处理。

（5）肠道隔离（enteric isolation）　系为预防经粪－口途径传播的感染而设计的隔离。适用的疾病有：霍乱、甲型肝炎、肠道病毒感染，传染性腹泻或胃肠炎。隔离预防措施：①同种病原体感染者可同室隔离；②不必戴口罩，工作服易沾污时应穿隔离衣，接触污染物时应戴手套；③凡接触患者和可能污染物后及护理其他患者前，须严格洗手；④被粪便或呕吐物污染的物品要随时消毒或装袋，标记并送去洗消处理或销毁；⑤室内应做到无蝇、无蟑螂。

（6）引流物 - 分泌物隔离预防（drainage - secretion precaution）　系为预防由直接或间接接触脓汁或感染部位引流物传播感染而设计的隔离。适用的疾病：凡感染后产生化脓性物质引流物或分泌物而不需较严格的接触隔离者均属此类，如小面积烧伤、皮肤伤口感染等。隔离预防措施：①不需单人隔离室；②不必戴口罩（换药时除外），有可能被沾污时需穿隔离衣，接触污染物质时戴手套；③接触患者或可能污染物以后及护理其他患者前应洗手；④被污染物品应装入有标记污物袋，送去洗消或销毁。

（7）血液 - 体液隔离（blood - body fluid precaution）　系为预防直接或间接接触传染性血液或体液传播感染而设计的隔离。适用的疾病：乙型肝炎、丙型肝炎、HBsAg 携带者、艾滋病、梅毒（第一、二期）、疟疾、钩端螺旋体病、回归热、登革热、黄热病等。隔离预防措施：①同种病原体感染者可同室隔离；若患者卫生不能自理，或出血不能控制而易造成环境污染者则应单人隔离；②可不戴口罩，在血液、体液可能污染工作服时应穿隔离衣，接触血液、体液时需戴手套；③在手与血液、体液接触或可能接触后应立即洗手，必要时用消毒液洗手；④污染血液、体液物品，应装入标记污物袋，送去销毁或洗消处理；⑤小心防止针头等利器刺伤，用过的针头注射器应浸入消毒液中或煮沸处理后送中心供应室或装入有标记的耐刺容器内，送去灭菌；⑥被污染物品表面，立即用 5.25% 次氯酸钠溶液消毒。

（三）合理使用抗菌药物

抗菌药物是医院内应用最广泛的一类药物。据美国 CDC 的 Frieden 等总结近 20 年美国各级医院合理应用抗菌药物情况，认为不合理应用抗生素的占 24% ～66% 。同样，国内亦存在类似现象，有人指出，临床应用的抗菌药物中，有 41.2% 属于不合理用药。抗菌药物使用不当是造成医院感染的重要原因，加强抗菌药物应用的管理是降低医院感染率的有效手段，合理使用抗菌药物是预防和控制医院感染的重要措施。

1. 抗生素使用原则

（1）有效控制感染，争取最佳疗效。

（2）预防和减少抗生素的毒副作用。

（3）注意剂量、疗程和给药方法，避免产生耐药菌株。

（4）密切注意患者体内正常菌群失调。

（5）根据药敏试验结果及药代动力学特性，严格选药和给药途径，防止浪费。

2. 抗生素的管理

（1）各医院应结合本院情况制定抗生素使用原则。

（2）医院应掌握合理使用抗生素的各种知识，根据药物的适应证、药代动力学、药敏试验合理选用。

（3）护士应了解各种抗生素的药理作用和配制要求，准确执行医嘱，并观察患者用药后的反应。

（4）药房应建立抗生素管理的规章制度，并具体落实；定期为临床医务人员提供有关抗生素的信息。

（5）定期公布临床标本分离的主要病原菌及其药敏试验，以供临床选药参考。

3. 合理使用抗生素的几点建议

（1）病毒性感染一般不使用抗生素。

（2）对发热原因不明，且无可疑细菌感染征象者，不宜使用抗生素；对病情严重或细菌性感染不能排除者，可有针对性地选用抗生素。

（3）力争在使用抗生素前留取临床标本。

（4）联合使用抗生素，应严格掌握临床指征。

（5）严格掌握抗生素的局部用药。

（6）严格掌握抗生素的预防用药。

（7）强调综合用药，提高机体免疫力，不要过分依赖抗菌药物。

医院感染的预防及控制除采取上述措施外，还应对易感人群、医院重点部门，如急诊室、病房、治疗室、换药及注射室、产母婴室、婴儿室、手术室、检验科、口腔科、内镜室、供应室、洗衣房等以及医院的建筑设计和卫生采取相应措施。此外，在一次性使用医用器具、消毒药械，医院污水、污物等方面均必须遵照国家卫生行政部门或环保部门的有关规定和要求来规范化管理或处理，以期切断医院感染的传播途径，有效预防及控制医院感染。

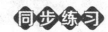

同 步 练 习

一、选择题

［A 型题］

1. 一般无正常菌群寄居的部位是（　　）

    A. 呼吸道　　　　　　　B. 小肠与结肠　　　　　　C. 泌尿生殖道

    D. 实质器官　　　　　　E. 以上均不是

2. 因长期大量使用广谱抗生素引起的腹泻属（　　）

    A. 食物中毒　　　　　　B. 药物中毒　　　　　　　C. 过敏反应

    D. 菌群失调症　　　　　E. 霍乱样腹泻　　　　　　F. 菌痢

［B 型题］

    A. 肺炎球菌　　　　　　B. 大肠杆菌　　　　　　　C. 厌 O_2 芽胞杆菌

    D. 无芽胞厌 O_2 菌　　　E. 结核杆菌

3. 在正常人肠道中数量最多的细菌（　　）

［C 型题］

    A. 金黄色葡萄球菌　　　B. 表皮葡萄球菌

    C. 两者均是　　　　　　D. 两者均不是

4. 正常菌群（　　）

5. 产生血浆凝固酶的细菌（　　）

    A. 中性粒细胞　　　　　B. 单核吞噬细胞

    C. 两者均是　　　　　　D. 两者均不是

6. 急性化脓性细菌感染炎症细胞主要是（　　）

［K 型题］

7. 传染的发展取决于（　　）

    A. 机体的防御机能　　　B. 病原微生物毒力

    C. 病原微生物侵入数量　D. 病原微生物的种类

8. 传染的发生发展取决于（　　）

A. 病原微生物毒力　　　　　　B. 机体防御机能

C. 病原微生物数量　　　　　　D. 病原微生物形态及大小

[X 型题]

9. 下列部位一般为无菌（　　　）

A. 泌尿道　　　　　B. 呼吸道　　　　　C. 脑和脊髓

D. 小肠　　　　　　E. 结肠　　　　　　F. 肝与脾

二、填空题

1. 正常菌群在一定条件下成为条件致病菌，此条件指是____、____、和____。

2. 内毒素化学结构由____、____、____三部分组成。

3. 外毒素可分为____、____和____三大类。

4. 外毒素在____作用下，可成为类毒素，类毒素注入机体可产生____。

5. 宿主天然防御因素包括____、____和____。

6. 细菌内毒素主要成分是____，毒性部分是____。

7. 正常菌群的生理学意义有____、____、____、____等。

8. 医院感染的微生态特征有____、____和____。

9. 医院内感染的传染来源有____、____、____。

三、名词解释

1. 菌血症　2. 菌群失调　3. 正常菌群　4. 带菌者

5. 侵袭力　6. 内毒素　7. 细菌生物被膜　8. 医院感染

四、代号

1. LD$_{50}$　2. DIC

五、问答题

1. 试述外毒素与内毒素的主要区别。

2. 细菌的致病物质基础有哪些？

参考答案

一、选择题

1. D　2. D　3. D　4. B　5. A　6. A　7. ABCD　8. ABC　9. CF

二、填空题

1. 寄居部位改变　免疫力下降　菌群失调

2. 特异多糖　核心多糖　脂质 A

3. 神经毒素　细胞毒素　肠毒素

4. 甲醛　抗体（抗毒素）

5. 屏障结构　吞噬细胞　杀菌物质

6. 脂多糖　脂质 A

7. 生物拮抗作用　营养作用　免疫作用　抗衰老作用

8. 主要为机会致病菌　常具有耐药性　常发生种类的变迁

9. 自身感染　交叉感染　环境感染

三、名词解释

1. 菌血症是指病原菌由局部侵入血流，并在其中不生长繁殖，引起轻微症状。

2. 机体因感染性疾病使用抗生素，特别是长期服用广谱抗生素后，正常菌群中的细菌数量和种类发生改变，导致微生态失衡，称菌群失调。

3. 正常菌群是指寄居在正常人的体表及与外界相通的腔道，正常情况下不对人体致病的正常微生物群。

4. 有些致病菌在显性或隐性感染后并未立即消失，在体内继续留存一定时间，与机体免疫处于相对平衡状态，称为带菌状态，该宿主为带菌者。

5. 侵袭力是指细菌突破机体的防御机能，在体内定居、繁殖及扩散、蔓延的能力。

6. 内毒素是指细菌死亡裂解后释放出来的一类毒性物质，其本质是脂多糖。

7. 细菌生物被膜是由细菌及其所分泌的胞外多聚物附着在有生命或无生命材料表面后形成的膜状结构，是细菌的群体结构，是为适应环境而形成的保护性生存状态。其形成不仅有利于细菌附着在支持物表面，而且可阻挡抗生素的渗入和机体免疫物质的杀伤作用。

8. 医院感染，又称医院内感染或医院内获得性感染，系指包括医院内各类人群所获得的感染。

四、代号

1. 半数致死量（median lethal dose，LD_{50}）

2. 弥漫性血管内凝血（disseminated intravascular coagulation，DIC）

五、问答题

1. 外毒素与内毒素的主要区别

区别要点	外毒素	内毒素
来源	革兰阳性菌与部分革兰阴性菌	革兰阴性菌
存在部分化学成分	从活菌分泌出，少数菌崩解后释出蛋白质	细胞壁组分，菌裂解后释放出脂多糖
稳定性	$60 \sim 80℃$，30min 被破坏	$160℃$，$2 \sim 4h$ 才被破坏
毒性作用	强，对组织器官有选择性毒害效应，引起特殊临床表现	较弱，各菌的毒性效应大致相同，引起发热，白细胞增多、微循环障碍、休克、DIC 等
抗原性	强，刺激机体产生抗毒素；甲醛液	甲醛液处理不形成类毒素处理脱毒形成类毒素

2. 细菌的致病物质基础有：

（1）侵袭力　黏附素，荚膜，细菌的胞外酶，侵袭素，细菌生物被膜。

（2）毒素　外毒素，内毒素。

（3）体内诱生抗原。

（4）超抗原。

（5）免疫病理损伤。

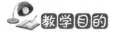

1. **掌握** 细菌标本采集与送检原则，人工主动免疫、工人被动免疫、类毒素的概念。
2. **熟悉** 细菌分离培养鉴定，人工主动免疫与人工被动免疫制剂的种类。
3. **了解** 血清学诊断及细菌感染的治疗。

第1节 细菌感染的实验室诊断

主要包括以检测病原菌及其抗原、产物或核酸为目的细菌学诊断（bacteriological diagnosis）及以检测患者血清中特异抗体为目的的血清学诊断（serological diagnosis）。

一、临床标本的采集及运送原则

标本的采集与送检的质量直接关系到病原菌检出的成败。为提高检出率，避免诊断错误，应遵守以下几项原则：①根据不同疾病以及疾病的不同时期采集不同标本；②严格无菌操作，避免标本被污染；③尽可能在疾病早期以及抗菌药物使用前采集标本，对已使用抗菌药物患者的标本应注明药物种类，以便实验室采取适当措施处理；④采集的标本必须尽快送检，大多数细菌标本可以冷藏送检，但对某些细菌，如脑膜炎奈瑟菌送检中要注意保温；⑤标本做好标记，详细填写化验单，以保证各环节准确无误。

二、细菌的检测

1. 细菌形态与结构检查

对一些在形态与染色性上具有特征的病原菌，可取标本涂片、染色镜检。镜下见到典型的菌体形态、排列、染色性即可做出初步诊断。

（1）显微镜放大法 细菌形态微小，肉眼不能直接看到，必须借助显微镜放大后才能观察。

①普通光学显微镜 0.25μm 的微粒经油镜放大 1000 倍后成 0.25mm，人的眼睛便能看清。一般细菌都大于 0.25μm，故可用普通光学显微镜予以观察。

②电子显微镜 电子显微镜（electron microscope）是利用电子流代替可见光波，以电磁圈代替放大透镜。电子波长极短，约为 0.005nm，其放大倍数可达十万倍，能分辨 1nm 的微粒。不仅能看细菌的外形，内部超微结构也可一览无遗。电子显微镜标本需在真空干燥的状态下观察，故不能观察活的微生物。

此外，尚有暗视野显微镜、相差显微镜、荧光显微镜和同焦点显微镜等，适用于观察不同情况下的细菌形态和结构。

（2）染色法 细菌体小，半透明，经染色后才能观察较清楚。染色法是染色剂与细菌细胞质的结合。最常用的染色剂是盐类。其中，碱性染色剂由有色的阳离子和无色的阴离子组成，酸性染色剂则相反。菌细胞富含核酸，可以与带正电荷的碱性染色剂结合；酸性染色不能使细菌着色，却使背景着色形成反差，故称为负染（negative staining）。

染色法有多种，最常用最重要的分类鉴别染色法是革兰染色法。该法是丹麦细菌学家革兰于1884年创建，至今仍在广泛应用。标本固定后，先用碱性染料结晶紫初染，再加碘液媒染，使之生成结晶紫-碘复合物；此时不同细菌均被染成深紫色。然后用95%乙醇处理，有些细菌被脱色，有些细菌不能。最后用稀释复红或沙黄复染。此法可将细菌分为两大类：不被乙醇脱色仍保留紫色者为革兰阳性菌，被乙醇脱色后复染成红色者为革兰阴性菌。革兰染色法在鉴别细菌、选择抗菌药物、研究细菌致病性等方面具有极其重要的意义。

细菌染色法中尚有单染色法、抗酸染色法，以及荚膜、芽胞、鞭毛、细胞壁等特殊染色法。虽然标本直接涂片染色镜检，临床检验常用；但对形态、排列、染色性并无特征的细菌，如粪便标本直接涂片镜检不能区分肠道致病性 G⁻ 菌杆菌，必须进行分离培养才能鉴定。

2. 细菌的分离培养与鉴定

根据不同疾病采取不同标本如血便、咽拭子以及脑脊液等进行细菌的分离和鉴定，是确诊细菌性感染最可靠的方法。

鉴定的主要内容有以下几点。

（1）培养特征 用无菌手续取待检标本，按不同目的接种于普通琼脂平板、血液琼脂平板，或选择培养基（有些还需先经增菌培养），以获得细菌的纯培养物。根据细菌所需要的营养、生长条件、菌落特征来做初步鉴别。但最后确诊还需进行形态特征、生化反应和血清学鉴定。

（2）形态特征 通过分离培养，对在固体或液体培养基上长出的菌落或纯培养物，经涂染色后镜检。根据细菌的形态、排列、大小、染色性以及特殊结构等做初步鉴定。

（3）生化反应 细菌的生化反应特点可作为鉴别细菌的依据。

（4）血清学鉴定 是根据血清反应的特异性，利用已知的特异性抗体检查未知细菌抗原，以确定细菌的种、型。

（5）动物试验 可测定某些细菌的毒力，但需选择敏感动物。动物试验除能测定细菌的毒力外，尚可分离病原菌。

（6）药物敏感试验 药敏试验对指导临床选择用药，及时控制感染有重要意义。方法有纸碟法、小杯法、凹孔法和试管法等，以单片纸碟法和试管稀释法常用。纸碟法是根据抑菌环的有无和大小来判定试验菌对该抗菌药物耐药或敏感。试管法是以抗菌药物的最高稀释度仍能抑制细菌生长管为终点，该管含药浓度即为试验菌株的敏感度，即最低抑菌浓度（minimum inhibitory concentration，MIC）或最低杀菌浓度（minimum bactericidal concentration，MBC）。两者越低，表示细菌对该药越敏感。

（7）自动微生物鉴定和药敏分析系统。

3. 病原菌抗原的检测

从患者标本中分离病原菌，固然是诊断某种细菌性感染疾病的最确切依据。然而在许多情况下难以如愿。我们可以通过检出病原菌的抗原成分达到这一目的。病原菌抗原的检测优点在于：即使在发病早期使用了抗生素，标本中的病原菌已被抑制或被杀死，也不影响病原菌抗原的检出率；敏感性高，用特异性抗体可检出极微量的细菌抗原成分。

常用于细菌学诊断的免疫学技术有：①沉淀反应，②协同凝集试验，③免疫荧光法（IF），④对流免疫电泳（CIE），⑤酶免疫测定（EIA），⑥免疫印迹技术。

目前胶体金诊断试剂盒也用于细菌感染诊断，使检测简便快速。

4. 细菌核酸的检测

（1）聚合酶链式反应（PCR）。

（2）核酸杂交技术。

（3）16S rRNA 基因序列分析。

5. 生物芯片技术

6. 其他检测法

细菌代谢产物的检测，如气相色谱法鉴别厌氧细菌、$^{13}C^{14}C$ 呼吸试验检测幽门螺杆菌产生的尿素酶、噬菌体对细菌分型和细菌素杀菌谱对标本中细菌诊断技术等。

三、血清学诊断

用已知细菌抗原检测患者血清或其他体液中未知抗体及其效价的变化，可作为感染性疾病的辅助诊断。由于抗体存在于血清或其他体液中，故常称为血清学反应或血清学诊断。此法也可用于调查人群对某病原体的免疫水平及检测预防接种效果。

血清学诊断一般适用于抗原性较强，以及病程较长的传染病诊断。在血清学诊断中，通常采取双份血清。如果恢复期或1周后血清抗体效价比早期升高4倍以上（含4倍）时，则可确认为现症感染。

常用于细菌感染的血清学诊断有：直接凝集试验、补体结合试验、中和试验、乳胶凝集试验和 ELISA。ELISA 技术简便、特异、快速、灵敏且可自动检测大量标本，已广泛应用于细菌、病毒等多种病原体的微生物学诊断和流行病学调查。

第2节　细菌感染的特异性预防

特异性防治是应用适应性免疫的原理，给机体注射或服用病原微生物抗原（包括类毒素）或特异性抗体以达到预防和治疗感染性疾病的目的。这种方法称为人工免疫（artificial immunization）。人工免疫又分为人工主动免疫（artificial active immunization）和人工被动免疫（artificial passive immunization）。用人工主动免疫方法通常称为预防接种（prophylactic inoculation）或疫苗接种（vaccination）。人工被动免疫则用于应急预防或治疗某些疾病。

一、人工主动免疫

人工主动免疫是将抗原性物质（疫苗及类毒素）接种于人体，刺激机体主动产生免疫应答从而获得特异性免疫力的一种预防微生物感染的措施，主要用于预防。

1. 疫苗

疫苗的种类很多。按其产生的年代及特性，将死疫苗与活疫苗称为第一代疫苗；而将亚单位疫苗及基因工程疫苗称为第二代疫苗；DNA 疫苗代表第三代疫苗。

（1）死疫苗（killed vaccine）　是用物理、化学方法杀死病原微生物，但仍保持其抗原性的一种生物制剂。

（2）活疫苗（living vaccine）　亦称减毒疫苗（attenuated vaccine），是通过毒力变异或人工选择法（如温度敏感株）而获得的减毒或无毒株，或从自然界直接选择出来的弱毒或无毒株经培养后制成的疫苗。由于活疫苗可在宿主体内短暂生长和增殖，延长了免疫系统对抗原识别时间，有利于提高免疫能力和记忆型免疫细胞生成。因是减毒或无毒的微生物，故只引起轻症或隐性感染。只接种1次，用量小，副作用轻，免疫效果良好，免疫力持久。产生体液免疫和细胞免疫。

（3）亚单位疫苗（subunit vaccine）　是利用微生物的某种表面结构成分（抗原）制成的不含有核酸、能诱发机体产生抗体的疫苗，称为亚单位疫苗。

（4）基因工程疫苗　利用基因工程方法或分子克隆技术获得带有病原体保护性抗原表位的目的基因，将其导入原核或真核表达系统，获得该病原的保护性抗原，研制成疫苗。

（5）**重组载体疫苗**　重组载体疫苗是将编码某一蛋白抗原的基因转入减毒的病毒或细菌而制成的疫苗。转入的基因或整合到病毒或细菌的基因组上或以质粒的形式存在。

（6）**DNA 疫苗**　又称基因疫苗或核酸疫苗，被认为是疫苗的第三次革命。这种核酸既是载体又能在真核细胞中表达抗原，刺激机体产生特异而有效的免疫反应，尤其能诱导产生具有细胞毒杀伤功能的 T 淋巴细胞，可有效地预防病毒、细胞内寄生的细菌和寄生虫所引起的传染病，为一些长期以来无法预防或者预防效果不理想的传染病的预防带来希望的曙光。由于 DNA 疫苗在做肌内注射时不需要任何其他的生物载体和化学佐剂，因而又称为裸 DNA 疫苗。

核酸疫苗的优点：①免疫效果好。②激发机体全面的免疫应答。③免疫应答持久。④制备简便，成本低廉。⑤联合免疫。⑥核酸疫苗便于贮藏和运输。⑦具备预防和免疫治疗的双重功能。

核酸疫苗的缺点：①核酸疫苗的安全性问题。人们担心外源 DNA 整合到宿主染色体中而激活癌基因和影响抑癌基因的表达，导致细胞的恶性转化。②可能诱导自身免疫性疾病。

（7）**合成疫苗**　根据病原体抗原的氨基酸序列合成的多肽可作为疫苗。但还存在不少理论和应用上的障碍：①免疫原性弱，使用时必须配用佐剂；②不同肽免疫活性有差异；③部分肽只含激发 B 细胞的表位，缺乏激发 TH 细胞的表位。

（8）**新型活疫苗**　应用基因工程技术，控制病毒变异，或利用 DNA 重组技术，插入和定向缺失病毒基因，将保护性病毒蛋白的编码基因插入活载体中或选择性地去除病毒的某一个或几个致病基因而达到减毒作用制备的可在机体内增殖，诱发抗病毒免疫应答的疫苗。

（9）**转基因植物疫苗**　将编码某一病原体保护性抗原的基因转入植物并在植物中表达，当人们在吃这些植物性食物的同时，完成了一次预防接种。

（10）**治疗疫苗**　所谓治疗性疫苗有别于传统的预防性疫苗，它是一种以治疗疾病为目的的新兴疫苗。已被应用的治疗性疫苗有葡萄球菌的自身菌苗、HIV、肝炎病毒等。国内外也有人将乙肝疫苗（HBsAg）与抗体（抗 - HBs），及其编码基因一起做成治疗性疫苗用于带毒者及慢性肝炎治疗。治疗性疫苗主要提供治疗作用，与预防性疫苗合用可真正实现疫苗对人类健康的全面、有效的保护作用。

2. 类毒素

类毒素是外毒素经 0.3% ~0.4% 甲醛处理后，失去毒性仍保持抗原性的生物制品。加入吸附剂（佐剂）氢氧化铝或磷酸铝便制成精制类毒素。吸附剂可延缓类毒素在体内的吸收时间，刺激机体产生足量的抗毒素。

二、人工被动免疫

人工被动免疫是输入（抗体性物质）含有特异性抗体的免疫血清、纯化免疫球蛋白抗体或细胞因子等免疫制剂，使机体立即获得特异性免疫力的过程。当宿主体已感染，采用人工主动免疫已为时过晚，此时宜行人工被动免疫。可用于某些急性传染病的应急性预防和治疗。但因这些免疫物质不是患者自己产生，故维持时间较短。

（1）**抗毒素**　将类毒素或外毒素给马进行多次免疫后，待马匹产生高效价抗毒素后采血，分离血清，提取其免疫球蛋白精制成抗毒素制剂。抗毒素主要用于外毒素所致疾病的治疗和应急预防。

（2）**抗菌血清**（antisera）　目前仅用于多重耐药菌株所致疾病的治疗，如铜绿假单胞菌等。

（3）**胎盘丙种球蛋白**（placental gammaglobulin）、**血清丙种球蛋白**（serum gammaglobulin）胎盘丙种球蛋白是从健康产妇的胎盘血液中提制而成，主要含有丙种球蛋白。血清丙种球蛋白是从正常人血浆中提取的丙种球蛋白制剂。因为大多数成人患过多种疾病、经历过隐性感染及疫苗接种，故血清中含有抗多种微生物的特异性抗体。主要用于对某些疾病的应急预防及烧伤患者预防细菌感染。

（4）其他免疫制剂　目前临床常用的有γ-干扰素（IFN-γ）、α-干扰素（IFN-α）、白细胞介素（IL）、集落刺激因子（CSF）以及淋巴因子激活的杀伤细胞（LAK 细胞）等。

第 3 节　细菌感染的治疗

细菌感染的治疗主要采用抗菌药物。抗菌药物是指天然或人工合成的化学制剂，包括人工合成的磺胺、喹诺酮类化学药物以及由微生物合成的抗生素类药物。抗菌药物使用的基本原则：①诊断为细菌性感染者，方有指征应用；②尽早标明病原体，据病原种类及药敏试验结果选择抗菌药物；③按药物抗菌作用特点及体内过程特点选择用药；④抗菌药物治疗方案应综合病情、病原菌种类及抗菌药物特点制定。

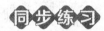

一、名词解释

1. 类毒素　2. 活疫苗

二、代号

BCG

一、名词解释

1. 类毒素：是外毒素经 0.3% ~0.4% 甲醛处理后，失去毒性仍保持抗原性的生物制品。

2. 活疫苗：亦称减毒疫苗，是通过毒力变异或人工选择法（如温度敏感株）而获得的减毒或无毒株，或从自然界直接选择出来的弱毒或无毒株经培养后制成的疫苗。

二、代号

卡介苗（Bacille Calmette - guerin，BCG）

第8章 球 菌

教学目的

1. 掌握　葡萄球菌、链球菌、肺炎链球菌、肠球菌属、脑膜炎球菌、淋球菌的生物学特点及致病性与免疫性。

2. 熟悉　上述球菌的生物学性状及防治原则，葡萄球菌、链球菌、脑膜炎球菌、淋球菌的微生物学检查。

3. 了解　肺炎球菌及肠球菌属的微生物学检查。

对人类有致病性的球菌包括葡萄球菌属、链球菌属、肠球菌属和奈瑟菌属四个属的一些细菌。根据革兰染色性的不同分为以下两类。

(1) 革兰阳性球菌　葡萄球菌、链球菌、肺炎链球菌和肠球菌等。

(2) 革兰阴性球菌　脑膜炎奈瑟菌、淋病奈瑟菌等。

第1节　葡萄球菌属

一、金黄色葡萄球菌

(一) 生物学性状

葡萄球菌呈球形，直径约 $1.0\mu m$，排列成葡萄状。革兰阳性。

营养要求不高，在普通培养基上生长良好，不同种的菌株能产生金黄色、白色或柠檬色等不同颜色的脂溶性色素。致病性葡萄球菌菌落呈金黄色，在血琼脂平板上菌落周围形成完全透明溶血环（β 溶血）。

致病菌株能分解甘露醇产酸，触酶阳性。

抗原：多糖抗原、蛋白质抗原和细胞壁成分抗原，以葡萄球菌 A 蛋白较为重要。

抵抗力较强。

(二) 致病性

1. 致病物质

金黄色葡萄球菌产生多种毒素与酶：血浆凝固酶、葡萄球菌溶素、杀白细胞素、肠毒素、表皮剥脱毒素、毒性体克综合毒素 - 1（TTST - 1）。

2. 所致疾病

葡萄球菌所致人类疾病有侵袭性和毒素性两种类型。

(1) 侵袭性疾病　主要引起化脓性炎症。葡萄球菌可通过多种途径侵入机体，导致皮肤组织或深部器官的感染，甚至波及全身。

①皮肤软组织感染：如毛囊炎、疖、痈、伤口化脓及脓肿等。特点：脓汁金黄而黏稠，病灶界限清楚，多为局限性。

②内脏器官感染：如气管炎、肺炎、脓胸、中耳炎、骨髓炎等。

③全身感染：如败血症、脓毒血症。

（2）毒素性疾病　金黄色葡萄球菌产生的外毒素引起。①食物中毒；②烫伤样皮肤综合征；③毒性休克综合征（TSS）。

（三）微生物学检查法

依据病情可采取不同标本如脓汁、血液、可疑食物、呕吐物及粪便等。

（1）直接涂片镜检　取标本涂片，革兰染色后镜检，根据细菌形态、排列和染色性可做出初步诊断。

（2）分离培养和鉴定　致病性葡萄球菌的鉴定主要根据：①能产生金黄色色素；②有溶血性；③凝固酶试验阳性；④耐热核酸酶试验阳性；⑤能发酵甘露醇。

（四）防治原则

注意个人卫生，皮肤创伤应及时消毒处理，合理用药。

二、凝固酶阴性葡萄球菌

引起感染有泌尿系统感染、细菌性心内膜炎、败血症、术后及植入医用器械引起的感染。

第2节　链球菌属

链球菌属（Streptococcus）中对人类致病的主要是 A 群链球菌和肺炎链菌。其分类情况如下。

（1）根据溶血现象分类

①甲型溶血性链球菌：菌落周围有 1～2mm 宽的草绿色溶血环，称甲型溶血或 α 溶血。多为机会致病菌。

②乙型溶血性链球菌：菌落周围有 2～4mm 宽、完全透明的无色溶血环，称乙型溶血或 β 溶血。为致病菌。

③丙型溶血性链球菌：不产生溶血素，菌落周围无溶血环。一般不致病。

（2）根据抗原结构分类　根据 C 多糖抗原的不同，可分成 A～H、K～V 20 群，对人致病的链球菌菌株，90% 左右属 A 群。

（3）根据对氧的需要分类　分为需氧、兼性厌氧和厌氧性链球菌三类。

一、A 群链球菌

（一）生物学性状

链球菌呈球形或卵圆形，链状排列。革兰染色阳性。兼性厌氧。营养要求较高。在血平板上，多数菌株菌落周围形成较宽的透明溶血环（β 溶血现象）。

链球菌一般不分解菊糖，不被胆汁溶解，可用这两个特性来鉴别甲型溶血性链球菌和肺炎链球菌。不产生触酶，可与葡萄球菌鉴别。

对一般消毒剂敏感，对青霉素、红霉素、四环素等均敏感。

（二）致疾性

1. 致病物质

A 族链球菌有较强的侵袭力，除胞壁成分外，可产生多种外毒素和侵袭性酶。

（1）胞壁成分　黏附素、M 蛋白、肽聚糖。

（2）外毒素　致热外毒素、链球菌溶素。

（3）侵袭性酶　透明质酸酶、链激酶、链道酶。

2. 所致疾病

（1）化脓性炎症 ①皮肤和皮下组织感染：淋巴管炎、淋巴结炎、蜂窝织炎、痈、脓疱疮等。特点：脓汁稀薄而带血性，病灶界限不清，有明显扩散倾向。②其他系统感染：扁桃体炎、咽炎、咽峡炎、鼻窦炎、产褥感染、中耳炎、乳突炎等。

（2）中毒性疾病 ①猩红热：为急性呼吸道传染病，临床特征为发热、咽峡炎、全身弥漫性皮疹和疹退后的明显脱屑。②链球菌毒素休克综合征。

（3）超敏反应性疾病 风湿热和急性肾小球肾炎。

（三）免疫性

感染后可获得对同型链球菌的特异性免疫力。

（四）微生物学检查法

（1）标本 根据不同疾病采取相应标本，如脓汁、咽拭、血液等。

（2）直接涂片镜检 取脓汁涂片，革兰染色镜检，发现革兰阳性呈链状排列的球菌，可做出初步诊断。

（3）分离培养 观察血平板上菌落特点及溶血环，若有 β 溶血环应与葡萄球菌鉴别；若 α 溶血环应与肺炎链球菌鉴别。

（4）血清学试验 抗链球菌溶血素 O 试验（抗 O 试验）。常用于急性肾小球肾炎、风湿热的辅助诊断。

（五）防治原则

早发现、早治疗，治疗首先青霉素 G。

二、肺炎链球菌

（一）生物学性状

菌体呈矛头状，多成双排列，有荚膜，革兰阳性。营养要求较高，在血平板上能形成 α 溶血环。因能产生自溶酶，自溶酶能破坏细胞壁，使菌溶解。可靠的鉴别方法是胆汁溶菌试验。对理化因素的抵抗力较弱，对一般消毒剂敏感。

（二）致病性

（1）致病物质 荚膜、肺炎链球菌溶素 O、脂磷壁酸、神经氨酸酶。

（2）所致疾病 主要引起人类的大叶性肺炎，其次为支气管炎。

（三）免疫性

感染后可获得较牢固的型特异性免疫。

（四）微生物学检查法

（1）标本 根据病变部位，采取痰液、脓汁、血液或脑脊液等。

（2）直接涂片镜检 若发现典型的革兰阳性、具有荚膜的双球菌，可做初步诊断。

（3）分离培养与鉴定 血平板上，菌落周围有 α 溶血环。与甲型溶血性链球鉴别常用的方法：①胆汁溶菌试验；②Optochin 敏感试验；③荚膜肿胀试验；④动物毒力试验。

（五）防治原则

预防可接种多价肺炎链球菌荚膜多糖疫苗，治疗可选用青霉素 G。

三、其他医学相关链球菌

1. B 群链球菌

B 群链球菌（group B streptococcus，GBS），学名为无乳链球菌，能引起牛乳房炎。现发现也能感染人类，尤其是新生儿，可引起败血症、脑膜炎、肺炎等，死亡率极高，并可产生神经系统后遗症。

2. D 群链球菌

正常寄居在皮肤、上呼吸道、消化道和泌尿生殖道，感染者多为老年人、中青年女性、衰弱或肿瘤患者，可引起心肌炎和败血症。

3. 甲型溶血性链球菌

亦称草绿色链球菌，常寄居上呼吸道、口腔、消化道、女性生殖道。可引起亚急性细菌性心内膜炎。

第3节 肠球菌属

肠球菌属（*E. enterococcus*）属肠球菌科，有29个种和亚种。研究证实肠球菌属具有致病性，是医院感染的重要病原体。

一、生物学性状

1. 分类

肠球菌属由粪肠球菌、屎肠球菌和坚韧肠球菌等29个种组成。其中对人类致病者主要为粪肠球菌和屎肠球菌。

2. 形态与染色

菌体为圆形或椭圆形，呈链状排列，革兰阳性。营养要求较高，在血平板上，不同菌株表现为不同的溶血现象。与链球菌显著不同的是它能在 pH 9.6、65g/L NaCl 和 400g/L 胆盐中生长，并对许多抗菌药物表现为固有耐药。

二、致病性

1. 致病物质

碳水化合物黏附素、聚合物因子、细胞溶素、多形核白细胞趋化因子。

2. 所致疾病

尿路感染、腹腔和盆腔感染、败血症、心内膜炎。

三、防治方法

抗菌治疗，可选用青霉素、氨苄西林或万古霉素。

第4节 奈瑟菌属

奈瑟菌属（*Neisseria*）是一群革兰阴性球菌，常成双排列。包括脑膜炎奈瑟菌和淋病奈瑟菌、黏液奈瑟菌等23个种和亚种。

一、脑膜炎奈瑟菌

脑膜炎奈瑟菌（*N. meningitidis*）俗称脑膜炎球菌（meningococcus），为流行性脑脊髓膜炎（流脑）的病原菌。

（一）生物学性状

菌体呈肾形或豆形，成双排列，革兰阴性。营养要求较高，常用巧克力（色）培养基，专性需氧。本菌抵抗力很弱，对干燥、热力、消毒剂等均敏感。

（二）致病性

（1）致病物质　荚膜、菌毛、IgA1 蛋白酶、LOS。

（2）所致疾病　流行性脑脊髓膜炎。本菌经飞沫传染，也可通过接触患者呼吸道分泌物污染的物品而感染。当机体抵抗力低下时，侵入鼻咽腔细菌大量繁殖而侵入血流，引起菌血症和败血症，患者出现寒战高热、恶心、呕吐、出血性皮疹。细菌到达中枢神经系统主要侵犯脑脊髓膜，引起化脓性脑脊髓膜炎，产生剧烈头痛，喷射性呕吐，颈项强直等脑膜刺激症。

（三）免疫性

以体液免疫为主，感染后可获得一定的免疫力。

（四）微生物学检查法

采集患者的脑脊液、血液、皮疹渗出物，直接涂片革兰染色镜检，<u>如发现中性粒细胞内、外有呈肾形的革兰阴性双球菌，可做出初步诊断</u>。

分离培养选用巧克力培养基。

（五）防治原则

做到早发现、早诊断、早治疗和早防控。对儿童注射流脑荚膜多糖疫苗进行特异性预防，流行期间儿童可口服磺胺药物预防。治疗首选青霉素。

二、淋病奈瑟菌

淋病奈瑟菌（*N. gonorrhoeae*）俗称淋球菌（gonococcus），是人类淋病的病原菌。

（一）生物学性状

菌体呈<u>咖啡豆形，常成双排列，革兰染色阴性</u>。专性需氧菌，营养要求高，巧克力（色）血琼脂平板是适宜培养基。只分解葡萄糖，产酸不产气。抵抗力弱，对冷、热、干燥和消毒剂极度敏感。

（二）致病性

（1）致病物质　菌毛、外膜蛋白、脂寡糖、IgA1蛋白酶。

（2）所致疾病　淋病及淋球菌性结膜炎。

淋病主要通过性接触传播，亦可通过毛巾、浴池间接传播。淋球菌侵入泌尿生殖系统繁殖，引起男性尿道炎、前列腺炎、精囊精索炎和附睾炎，女性尿道炎、子宫颈炎、盆腔炎等。临床症状为：尿痛、尿频、尿道流脓、宫颈可见脓性分泌物。胎儿可经产道感染造成新生儿淋球菌性结膜炎。

（三）免疫性

人类对淋球菌的感染无天然抵抗力，病愈后免疫力不持久。再感染和慢性患者较普遍存在。

（四）微生物学检查法

采取尿道脓性分泌物，直接涂片革兰染色镜检，<u>在中性粒细胞内发现革兰阴性双球菌，有诊断价值</u>，必要时将标本接种于巧克力（色）血琼脂平板上进行分离培养。

（五）防治原则

预防淋病首先要禁止卖淫嫖娼，加强预防性病的知识教育。婴儿出生时用氯霉素链霉素合剂或1%硝酸银滴眼，<u>预防新生儿淋球菌性结膜炎</u>的发生。对患者应早期用药，彻底治疗，治疗可选用青霉素、新青霉素及博来霉素等。

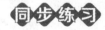

同步练习

一、选择题

[A型题]

1. 化脓性球菌中，常见的革兰阴性球菌是（　　）

    A. 葡萄球菌　　　　　　　B. 乙型溶血性链球菌　　　C. 肺炎链球菌

    D. 脑膜炎奈瑟菌　　　　　E. 甲型溶血性链球菌

2. 鉴定葡萄球菌致病性的重要指标是（　　）

    A. 产生溶素　　　　　　　　B. 产生血浆凝固酶　　　C. 产生色素

    D. 具有 SPA　　　　　　　　E. 发酵葡萄糖

3. SPA 存在于（　　）

    A. 所有的葡萄球菌表面

    B. 化脓性球菌表面

    C. 90% 以上金黄色葡萄球菌表面

    D. 表皮葡萄球菌表面

    E. 产肠毒素的葡萄球菌表面

4. 关于 SPA，下列哪一项是错误的（　　）

    A. 为金黄色葡萄球菌表面的蛋白质抗原

    B. 所有的葡萄球菌都具有的一种结构

    C. 能与人类 IgG 的 Fc 段结合

    D. 具有抗吞噬作用

    E. 与协同凝集相关

5. 葡萄球菌引起化脓性炎症，其脓汁黏稠、局限，与下列哪种因素有关（　　）

    A. 溶素　　　　　　　　　　B. 杀白细胞素　　　　　C. 血浆凝固酶

    D. 透明质酸酶　　　　　　　E. 链激酶

6. 葡萄球菌溶素对人类有致病作用的主要是（　　）

    A. α　　　　　　　　　　　B. β　　　　　　　　　　C. γ

    D. δ　　　　　　　　　　　E. ε

7. 葡萄球菌肠毒素的主要作用是（　　）

    A. 直接损伤肠黏膜细胞，导致腹泻

    B. 直接损伤胃黏膜细胞，导致呕吐

    C. 直接毒害中枢神经系统，引起昏迷

    D. 通过刺激呕吐中枢而导致呕吐

    E. 直接毒害肠黏膜血管，导致出血性肠炎

8. 引起亚急性心内膜炎常见的细菌是（　　）

    A. 甲型溶血性链球菌　　　　B. 乙型溶血性链球菌　　C. 金黄色葡萄球菌

    D. 肺炎链球菌　　　　　　　E. 脑膜炎奈瑟菌

9. 链球菌分类的依据是（　　）

    A. 形态特征　　　　　　　　B. 菌落特征　　　　　　C. 染色性

    D. 溶血性　　　　　　　　　E. 致病性

10. 各型链球菌中，致病力最强的是（　　）

    A. 甲型溶血性链球菌　　　　B. 乙型溶血性链球菌　　C. 丙型溶血性链球菌

    D. B 群链球菌　　　　　　　E. D 群链球菌

11. 测定 SLO 抗体，可协助诊断（　　）

    A. 风湿热　　　　　　　　　B. 肠热病　　　　　　　C. 类风湿性关节炎

    D. 猩红热　　　　　　　　　E. 红斑性狼疮

12. 脑脊液离心后取沉淀物涂片染色，镜检发现中性粒细胞内外有革兰阴性双球菌，该患者可诊断为（　　）

    A. 结核性脑膜炎　　　　　　　　　　　　　　　　　B. 流行性乙型脑炎

C. 流行性脑脊髓膜炎（流脑）　　　　D. 新生隐球菌性脑膜炎

E. 脱髓鞘脑脊髓膜炎

13. 脑膜炎奈瑟菌主要的致病物质是（　　　）

A. 外毒素　　　　　　　B. 内毒素　　　　　　　C. 自溶酶

D. 溶素　　　　　　　　E. 杀白细胞素

14. 肺炎链球菌致病与否主要依赖于（　　　）

A. 内毒素　　　　　　　B. 外毒素　　　　　　　C. 侵袭性酶类

D. 荚膜　　　　　　　　E. 芽胞

15. 奈瑟菌属包括（　　　）

A. 脑膜炎球菌　　　　　B. 肺炎球菌　　　　　　C. 白假丝酵母菌

D. 新生隐球菌　　　　　E. 腐生葡萄球菌

16. 淋病奈瑟菌的致病因素是（　　　）

A. 内毒素　　　　　　　B. 外毒素　　　　　　　C. 侵袭性酶

D. 菌毛　　　　　　　　E. 荚膜

17. 关于金黄色葡萄球菌引起化脓性感染，下列哪一项不正确（　　　）

A. 感染局限　　　　　　B. 感染易扩散　　　　　C. 脓汁黏稠

D. 感染途径多　　　　　E. 可引起败血症、脓毒血症

18. 关于流脑的叙述，下列哪一项是错误的（　　　）

A. 主要致病因素为内毒素

B. 95% 以上由 B 群脑膜炎球菌引起

C. 人类为唯一的传染源

D. 主要通过飞沫传播

E. 暴发型以儿童为主

19. 关于脑膜炎奈瑟菌的抵抗力，下列哪一项叙述是错误的（　　　）

A. 对干燥敏感　　　　　B. 对热极敏感　　　　　C. 耐低温

D. 置室温 3 小时即可自溶　　E. 75% 酒精可使之死亡

20. 分离淋病奈瑟菌时，下列哪一种方法不能采用（　　　）

A. 标本应保温保湿　　　　　　　　　　B. 标本应立即送检

C. 在厌氧环境中培养　　　　　　　　　D. 在 5%～10% 二氧化碳中培养

E. 标本应接种于预温的巧克力色血琼脂平板上

[X 型题]

1. 常见的化脓性球菌有（　　　）

A. 金黄色葡萄球菌　　　B. 乙型溶血性链球菌　　C. 淋病奈瑟菌

D. 四联球菌　　　　　　E. 肺炎链球菌

2. 金黄色葡萄球菌可引起（　　　）

A. 败血症、脓毒血症　　B. 化脓性脑脊髓膜炎　　C. 食物中毒

D. 假膜性肠炎　　　　　E. STD

3. 金黄色葡萄球菌引起化脓性感染的特点是（　　　）

A. 病灶易局限　　　　　B. 病灶易扩散　　　　　C. 可引起局部及全身化脓性炎症

D. 可通过多途径侵入机体　E. 脓汁黏稠

4. 淋病奈瑟菌可引起（　　　）

A. 阴道炎　　　　　　　B. 化脓性结膜炎　　　　C. 宫颈炎

D. 尿道炎　　　　　　　　　E. 慢性前列腺炎

5. 下列哪一种病原体可引起不育症（　　）
　　A. 淋病奈瑟菌　　　　　　B. 人型支原体　　　　　C. 衣原体
　　D. 溶脲脲原体　　　　　　E. 草绿色链球菌

6. 脑膜炎奈瑟菌的致病物质有（　　）
　　A. 荚膜　　　　　　　　　B. 菌毛　　　　　　　　C. LOS
　　D. 外毒素　　　　　　　　E. 自溶酶

7. 肺炎链球菌形成荚膜后（　　）
　　A. 具有抗吞噬作用　　　　B. 具有促进吞噬功能　　C. 获得致病性
　　D. 失去致病力　　　　　　E. 保护细菌

8. 肺炎链球菌是（　　）
　　A. 人体正常菌群　　　　　B. 大叶性肺炎的病原体　C. 间质性肺炎的病原体
　　D. 不育症的病原体之一　　E. 能形成荚膜的细菌

9. 链球菌可引起（　　）
　　A. 风湿热　　　　　　　　B. 猩红热　　　　　　　C. 类风湿关节炎
　　D. 急性肾小球肾炎　　　　E. 产褥热

10. 扩散因子的作用是（　　）
　　A. 溶解细胞间质中透明质酸
　　B. 使化脓性病灶扩散
　　C. 使化脓性病灶局限
　　D. 使病菌易在组织中扩散
　　E. 保护细菌，并具有抗吞噬作用

11. 葡萄球菌分为金黄色葡萄球菌、表皮葡萄球菌和腐生葡萄球菌，其分类的根据是（　　）
　　A. 菌落颜色　　　　　　　B. 生化反应　　　　　　C. 革兰染色镜下特点
　　D. 血浆凝固酶有无　　　　E. 噬菌体分型

12. SPA 与 IgG 结合后具有（　　）
　　A. 抗吞噬　　　　　　　　B. 促进吞噬　　　　　　C. 引起超敏反应
　　D. 保护细菌　　　　　　　E. 增强致病性

13. 金黄色葡萄球菌的生物学特性是（　　）
　　A. 菌落可呈金黄色　　　　B. 产生血浆凝固酶　　　C. 发酵葡萄糖
　　D. 发酵甘露醇　　　　　　E. 产毒素致病

14. 化脓性球菌的共同特点是（　　）
　　A. 为革兰阳性球菌　　　　B. 能引起化脓性炎症　　C. 对抗生素敏感
　　D. 可引起食物中毒　　　　E. 为革兰阴性球菌

二、填空题

1. 人类常见的致病性球菌有_____、_____、_____、_____和_____。

2. 化脓性球菌中，革兰阴性球菌有_____和_____。

3. 病原性球菌中，最易对青霉素产生耐药的细菌是_____。

4. 葡萄球菌中产生三种不同的色素，它们分别是_____、_____和_____。

5. 90%以上金黄色葡萄球菌均存在一种能与 IgG 的 Fc 段结合的抗原，称_____。

6. SPA 能与巨噬细胞竞争 IgG 的 Fc 段，因此，SPA 与 IgG 结合后的复合物具有_____
作用。

7. 采用含 SPA 的葡萄球菌作为载体，结合特异性抗体后，可开展简易、快速的试验，广泛应用于多种微生物抗原的检测。该试验称为_____。

8. 根据色素、生长反应等不同表型，葡萄球菌可分为_____、_____和_____三种。

9. 鉴定葡萄球菌有无致病性的重要指标是_____。

10. 产生肠毒素的金黄色葡萄球菌可引起_____。

11. 三种葡萄球菌中，致病力最强的是_____。

12. 致病性葡萄球菌能产生多种溶素，但对人类有致病作用的主要是_____。

13. 葡萄球菌引起的毒性休克综合征主要由_____产毒株引起。

14. 根据溶血现象，可将链球菌分为_____、_____和_____三类，其中致病力最强的是_____。

15. 根据抗原结构不同可将链球菌分为_____群，其中对人类致病的主要是_____群。

16. 链球菌溶素根据对氧气的稳定性可分为_____和_____两种。

17. 链球菌可产生一种能分解细胞间质的_____，使病菌易在组织中扩散的酶，称之为_____，又名_____。

18. 人类猩红热的主要致病毒性物质是_____。

19. 含 M 蛋白的链球菌具有_____和_____作用。

20. 链激酶和链道酶均可使病菌_____。

21. 临床协助风湿热诊断常采用_____试验，活动性风湿热患者血清中该抗体一般超过_____。

22. 肺炎链球菌的主要致病物质是_____。该物质具有_____作用。

23. 菊糖发酵试验在鉴定_____球菌和_____球菌时有一定参考价值。

24. 脑膜炎奈瑟菌对_____和_____极敏感，故标本采取后应_____并立即送检。

25. 淋病奈瑟菌可引起人类_____，其主要传播途径是通过_____传播。

26. 培养淋病奈瑟菌常用_____培养基，培养时应加入_____气体。

27. 预防新生儿淋球菌性结膜炎，可用_____滴眼。

三、名词解释

1. 化脓性球菌
2. 血浆凝固酶
3. 葡萄球菌 A 蛋白
4. 透明质酸酶
5. 链激酶
6. 链道酶
7. 抗链球菌溶血素 O 试验

四、问答题

1. 金黄色葡萄球菌致病性物质有哪些？
2. 葡萄球菌可引起那些疾病？
3. 简述链球菌分类原则。
4. 乙型溶血性链球菌可引起哪些疾病？
5. 葡萄球菌和链球菌引起的化脓性病灶有何不同？与其哪些致病物质有关？
6. 简述脑膜炎奈瑟菌的致病性。
7. 简述淋病的病原学诊断。

一、选择题

[A 型题]

1. D 2. B 3. C 4. B 5. C 6. A 7. D 8. A 9. D 10. B 11. A 12. C 13. B 14. D 15. A 16. D 17. B 18. B 19. C 20. C

[X 型题]

1. ABCE 2. AC 3. ACDE 4. ABCDE 5. ABCD 6. ABC 7. ACE 8. ABE 9. ABDE 10. ABD 11. ABD 12. ACDE 13. ABCD 14. BC

二、填空题

1. 葡萄球菌，链球菌，肺炎链球菌，脑膜炎奈瑟菌，淋病奈瑟菌

2. 脑膜炎奈瑟菌，淋病奈瑟菌

3. 金黄色葡萄球菌

4. 金黄色，白色，柠檬色

5. 葡萄球菌 A 蛋白（SPA）

6. 抗吞噬

7. 协同凝集试验

8. 金黄色葡萄球菌，表皮葡萄球菌，腐生葡萄球菌

9. 血浆凝固酶

10. 食物中毒

11. 金黄色葡萄球菌

12. α 溶素

13. TSST－1

14. 甲型溶血性链球菌，乙型溶血性链球菌，丙型链球菌，乙型溶血性链球菌

15. 20，A

16. 链球菌溶素 O（SLO），链球菌溶素 S（SLS）

17. 透明质酸，透明质酸酶，扩散因子

18. 红疹毒素（猩红热毒素）

19. 抗吞噬，抵抗吞噬细胞内的杀菌

20. 在组织中扩散

21. 抗链球菌溶素 O 试验，400 单位

22. 荚膜，抗吞噬作用

23. 甲型溶血性链，肺炎链

24. 干燥，热力，保暖保湿

25. 淋病，性接触

26. 巧克力色血琼脂平板（或 T－M 培养基），5% CO_2

27. 氯霉素链霉素合剂或 1% 硝酸银

三、名词解释

1. 化脓性球菌：是指能引起人类化脓性炎症的病原性球菌，主要包括革兰阳性的葡萄球菌、链球菌、肺炎链球菌和革兰阴性的脑膜炎球菌、淋球菌。

2. 血浆凝固酶：由致病性（金黄色）葡萄球菌产生，能使人或兔血浆发生凝固。在感染部位由于凝固酶的产生，使体液中纤维蛋白原转变为纤维蛋白，沉积于细菌表面，可阻碍吞噬细胞对细菌的吞噬和杀灭作用（即抗吞噬作用）。

3. 葡萄球菌 A 蛋白（SPA）：是存在于 90% 以上的金黄色葡萄球菌表面的一种蛋白质抗原，可与人及多种哺乳动物 IgG 分子的 Fc 段非特异性结合，也可与巨噬细胞竞争 IgG 分子的 Fc 段而抗吞噬，还可根据这一结合特点开展协同凝集试验。

4. 透明质酸酶：又名扩散因子，能分解细胞间质的透明质酸，使病菌易在组织中扩散。

5. 链激酶（SK）：又称溶纤维蛋白酶，能使血液中纤维蛋白酶原变成纤维蛋白酶，故可溶解血块或阻止血浆凝固，有利于病菌在组织中扩散。

6. 链道酶（SD）：又称链球菌 DNA 酶，能降解脓汁中具有高度黏稠性的 DNA，使脓汁稀薄，促进病菌扩散。

7. 抗链球菌溶素 O 试验（ASO test）：是一项检测患者血清中是否有链球菌溶素 O 抗体的中和试验，常用于辅助诊断风湿热。风湿热患者血清中抗 O 抗体比正常人显著增高，大多在 250 单位左右；活动性风湿热患者一般超过 400 单位。

四、问答题

1. 金黄色葡萄球菌致病物质包括：凝固酶、纤维蛋白溶酶、耐热核酸酶、透明质酸酶、脂酶等酶类；毒素有细胞毒素（α、β、γ、δ、杀白细胞素）、表皮剥脱毒素、毒性休克综合征毒素、肠毒素等。其他还有粘附素、荚膜等。

2. 葡萄球菌可以引起的疾病有：①侵袭性疾病，主要引起化脓性炎症，包括局部感染如疖、痈、毛囊炎、蜂窝组织炎，全身感染如败血症、脓毒血症等；②毒素性疾病，包括食物中毒、假膜性肠炎、烫伤样皮肤综合征、毒性休克综合征等。

3. 链球菌分类方法主要有两种：一种是根据溶血现象分为甲型溶血性链球菌、乙型溶血性链球菌、丙型链球菌；另一种是根据其抗原结构分类，按链球菌细胞壁中多糖抗原不同分为 A、B、C、D、E、F、G、H、K、L、M、N、O、P、Q、R、S、T、U 和 V 共 20 群，同群链球菌间因表面蛋白质抗原不同，又分为若干型。

4. 乙型溶血性链球菌可引起人类多种疾病，大致可分成化脓性、中毒性和超敏反应性疾病三类。化脓性疾病包括淋巴管炎、淋巴结炎、蜂窝组织炎、脓疱疮、扁桃体炎、咽炎、咽峡炎、产褥热、中耳炎等；中毒性疾病有猩红热等；超敏反应性疾病有风湿热、急性肾小球肾炎等。

5. 葡萄球菌引起的化脓性病灶：脓汁金黄而黏稠，病灶界限清楚，多为局限性。凝固酶。

链球菌引起的化脓性病灶：脓汁稀薄且带有血性，病灶界限不清楚，有扩散倾向。透明质酸酶、链激酶、链道酶。

6. 脑膜炎奈瑟菌是流脑的病原体，其致病物质有荚膜、菌毛、IgG 蛋白酶和 LOS。病菌主要经飞沫侵入人体的鼻咽部，并在局部繁殖，患者先有上呼吸道炎症；继而大量繁殖的病菌从鼻咽部黏膜进入血流，引起菌血症和败血症，引起突发高热、恶心和出血性皮疹；细菌到达中枢神经系统主要侵犯脑脊髓膜，引起化脓性炎症，产生剧烈头痛、喷射性呕吐、颈项强直等脑膜刺激症状。

7. 淋病属性传播性疾病，要求及时进行微生学检查、正确诊断。标本采取：用无菌棉拭子沾取泌尿生殖道脓性分泌物或宫颈口表面分泌物方法如下：①直接涂片镜检，将标本涂片，经革兰染色后镜检，如在中性粒细胞内外均发现革兰阴性双球菌时，可初步诊断；②分离与鉴定，将标本立即接种于预温的巧克力色血琼脂平板或 T－M 培养基上，置 37℃、5% CO_2 下孵育 36～48 小时，取典型菌落作形态学检查、氧化酶试验、糖发酵试验等以鉴定；③有条件者可采用核酸杂交技术或核酸扩增技术进行检测。

第 9 章

肠杆菌科

教学目的

1. 掌握 肠杆菌科的细菌与医学的关系，致病性大肠杆菌的类型及所致疾病，志贺菌的致病物质及所致疾病，伤寒杆菌和副伤寒杆菌的致病性与免疫性；肥达反应的原理、结果分析与判断。

2. 熟悉 肠杆菌科细菌的共同生物学特性，大肠杆菌、志贺菌、沙门菌的生化反应特点，肠热症的细菌学检查及血清学检查中取材与病程的关系。

3. 了解 大肠杆菌、志贺菌、沙门菌的形态染色、分型、防治原则，大肠杆菌、志贺菌、沙门菌的微生物学检查法。

肠杆菌科（*Enterobacteriaceae*）细菌是一大群生物学性状相似的革兰阴性杆菌，常寄居在人及动物的肠道内，亦存在于土壤、水和腐物中。与医学的关系大致可分为以下三种情况。

（1）致病菌 伤寒沙门菌、志贺菌、鼠疫耶尔森菌等。

（2）机会致病菌 大肠埃希菌、肺炎克雷伯菌、奇异变形杆菌等。

（3）由正常菌群转变而来的致病菌 大肠埃希菌。

第 1 节 埃希菌属

埃希菌属（*Escherichia*）有 6 个种，只有大肠埃希菌（*E. coli*）是临床最常见、最重要的一个菌种。主要表现在：①是肠道中重要的正常菌群；②可成为机会致病菌，引起肠道外感染；③有一些血清型的大肠埃希菌具有致病性，能导致人类胃肠炎；④在环境卫生和食品卫生学中，常被用作粪便污染的卫生学检测指标。

一、生物学性状

中等大小的革兰阴性杆菌。营养要求不高，在 SS 培养基上为红色菌落。绝大多数菌株发酵乳糖产酸产气，IMViC 试验结果为"＋、＋、－、－"。有 O、H、K 三种抗原。

二、致病性和免疫性

（一）致病物质

黏附素（adhesin）、外毒素（包括志贺毒素、耐热肠毒素、不耐热肠毒素、溶血素等）、内毒素、荚膜、载铁蛋白和 III 型分泌系统。

（二）所致疾病

（1）肠道外感染 多为内源性感染（新生儿脑膜炎例外），以化脓性感染和泌尿道感染最为常见。化脓性感染如腹膜炎、阑尾炎、手术创口感染、败血症和新生儿脑膜炎；泌尿道感染如尿道炎、膀胱炎、肾盂肾炎。

（2）胃肠炎 某些血清型大肠埃希菌能引起人类胃肠炎，为外源性感染，根据其致病机制不同，主要有五种类型：肠产毒性大肠埃希菌（ETEC）、肠侵袭性大肠埃希菌（EIEC）、肠致病性大肠埃希（菌 EPEC）、肠出血性大肠埃希菌（EHEC）、肠聚集性大肠埃希菌（EAEC）。

▶ 三、微生物病原学检查法

（一）临床标本的检查

（1）标本　肠道外感染取中段尿、血液、脓液、脑脊液等，胃肠炎取粪便。

（2）分离培养与鉴定　粪便标本接种于鉴别培养基。挑取可疑菌落涂片染色镜检并用一系列生化反应进行鉴定。

尿路感染需计数菌落量，每毫升尿含菌量≥10 万有诊断价值。

（二）卫生细菌学检查

卫生细菌学以"大肠菌群数"作为饮水、食品等粪便污染的指标之一。

大肠菌群系指37℃ 24 小时内发酵乳糖产酸产气的肠道杆菌，包括埃希菌属、枸橼酸杆菌属、克雷伯菌属及肠杆菌属等。我国《生活饮用水卫生标准》（GB 5749 - 2006）规定，在100ml 饮用水中不得检出大肠菌群。

▶ 四、防治原则

使用人工合成的 ST 产物与 LT B 亚单位交联的疫苗可以预防人类 ETEC 感染。治疗应在药物敏感试验的指导下进行。

第2节　志贺菌属

志贺菌属（*Shigella*）是人类细菌性痢疾的病原菌，俗称痢疾杆菌。

▶ 一、生物学性状

革兰阴性短小杆菌，无鞭毛。营养要求不高，除宋内志贺菌个别菌株迟缓发酵乳糖外，均不发酵乳糖，故在SS 培养基上呈无色半透明菌落。

志贺菌属细菌有 O 和 K 抗原，O 抗原是分类的依据，借以将志贺菌属分为 4 群和 20 余血清型。

志贺菌的抵抗力比其他肠道杆菌弱，对酸和一般消毒剂敏感。

▶ 二、致病性和免疫性

（一）致病物质

（1）侵袭力　志贺菌依靠菌毛黏附于回肠末端和结肠黏膜上皮细胞，通过Ⅲ型分泌系统分泌侵袭蛋白，在侵袭蛋白作用下穿入上皮细胞内，开始细胞到细胞的传播。

（2）内毒素　各型痢疾杆菌都具有强烈的内毒素。内毒素作用于肠黏膜，使其通透性增高，进一步促进对内毒素的吸收，引起发热，神志障碍，甚至中毒性休克等一系列症状。内毒素亦可破坏黏膜，形成炎症、溃疡、坏死和出血，出现典型的脓血黏液便。内毒素尚能作用于肠壁自主神经系统，使肠功能紊乱，肠蠕动失调和痉挛，尤其直肠括约肌痉挛最为明显，出现腹痛、里急后重（频繁便意）等症状。

（3）外毒素　志贺菌 A 群Ⅰ型及部分Ⅱ型菌株能产生外毒素，称志贺毒素。与 EHEC 产生的毒素相同。

（二）所致疾病

细菌性痢疾。

传染源主要为患者和带菌者。主要通过粪－口途径传播。10～150 个志贺菌可引起典型的细菌性痢疾，常见的感染剂量为 10^3 个细菌。志贺菌感染几乎只局限于肠道，一般不入侵血液。临床类型有以下几种。

（1）急性细菌性痢疾　潜伏期 1~3 天，常有发热、腹痛和水样腹泻，约 1 天，由水样腹泻转变为脓血黏液便，伴里急后重、下腹部疼痛等症状。

急性中毒性菌痢多见于儿童，常无明显的消化道症状而表现为全身中毒症状。临床主要以高热、休克、中毒性脑病为表现。

（2）慢性细菌性痢疾　急性细菌性痢疾如治疗不彻底，可造成反复发作，迁延不愈，病程在 2 个月以上者则属慢性。

三、微生物学检查法

（一）标本

取粪便的脓血或黏液部分，中毒性菌痢可取肛拭子。

（二）分离培养与鉴定

接种肠道选择性培养基上，挑取无色半透明的可疑菌落，作生化反应和血清学凝集试验，确定菌群和菌型。

（三）快速诊断法

免疫染色法、免疫荧光菌球法、协同凝集试验、胶乳凝集试验、分子生物学方法。

四、防治原则

做好粪便、水源和食品的卫生管理，治疗可用磺胺类药、氨苄青霉素、黄连素等。

第3节　沙门菌属

沙门菌属（*Salmonella*）是一大群寄生于人类和动物肠道内，生化反应和抗原构造相似的革兰阴性杆菌。沙门菌属中少数血清型如伤寒沙门菌、甲副伤寒沙门菌、肖氏沙门菌和希氏沙门菌是人类的病原菌，引起肠热症，在非人类宿主不致病。部分沙门菌是人畜共患的病原菌，可引起人类食物中毒或败血症，动物感染大多无症状或为自限性胃肠炎。

一、生物学性状

革兰阴性杆菌，有周鞭毛。在 SS 选择培养基上形成无色半透明菌落。

沙门菌属细菌的抗原主要有 O 和 H 两种。少数菌具有表面抗原，功能与大肠杆菌的 K 抗原相似，一般认为与毒力有关，故称 Vi 抗原。O 抗原为脂多糖，性质稳定，O 抗原刺激机体主要产生 IgM 抗体。H 抗原为蛋白质，对热不稳定，H 抗原刺激机体主要产生 IgG 抗体。Vi 抗原不稳定，存在于细菌表面，可阻止 O 抗原与其相应抗体的反应。

沙门菌对理化因素的抵抗力较差。

二、致病性和免疫性

（一）致病物质

主要包括侵袭力、内毒素、肠毒素。

（二）所致疾病

细菌污染的食物或饮水，通过粪 - 口途径感染。

（1）肠热症　包括伤寒沙门菌引起的伤寒，以及甲型副伤寒沙门菌、肖氏沙门菌、希氏沙门菌引起的副伤寒。伤寒和副伤寒的致病机制和临床症状基本相似，只是副伤寒的病情较轻，病程较短。临床表现有持续高热，相对缓脉，肝脾肿大及全身中毒症状，部分患者皮肤出现玫瑰疹。

严重者有肠出血或肠穿孔等并发症。

（2）胃肠炎（食物中毒） 是最常见的沙门菌感染。多由鼠伤寒沙门菌、猪霍乱沙门菌、肠炎沙门菌等引起。

（3）败血症 常由猪霍乱沙门菌、希氏沙门菌、鼠伤寒沙门菌、肠炎沙门菌等引起。

（4）无症状带菌者

（三）免疫性

肠热症后可获得一定程度的免疫性，特异性细胞免疫是主要防御机制。

三、微生物学检查法

（一）标本

根据肠热症的病程采取不同标本，通常第1周取血液，第2周起取粪便，第3周起还可取尿液，从第1~3周均可取骨髓液。胃肠炎取粪便和可疑食物。败血症取血液。

（二）分离培养与鉴定

血液和骨髓液应先增菌，粪便和经离心的尿沉淀物等可直接接种于SS培养基，取无色半透明菌落涂片革兰染色镜检，并接种双糖含铁或三糖含铁培养基。疑为沙门菌时，做一系列生化反应和玻片凝集试验鉴定。

（三）血清学方法

有肥达试验、间接血凝法、EIA法等。

肥达（Widal）试验是用已知的伤寒沙门菌O、H抗原，以及甲型副伤寒沙门菌、肖氏沙门菌和希氏沙门菌的H抗原的诊断菌液与受检血清作试管或微孔板定量凝集试验，测试受检血清中有无相应抗体及其效价的试验。

（1）正常抗体水平 伤寒沙门菌O凝集价 <1:80，H凝集价 <1:160；副伤寒沙门菌H凝集价 <1:80。当检测结果等于或大于上述相应数值时才有诊断价值。

（2）动态观察 若效价逐次递增或恢复期效价比初次效价≥4倍有诊断意义。

（3）O与H抗体的诊断意义 患伤寒或副伤寒后，O与H抗体在体内的消长情况不同。IgM类O抗体出现较早，持续时间约半年，消退后不易受非伤寒沙门菌等病原体的非特异刺激而重现。IgG类H抗体出现较晚，维持时间长达数年，消失后易受非特异性抗原刺激而短暂地重新出现。

①若O、H凝集效价均超过正常值，则肠热症的可能性大；

②若O与H效价均低，则肠热症的可能性小；

③若O不高而H高，可能是预防接种或非特异性回忆反应；

④若O高而H不高，可能是感染早期或与伤寒沙门菌O抗原有交叉反应的其他沙门菌感染。

（4）其他 少数病例在整个病程中，肥达试验始终呈阴性。原因可能由于早期使用抗生素治疗，或患者免疫功能低下等所致。

（四）伤寒带菌者的检查

最可靠的方法是分离出病原菌。

四、防治原则

做好粪便、水源和食品的卫生管理。预防接种伤寒Vi荚膜多糖疫苗。目前使用的药物主要是环丙沙星。

第4节 其他菌属

一、克雷伯菌属

克雷伯菌属（*Klebsiella*）共有 7 个种，其中肺炎克雷伯菌肺炎亚种（*K. pneumoniae* subsp. *pneumoniae*）俗称肺炎杆菌和催娩克雷伯菌（*K. oxytoca*），是最常见的分离菌种。本属中的细菌呈球杆状，与其他肠杆菌科的细菌相比，最显著的特点是有较厚的多糖荚膜，革兰染色阴性。在普通培养基上能生长，呈黏液型菌落，以接种环挑之易拉成丝。

肺炎克雷伯菌肺炎亚种常见医院感染有肺炎、支气管炎、泌尿道和创伤感染。其引起的败血症后果严重，病死率较高。

鼻炎克雷伯菌鼻炎亚种（*K. ozaenae* subsp. *ozaenae*）经常可从萎缩性鼻炎和鼻黏膜的化脓性感染标本中分离到。鼻硬结克雷伯菌鼻硬结亚种（*K. rhinoscleromatis* subsp. *rhinoscleromatis*）引起呼吸道黏膜、口咽部、鼻和鼻旁窦感染，导致肉芽肿性病变和硬结形成。

肉芽肿克雷伯菌（*K. granulomatis*）在无细胞的培养基中不能生长，是引起生殖器和腹股沟部位的肉芽肿疾病的病原体。

二、变形杆菌属

变形杆菌属（*Proteus*）为肠道的正常菌群，有 8 个菌种。其中奇异变形杆菌（*P. mirabilis*）和普通变形杆菌（*P. vulgaris*）2 个菌种与医学关系最为密切。

本属细菌呈明显多形性，有周鞭毛，运动活泼，革兰染色阴性。营养要求不高，在固体培养基上呈扩散性生长，形成以菌接种部位为中心的厚薄交替、同心圆形的层层波状菌苔，称为迁徙生长现象。若在培养基中加入 0.1% 苯酚则鞭毛生长受抑制，迁徙现象消失。具有尿素酶，能迅速分解尿素，是本菌属的一个重要特征。不发酵乳糖，在 SS 培养基上的菌落形态和在双糖管中的生化反应模式与沙门菌属十分相似，可用尿素酶试验加以区别。

普通变形杆菌 X19、X2 和 Xk 菌株的菌体 O 抗原与斑疹伤寒立克次体和恙虫病立克次体有共同抗原，故可用 OX19、OX2 和 OXk 代替立克次体作为抗原与相应患者血清进行交叉凝集反应。此为外斐试验（Weil – Felix test），以辅助诊断立克次体病。

奇异变形杆菌和普通变形杆菌离开肠道后能引起人的原发和继发感染，是仅次于大肠埃希菌的泌尿道感染的主要病原菌。有的变形杆菌菌株尚可引起脑膜炎、腹膜炎、败血症和食物中毒等疾病，是医院感染的重要病原菌。

三、肠杆菌属

肠杆菌属（*Enterobacter*）有 14 个种，包括产气肠杆菌（*E. aerogenes*）、阴沟肠杆菌（*E. cloacae*）、杰高维肠杆菌（*E. gergoviae*）、坂崎肠杆菌（*E. sakazakii*）等。革兰阴性粗短杆菌，有周身鞭毛，有的菌株有荚膜。在普通培养基上形成灰白或黄色的黏液状大菌落。发酵乳糖，不产生硫化氢。

肠杆菌属是肠杆菌科最常见的环境菌群，常见于土壤和水中。不是肠道的常居菌群，偶尔可从粪便和呼吸道中分离到。产气肠杆菌和阴沟肠杆菌为条件致病菌，与泌尿道、呼吸道和伤口感染有关，偶引起败血症和脑膜炎。杰高维肠杆菌可引起泌尿道感染。坂崎肠杆菌可引起新生儿脑膜炎和败血症。

四、沙雷菌属

沙雷菌属（*Serratia*）有 13 个种，包括黏质沙雷菌黏质亚种（*S. marcescens* subsp. *marces-*

cens）、深红沙雷菌（*S. rubidaea*）、臭味沙雷菌（*S. oderifera*）普城沙雷菌（*S. plymuthica*）等。革兰阴性小杆菌，有周身鞭毛，一般不形成荚膜，但在通气好、低氮和磷的培养基上可形成荚膜。营养要求不高，室温下可生长，菌落呈白色、红色或粉红色。

黏质沙雷菌黏质亚种可在住院患者中引起感染，如泌尿道和呼吸道感染、脑膜炎、败血症、心内膜炎以及外科术后感染；此外，黏质沙雷菌是细菌中最小的，常用于检查滤菌器的除菌效果。其他沙雷菌可通过输液直接进入血流，引起败血症。

◆ 五、枸橼酸杆菌属

枸橼酸杆菌属（*Citrobacter*）有 12 个种，包括弗劳地枸橼酸杆菌（*C. freundii*）、异型枸橼酸杆菌（*C. diversus*）、柯塞枸橼酸杆菌（*C. koseri*）等。革兰阴性杆菌，有周身鞭毛，能形成荚膜。营养要求不高。发酵乳糖，产生硫化氢。

枸橼酸杆菌广泛存在于自然界，是人和动物肠道的正常菌群，也是机会致病菌。弗劳地枸橼酸杆菌引起胃肠道感染。柯塞枸橼酸杆菌可引起新生儿脑膜炎和脑脓肿。

◆ 六、摩根菌属

摩根菌属（*Morganella*）有 2 个亚种，摩根摩根菌摩根亚种（*M. morganii* subsp. *morganii*）和摩根摩根菌西伯尼亚种（*M. morganii* subsp. *siboniii*）。摩根菌形态、染色和生化反应与变形杆菌相似，但无迁徙生长现象。以枸橼酸盐阴性、硫化氢阴性和鸟氨酸脱羧酶阳性为其特征。摩根摩根菌摩根亚种可致住院患者和免疫低下者泌尿道感染和伤口感染，有时可引起腹泻。

同 步 练 习

一、选择题

[A 型题]

1. 分离肠道致病菌常选用的培养基是（　　）
   A. 普通琼脂培养基　　　　B. SS 选择培养基　　　　C. 巧克力培养基
   D. 亚碲酸钾血平板　　　　E. Korthof 培养基

2. 能发酵乳糖的肠杆菌科细菌属是（　　）
   A. 埃希菌　　　　　　　　B. 志贺菌　　　　　　　　C. 沙门菌
   D. 变形杆菌　　　　　　　E. 耶尔森菌

3. 能产生外毒素的志贺菌是（　　）
   A. 志贺菌属　　　　　　　B. 痢疾志贺菌　　　　　　C. 福氏志贺菌
   D. 鲍氏志贺　　　　　　　E. 宋氏志贺菌

4. 急性中毒性菌痢的主要临床表现是（　　）
   A. 全身中毒性表现　　　　B. 腹泻、腹痛　　　　　　C. 脓血便
   D. 恶心呕吐　　　　　　　E. 相对缓脉

5. 下列哪一项结果可辅助诊断泌尿道大肠杆菌感染（　　）
   A. 每毫升尿含大肠杆菌≥100　　　　　　B. 每毫升尿含大肠杆菌≥1000
   C. 每毫升尿含大肠杆菌≥10000　　　　　D. 每毫升尿含大肠杆菌≥100000
   E. 每毫升尿含大肠杆菌≥1000000

6. 肥达试验是一种（　　）
   A. 定量凝集试验　　　　　B. 半定量凝集试验　　　　C. 定性凝集试验
   D. 沉淀试验　　　　　　　E. 补体结合试验

7. 下列哪一例肥达试验的结果可能判断为伤寒患者（　　　）

    A. H 凝集效价为 1：80　　O 凝集效价为 1：40

    B. H 凝集效价为 1：40　　O 凝集效价为 1：40

    C. H 凝集效价为 1：320　　O 凝集效价为 1：160

    D. H 凝集效价为 1：40　　O 凝集效价为 1：80

    E. 以上都不是

8. 水、食品等卫生细菌学检查的指标菌是（　　　）

    A. 伤寒杆菌　　　　　　　B. 副伤寒杆菌　　　　　　C. 大肠杆菌

    D. 痢疾杆菌　　　　　　　E. 变形杆菌

9. 肠杆菌科中，可初步鉴别致病菌与非致病肠道杆菌的试验是（　　　）

    A. 葡萄糖发酵试验　　　　B. 乳糖发酵试验　　　　　C. 菊糖发酵试验

    D. 甘露醇发酵试验　　　　E. 吲哚试验

10. 关于大肠杆菌的特性，下列哪一项是错误的（　　　）

    A. 为革兰阴性杆菌

    B. 多数菌株有周身鞭毛

    C. 有普通菌毛和性菌毛

    D. 鉴定主要依靠生化反应及血清学鉴定

    E. 为肠道内正常菌群，无致病作用

11. 下列哪种细菌不会引起食物中毒（　　　）

    A. 鼠伤寒沙门菌　　　　　　　　　　B. 产肠毒素的金黄色葡萄球菌

    C. 蜡样芽胞杆菌　　　　　　　　　　D. 痢疾杆菌

    E. 希氏沙门菌

12. 我国卫生细菌学标准是每升饮水中大肠菌群数不得超过（　　　）

    A. 3 个　　　　　　　　　　B. 5 个　　　　　　　　　　C. 30 个

    D. 300 个　　　　　　　　　E. 50 个

13. 我国卫生细菌学标准规定：瓶装汽水、果汁等饮料每 100ml 中大肠菌群不得超过（　　　）

    A. 3 个　　　　　　　　　　B. 5 个　　　　　　　　　　C. 30 个

    D. 50 个　　　　　　　　　　E. 333 个

14. 肠道杆菌的微生物学检查中，下列哪项对菌种鉴定无意义（　　　）

    A. 生化反应　　　　　　　B. 血清学鉴定　　　　　　C. 形态学检查

    D. 分离培养　　　　　　　E. 观察细菌动力

15. 下列症状中，哪一项不是伤寒病的表现？（　　　）

    A. 持续性高热　　　　　　B. 相对缓脉　　　　　　　C. 表情淡漠

    D. 皮肤出现玫瑰疹　　　　E. 口腔黏膜出现柯氏斑

16. 对细菌性痢疾患者做微生物学检查，下列哪项是错误的（　　　）

    A. 取脓血便直接涂片染色镜检

    B. 分离培养细菌作生化鉴定

    C. 取粪便作增菌培养

    D. 将标本接种于选择培养基培养

    E. 最后进行血清学鉴定

[X 型题]

1. 志贺毒素的生物学活性有（　　　）

A. 细胞毒性   B. 神经毒性   C. 肠毒素性

D. 凝血性   E. 溶血性

2. 伤寒的并发症有（　　　）

A. 肝炎   B. 肠出血   C. 肠穿孔

D. 肾炎   E. 肾盂肾炎

3. 痢疾杆菌的致病物质是（　　　）

A. 菌毛   B. 内毒素   C. 外毒素

D. 鞭毛   E. 侵袭性酶类

4. 预防肠热症的措施可采用（　　　）

A. 注意饮食、饮水清洁卫生

B. 加强粪便管理

C. 保护好水源、特别是生活用水

D. 常服用广谱抗生素

E. 使用伤寒、甲型副伤寒、肖氏副伤寒三联菌苗

二、填空题

1. 最常见的病原性肠道杆菌有_____、_____和_____。

2. 利用乳糖发酵试验可以初步鉴别肠杆菌科中的致病菌和非致病菌，发酵乳糖则为_____。

3. 形态学检查对鉴别肠杆菌科细菌_____意义，因而其鉴定一般依赖于_____和_____鉴定。

4. 大肠埃希菌的抗原主要有_____、_____和_____三种。

5. 大多数大肠埃希菌在肠道内不致病，但某些血清型可以引起人类腹泻，根据其致病机制不同，主要有_____、_____、_____、_____和_____五种类型。

6. 肠产毒型大肠埃希菌产生的肠毒素有_____和_____两种。

7. 志贺菌属分为 A、B、C、D 四群，它们分别称为_____、_____、_____和_____。

8. 痢疾志贺菌的致病因素主要有_____、_____和_____。

9. 细菌性痢疾主要是通过_____传播。

10. 沙门菌属中引起肠热症的病原体主要有_____、_____和_____。

11. 肥达试验可协助临床对_____的诊断。

12. 细菌性痢疾免疫以_____为主，伤寒免疫以_____为主。

三、名词解释

1. IMViC 试验

2. 肠热症

3. 肥达试验

四、问答题

1. 简述肠杆菌科细菌的共同生物学特性。

2. 简述引起腹泻的大肠埃希菌及其所致疾病。

3. 简述痢疾杆菌的致病性。

4. 试述肥达试验结果分析及其意义。

5. 简述肠热症的主要临床症状。

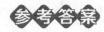

一、选择题

[A 型题]

1. B　2. A　3. B　4. A　5. D　6. A　7. C　8. C　9. B　10. E　11. D　12. A　13. B　14. C　15. E　16. A

[X 型题]

1. ABC　2. BC　3. ABC　4. ABC

二、填空题

1. 伤寒沙门菌，志贺菌，致病性大肠埃希菌

2. 非致病菌

3. 无，生化反应，血清学

4. O，H，K

5. ETEC，EIEC，EPEC，EHEC，EAggEC

6. LT，ST

7. 痢疾志贺菌，福氏志贺菌，鲍氏志贺菌，宋氏志贺菌

8. 侵袭力，内毒素，外毒素

9. 消化道

10. 伤寒杆菌，甲型副伤寒杆菌，肖氏沙门菌

11. 肠热症

12. 肠黏膜表面 SIgA，细胞免疫

三、名词解释

1. IMViC 试验即吲哚、甲基红、VP、枸橼酸盐试验的总称，是鉴定肠道杆菌常用的四种试验。如 IMViC 试验结果为 + + − −，则为典型的大肠埃希菌。

2. 肠热症是指由伤寒杆菌引起的伤寒，以及由甲型副伤寒杆菌、肖氏沙门菌及希氏沙门菌引起的副伤寒总称，因其致病机制及临床表现基本相似，均以持续性高热及肠黏膜受损而导致的临床症状为主，故称之为肠热症。

3. 肥达试验即 Widal 试验，是用已知伤寒杆菌菌体（O）抗原和鞭毛（H）抗原以及甲型副伤寒杆菌鞭毛（A）抗原和肖氏沙门菌鞭毛（B）抗原与受检者血清作试管或微孔板定量凝集试验，以测定受检者血清中有无相应抗体及其效价，为协助临床对肠热症诊断的一种血清学试验。

四、问答题

1. 肠杆菌科细菌的共同生物学特性：

（1）为革兰阴性杆菌，无芽胞，多有周鞭毛，少数有荚膜或包膜，大多有菌毛。

（2）营养要求不高，在普通培养基上生长良好，为需氧或兼性厌氧菌。

（3）生化反应活泼，能分解多种糖类和蛋白质，形成不同的代谢产物。乳糖发酵试验在鉴别该科致病菌和非致病菌方面有重要意义。

（4）抗原结构复杂，主要有菌体（O）抗原、鞭毛（H）抗原、荚膜（K）或包膜抗原以及菌毛抗原。

（5）因无芽胞，对理化因素抵抗力不强。

（6）易发生耐药性、毒力、生化反应、H−O 抗原及 S−R 菌落变异。

2. 引起腹泻的大肠埃希菌主要有五种类型。

（1）肠产毒型大肠埃希菌　是婴幼儿和旅游者腹泻的重要病原菌。

（2）肠侵袭型大肠埃希菌　主要引起儿童和成人菌痢样腹泻。

（3）肠致病型大肠埃希菌　是婴幼儿腹泻的主要病原体，严重者可致死。

（4）肠出血型大肠埃希菌　亦称 Vero 毒素大肠埃希菌，可引起血性腹泻，还可并发急性肾衰竭、血小板减少、溶血性尿毒综合征。

（5）肠集聚型大肠杆菌　可引起婴儿持续性腹泻、脱水、血便。

3. 痢疾杆菌是细菌性痢疾的病原体，传染源是患者和带菌者，病菌通过消化道传播。其致病因素有菌毛、内毒素和外毒素。临床表现有以下几点。

（1）急性菌痢　分三型：①急性典型菌痢，患者具有典型的症状如发热、腹痛、腹泻、脓血黏液性大便并有明显的里急后重。②急性非典型菌痢，主要表现为腹泻，有黏液但无脓血便，体温正常或低热，易误诊，且易转化为慢性或带菌。③急性中毒性菌痢，多见于小孩，无明显消化道症状，主要表现为明显的全身中毒症状，可出现微循环障碍导致休克、DIC 等，甚至死亡。

（2）慢性菌痢　病程超过 2 个月者即为慢性。患者反复发作，迁延不愈，常成为带菌者而成为重要的传染源。

4. 肥达试验结果分析及其意义必须结合临床表现、病程、病史以及当地流行病学等情况综合分析。

（1）正常值　由于隐性感染或预防注射，人们血清中有一定量相关抗体。其效价一般为（O）1∶80、（H）1∶160、（A）1∶80、（B）1∶80，但也有地区差异性。

（2）动态观察　恢复期血清效价是初次的 4 倍或 4 倍以上时可诊断。

（3）O 与 H 抗体的诊断意义　患伤寒或副伤寒后，O 与 H 抗体在体内的消长情况不同。IgM 类 O 抗体出现较早，持续时间约半年，消退后不易受非伤寒沙门菌等病原体的非特异刺激而重现。IgG 类 H 抗体出现较晚，维持时间长达数年，消失后易受非特异性抗原刺激而短暂地重新出现。

①若 O、H 凝集效价均超过正常值，则肠热症的可能性大；

②若 O 与 H 效价均低，则肠热症的可能性小；

③若 O 不高而 H 高，可能是预防接种或非特异性回忆反应；

④若 O 高而 H 不高，可能是感染早期或与伤寒沙门菌 O 抗原有交叉反应的其他沙门菌感染。

（4）非特异性回忆反应　患者过去曾患过伤寒或副伤寒，现因患发热性疾病激发体内鞭毛抗体效价暂时性增高现象，此现象多为 O 效价不高而 H 或 A 或 B 明显增高。

（5）其他　疾病早期或已治疗的患者，或患者免疫功能低下者均可出现阴性结果。

5. 伤寒、副伤寒临床称之为肠热症，其临床表现基本相同。当细菌进入血流引起第一次菌血症时，患者会出现发热、不适、全身疼痛等前驱症状。当细菌随血流进入肝、脾、肾、胆囊等器官并在其中繁殖后，再次入血引起第二次菌血症，此时患者会出现持续性高热、相对缓脉、肝脾肿大、玫瑰疹及全身中毒症状，严重者可并发肠出血及肠穿孔。

第10章 弧菌属

教学目的

1. 掌握　霍乱弧菌的致病性与免疫性、肠毒素的致病机制、霍乱的防治原则。
2. 熟悉　霍乱弧菌的生物学性状，副溶血性弧菌的致病性，霍乱弧菌的微生物学检查法。

弧菌属（Vibrio）细菌是一大群菌体短小，弯曲成弧形的革兰阴性菌。本菌属有 56 个种，其中至少有 12 个种与人类感染有关，尤以霍乱弧菌、副溶血性弧菌最为重要。

第1节　霍乱弧菌

霍乱弧菌（*Vibrio cholerae*）是霍乱的病原体。自 1817 年以来，已发生过 7 次世界性霍乱大流行，前 6 次均由霍乱弧菌古典生物型引起，1961 年开始的第 7 次大流行由霍乱弧菌 El Tor 生物型引起。1992 年流行的一个新菌株 O139，这是首次由非 O1 群霍乱弧菌引起的流行。

一、生物学性状

菌体呈弧形或逗点状，一端有一根单鞭毛，革兰阴性。营养要求不高，耐碱不耐酸，在 pH8.8～9.0 的碱性蛋白胨水或平板中生长良好。对热和一般消毒剂敏感。

霍乱弧菌有 O 抗原和 H 抗原。根据 O 抗原不同，现已有 155 个血清群，其中 O1 群、O139 群引起霍乱，其余的血清群引起人类胃肠炎。

二、致病性与免疫性

（一）致病物质

（1）霍乱肠毒素　由一个 A 亚单位和 5 个相同的 B 亚单位构成的多聚体蛋白。B 亚单位可与小肠粘膜上皮细胞 GM1 神经节苷脂受体结合，介导 A 亚单位进入细胞，A 亚单位在发挥毒性作用前需经蛋白酶作用裂解为 A1 和 A2 两条多肽。A1 作为腺苷二磷酸核糖基转移酶可使 NAD（辅酶I）上的腺苷二磷酸核糖转移到 G 蛋白上，称 GS，GS 的活化可使细胞内 cAMP 水平升高，主动分泌 Na^+、K^+、HCO_3^- 和水，导致严重的腹泻与呕吐。

（2）鞭毛、菌毛及其他毒力因子。

（二）所致疾病

霍乱，为我国的甲类法定传染病。

传播途径主要是通过污染的水源或食物经口摄入。典型病例一般在吞食细菌后 2～3 天突然出现剧烈腹泻和呕吐，腹泻物呈米泔水样，由于大量水分和电解质丧失而导致失水，代谢性酸中毒，低碱血症和低容量性休克及心力不齐和肾衰竭，如未经治疗处理，患者死亡率高达 60%。

（三）免疫性

感染后可获得牢固的免疫力。

三、微生物学检查法

霍乱是烈性传染病，对首例患者的病原学诊断应快速、准确，并及时做出疫情报告。

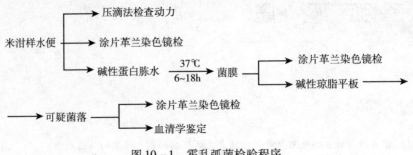

图 10 - 1　霍乱弧菌检验程序

四、防治原则

对霍乱必须贯彻预防为主的方针，加强水、粪管理，注意饮食卫生。对患者要严格隔离，必要时实行疫区封锁，以免疾病扩散蔓延。

治疗主要为及时补充液体和电解质及应用抗菌药物如四环素、多西环素、呋喃唑酮、氯霉素和复方 SMZ - TMP 等。

第2节　副溶血性弧菌

副溶血性弧菌（V. parahaemolyticus）存在于近海的海水、海底沉积物和鱼类、贝壳等海产品中，主要引起食物中毒。

一、生物学特性

该菌与霍乱弧菌的一个显著差别是嗜盐，在培养基中以含 3.5% NaCl 最为适宜，无盐则不能生长。不耐热，不耐酸。能产生神奈川现象。

二、致病性与免疫性

引起食物中毒的确切致病机制尚待阐明。KP+ 菌株为致病性菌株基本肯定。现已从 KP+ 菌株分离出二种致病因子：耐热直接溶血素和耐热相关溶血素；其他致病物质可能还包括黏附素和黏液素酶。

该菌引起的食物中毒经烹饪不当的海产品或盐腌制品所传播。因食物容器或砧板生熟不分污染本菌后，也可发生食物中毒。该病常年均可发生，潜伏期 5 ~ 72 小时，平均 24 小时，可从自限性腹泻至中度霍乱样病症，有腹痛、腹泻、呕吐和低热，粪便为水样或血水样，病后免疫力不强，可重复感染。

三、微生物学检查法

取粪便、肛拭或剩余食物，接种于 SS 琼脂平板或嗜盐菌选择平板。如出现可疑菌落，进一步做嗜盐性试验与生化反应，最后用诊断血清进行鉴定。

四、防治原则

治疗可用抗菌药物，如庆大霉素或复方 SMZ - TMP，严重病例需输液和补充电解质。

同步练习

一、选择题

[A 型题]

1. 弧菌主要分布于（　　）
   - A. 空气
   - B. 土壤
   - C. 水
   - D. 人肠道
   - E. 动物肠道

2. 分离霍乱弧菌选择哪种培养基（　　）
   - A. 血清肉汤
   - B. 肉浸液
   - C. 碱性蛋白胨水
   - D. 庖肉培养基
   - E. 葡萄糖蛋白胨水

3. 取米泔水样粪便做悬滴镜检，见到呈穿梭样运动的细菌是（　　）
   - A. 肠侵袭性大肠杆菌
   - B. 伤寒沙门菌
   - C. 猪霍乱沙门菌
   - D. 变形杆菌
   - E. 霍乱弧菌

4. 正常情况下，需（　　）霍乱弧菌才能引起感染
   - A. <10
   - B. 10^2
   - C. 10^3
   - D. $10^4 \sim 10^6$
   - E. 10^8

5. 霍乱弧菌的抗原是（　　）
   - A. 耐热 O 抗原与不耐热 H 抗原
   - B. 不耐热 O 抗原与耐热 H 抗原
   - C. 耐热 O 抗原与 H 抗原
   - D. 不耐热 O 抗原与 H 抗原
   - E. 耐热 O 抗原、H 抗原与 Vi 抗原

6. 霍乱肠毒素作用于小肠黏膜上皮细胞，使胞内腺苷环化酶活化，促进（　　）
   - A. cAMP 含量增加
   - B. ATP 含量增加
   - C. cAMP 含量减少
   - D. cGMP 含量增加
   - E. cGMP 含量减少

7. 霍乱弧菌进入肠道后，粘附于（　　）
   - A. 小肠黏膜
   - B. 结肠黏膜
   - C. 十二指肠黏膜
   - D. 肠黏膜
   - E. 回肠末端黏膜

8. 霍乱弧菌能黏附定植于小肠黏膜上皮细胞，是因为具有（　　）
   - A. 鞭毛
   - B. LTA
   - C. 菌毛
   - D. K 抗原
   - E. Vi 抗原

9. 霍乱肠毒素相应受体是（　　）
   - A. 糖蛋白
   - B. 脂蛋白
   - C. D - 甘露醇
   - D. GM1 神经节苷脂
   - E. 岩藻糖

10. 霍乱弧菌有多少个血清群（　　）
    - A. 136
    - B. 137
    - C. 138
    - D. 139
    - E. 155

11. 自1817年以来已发生多少次世界性霍乱大流行（　　）
    - A. 5
    - B. 6
    - C. 7
    - D. 8
    - E. 9

12. 第七次界性霍乱大流行是由哪类霍乱弧菌所致（　　）
    - A. 古典型
    - B. El Tor 型
    - C. O139 群
    - D. O2 群
    - E. O1 群

13. 世界上首次由非 O1 群霍乱弧菌引起霍乱流行的年代是（　　）
    A. 1817 年　　　　　　　　B. 1954 年　　　　　　　　C. 1961 年
    D. 1968 年　　　　　　　　E. 1992 年

14. 霍乱肠毒素抗体的作用是（　　）
    A. 阻止霍乱肠毒素与其受体结合
    B. 阻止霍乱弧菌产生肠毒素
    C. 阻止霍乱弧菌粘附于小肠上皮细胞
    D. 免疫溶解霍乱弧菌
    E. 以上都不是

15. 历次世界性霍乱大流行的患者主要是（　　）
    A. 幼儿　　　　　　　　　　B. 儿童　　　　　　　　　　C. 青少年
    D. 成人　　　　　　　　　　E. 老年人

16. 霍乱首例患者的确诊应快速、准确，并及时作疫情报告是因该病（　　）
    A. 为烈性传染病　　　　　B. 病死率高　　　　　　　C. 无理想治疗方法
    D. 无有效预防措施　　　　E. 以上都不是

17. 霍乱治愈后，一些患者可短期带菌，病菌主要存在于（　　）
    A. 小肠　　　　　　　　　　B. 结肠　　　　　　　　　　C. 十二指肠
    D. 肠道　　　　　　　　　　E. 胆囊

18. 关于霍乱预后的叙述，下列哪项是正确的（　　）
    A. 急性感染后常转为慢性
    B. 感染后常并发败血症
    C. 因无有效治疗，死亡率高
    D. 可因严重失水、电解质失调而死于休克
    E. 常因严重损害肠黏膜而导致肠穿孔

19. 目前我国使用的霍乱疫苗是（　　）
    A. 霍乱类毒素　　　　　　B. 霍乱死菌苗　　　　　　C. 霍乱活菌苗
    D. 减毒重组活菌苗　　　　E. 霍乱 – 伤寒杂菌苗

20. 弧菌属的特征除哪项外都是对的（　　）
    A. 菌体短小，弯曲成弧形或逗点状
    B. 呈革兰阴性染色
    C. 一端单鞭毛而运动活泼
    D. 营养要求高，不易人工培养
    E. 抵抗力不强，但耐碱

21. 关于副溶血性弧菌的特征，哪项是错误的（　　）
    A. 常呈弧、杆、丝状等多形性　　　　　　　　B. 菌体一端有单鞭毛
    C. 嗜盐，营养要求不高　　　　　　　　　　　D. 耐碱不耐酸
    E. 分布于自然界，以淡水中最多

22. 副溶血性弧菌引起的食物中毒常因食海产品或盐腌食品所致，是因该菌（　　）
    A. 耐碱　　　　　　　　　　B. 耐酸　　　　　　　　　　C. 耐高渗
    D. 嗜盐　　　　　　　　　　E. 嗜温

[X 型题]

1. O1 群霍乱弧菌包括（　　）

A. 古典生物型　　　　　　B. El – Tor 生物型　　　　C. 小川型

D. 稻叶型　　　　　　　　E. 彦岛型

2. 古典型与 El – Tor 型霍乱弧菌有何共同特性（　　　）

A. 分解葡萄糖等生化反应　　　　　　B. 对多黏菌素 B 敏感

C. 被第 IV 群因噬菌体裂解　　　　　　D. 具有耐热 O 抗原

E. 具有不耐热 H 抗原

3. 鉴别古典型与 El – Tor 型霍乱弧菌的方法有（　　　）

A. 对多黏菌素 B 敏感试验　　　　　　B. 噬菌体裂解试验

C. 与 O1 群抗血清凝集试验　　　　　　D. 生化反应

E. 肠毒素测定

4. 霍乱弧菌的致病物质有（　　　）

A. LPS　　　　　　　　　B. 肠毒素　　　　　　　C. 菌毛

D. 鞭毛　　　　　　　　　D. 多糖荚膜

5. 历次霍乱全球性大流行的患者多为儿童，提示（　　　）

A. 儿童先天免疫机制不完善

B. 儿童无特异性免疫力而易感

C. 成人已因感染获得了免疫力

D. 成人已因反复感染产生了牢固免疫力

E. 儿童接触该菌机会多

6. 关于霍乱弧菌微生物学检查，正确的叙述是（　　　）

A. 标本为粪便、肛拭或呕吐物

B. 直接镜检：悬滴法和革兰染色法

C. 先接种于肉汤增菌，再分离鉴定

D. 免疫荧光球试验测抗原

E. PCR 等技术测毒素基因

二、填空题

1. 弧菌属与肠杆菌科的重要区别是＿＿＿＿试验阳性和位于菌体＿＿＿＿，该菌属最重要的病原菌是＿＿＿＿和＿＿＿＿。

2. 分离霍乱弧菌根据＿＿＿＿特性而常选用＿＿＿＿培养基。

3. 1992 年发生新的霍乱流行的菌株称＿＿＿＿，首发于＿＿＿＿和＿＿＿＿国，是首次由＿＿＿＿群霍乱弧菌引起的流行。

4. 根据菌体抗原的差异，O1 群霍乱弧菌分为＿＿＿＿、＿＿＿＿和＿＿＿＿三个血清型；而根据表型差异，每个血清型可分为＿＿＿＿和＿＿＿＿两个生物型。

5. 副溶血性弧菌与霍乱弧菌的一个显著差别是＿＿＿＿，培养时培养基中无＿＿＿＿不能生长。

三、名词解释

1. TCBS 培养基

2. 神奈川试验

四、问答题

1. 如何鉴别 O1 群霍乱弧菌的两个生物型？

2. 霍乱由何菌所致？试述其致病物质及其致病机制。

3. 对可疑霍乱患者如何进行微生物学检查？

4. 试述霍乱的防治原则。

5. 试述副溶血性弧菌的致病性和致病机制。

一、选择题

[A 型题]

1. C 2. C 3. E 4. E 5. A 6. A 7. A 8. C 9. D 10. E 11. C 12. B 13. E 14. A

15. B 16. A 17. E 18. D 19. B 20. D 21. E 22. D

[X 型题]

1. ABCDE 2. ADE 3. AB 4. ABCDE 5. BC 6. ABDE

二、填空题

1. 氧化酶，一端单鞭毛，霍乱弧菌，副溶血性弧菌

2. 耐碱，碱性蛋白胨水或碱性琼脂平板

3. O139 群霍乱弧菌，印度，孟加拉，非 O1

4. 小川型，稻叶型，彦岛型，古典，El Tor

5. 嗜盐，盐

三、名词解释

1. TCBS 培养基：是国际上常用于培养霍乱弧菌的强选择性作用的培养基，其中含有硫代硫酸盐、枸橼酸盐、胆盐及蔗糖，可选择性抑制其他肠道杆菌，而有利于弧菌的生长；霍乱弧菌分解蔗糖呈黄色菌落。

2. 神奈川试验：将副溶血性弧菌接种于含高盐（7%）的人 O 型血或兔血及以 D－甘露醇作为碳源的 Wagatsuma 琼脂平板上，可产生 β 溶血，称为神奈川现象，即神奈川试验阳性，是测定该菌是否有致病性的一个重要试验。

四、问答题

1. O1 群霍乱弧菌根据菌体（O）抗原分为三个血清型，即小川型、稻叶型和彦岛型。每个血清型根据表型差异分为古典型与 El Tor 型两个生物型。两者的鉴别依据为古典型不溶解羊红细胞、不凝集鸡红细胞、对 50U 多黏菌素敏感、可被第 IV 群噬菌体裂解，而 El Tor 型则相反。

2. 霍乱的致病菌是 O1 群和 O139 群霍乱弧菌。O1 群具有的致病物质是鞭毛、菌毛、肠毒素及其他毒力因子。O139 群除具有上述 O1 群的致病物质外，还有多糖荚膜和特殊 LPS。最主要的致病物质为肠毒素。该菌感染时，首先借助鞭毛运动穿过肠黏膜表面黏液层而靠近小肠黏膜上皮细胞，再通过普通菌毛和多糖荚膜粘附定植于黏膜表面，此为致病的前提。粘附定植后就大量繁殖、产生肠毒素而致病。该毒素是目前所知致泻毒素中最强烈的，而且是肠毒素的典型代表。如同多数外毒素的分子结构，即 A－B 模式。由一个 A 亚单位和五个 B 亚单位组成。B 亚单位与小肠黏膜上皮细胞表面的 GM1 神经节苷脂受体结合，介导 A 亚单位进入胞内，A 亚单位被蛋白酶裂解为 A1 和 A2 两条多肽，A1 作为腺苷二磷酸核糖基转移酶，使腺苷环化酶活化，使胞内 cAMP 水平增高，小肠上皮细胞主动分泌大量 Na^+、K^+、HCO_3^- 和水，导致严重腹泻呕吐，由于大量失水和电解质，造成低容量性休克和酸中毒。

3. 霍乱是烈性肠道传染病，及时诊断、特别是对首例患者的快速确诊，并及时做出疫情报告极为重要。病原学诊断即进行微生物学检查，目前主要包括直接镜检和分离培养。首先必须正常采集和运送标本，这直接影响到检出病原菌的成败，标本主要为患者粪便、肛拭子，如做流行病学调查可取水样。为避免粪便发酵产酸而使病原菌死亡，所取标本应及时送检或放入 Cary－

Blair 保存液中送检。

检查方法：①直接镜检，涂片、革兰染色和悬滴法检查，以观察病菌形态、排列与染色性以及运动特点。②分离培养，标本先接种于碱性蛋白胨水 37℃ 孵育 6～8h 以增菌，然后直接镜检并接种于 TCBS 等选择培养基以分离纯种，再挑取可凝菌落作生化反应及与 O1 群、O139 群抗血清作凝集反应以鉴定。除此之外，还可进行免疫荧光球试验和 PCR 检测 ctx 基因等以快速诊断。

4. 霍乱是烈性传染病，预防特别重要。如其他传染病一样，应针对传染病流行的三个基本条件传染源、传播途径和人群的易感性采取措施。其传染源是患者与带菌者，应严格隔离，彻底治疗，并做好消毒灭菌工作以控制传染源。本菌是通过污染水源或食品经消化道感染，因此应改善社区环境，加强水源管理，防止污染。养成良好卫生习惯，不喝生水和生吃某些海产品以切断传播途径。用疫苗保护易感人群。长期以来肌注霍乱弧菌死疫苗，虽可增强人群特异免疫力但保护率不高，仅为 50% 左右，且血清中抗体维持时间短，仅为 3～6 个月，因此，目前正在研制按自然感染途径接种的多种口服疫苗。治疗的关键是及早补充液体和电解质，以防止因大量失水与电解质紊乱而导致的低血容量性休克和酸中毒。同时，合理使用抗生素以清除病菌和减少肠毒素的产生。

5. 副溶血性弧菌主要引起食物中毒。系经烹饪不当的海产品或盐腌渍食品而传播，是我国大陆沿海地区食物中毒最常见的病原菌，引起食物中毒的确切机制尚未完全阐明。研究发现能在特定条件下，于我妻（Wagatsuma）琼脂平板上经培养产生 β 溶血，即神奈川试验阳性（KP）菌株，为致病性菌株。现已从中分离出两种致病因子，为耐热直接溶血素（thermostable direct hemolysin，TDH）和耐热相关溶血素（thermostable related hemolysin，TRH）。除此之外，还认为有黏附素和黏液素酶等致病物质。该病常年均可发生，潜伏期短（5～72h），平均 24h。为自限性腹泻至中度霍乱样临床表现，有腹痛、腹泻、呕吐和低热；粪便多为水样，少数为血水样。恢复较快。病后免疫力不强，可重复感染。其次，该菌尚可引起浅表创伤感染、败血症等。

第11章 螺杆菌属

教学目的

1. 掌握　幽门螺杆菌的致病性与免疫性。
2. 熟悉　幽门螺杆菌的生物学性状。
3. 了解　幽门螺杆菌的微生物学检查法及防治原则。

螺杆菌属（*Helicobacter*）是一个新的菌属，共有 23 个种，幽门螺杆菌是螺杆菌属的代表菌种。

一、生物学性状

幽门螺杆菌是革兰阴性弯曲杆菌，菌体细长呈弧形、S 形和螺旋状。菌体一端或两端有 2 ~ 6 根带鞘鞭毛，运动活泼。微需氧，生长时需 5% ~ 10% 的 CO_2 和 5% 的 O_2，营养要求高。生化反应不活泼，不分解糖类，过氧化氢酶和氧化酶阳性，尿素酶丰富，可迅速分解尿素释放氨，是鉴定该菌的主要依据之一。

二、致病性与免疫性

幽门螺杆菌专性寄生于人胃黏膜上。幽门螺杆菌的传染源主要是人，传播途径主要是粪－口途径。临床证据表明，<u>幽门螺杆菌与胃窦炎、十二指肠溃疡、胃溃疡、胃腺癌和胃黏膜相关 B 细胞淋巴瘤（MALT）的发生关系密切</u>。

幽门螺杆菌的致病物质和致病机制目前尚不清楚。其导致的疾病特征包括胃部的炎症、胃酸产生的改变和组织的破坏。

三、微生物学检查法

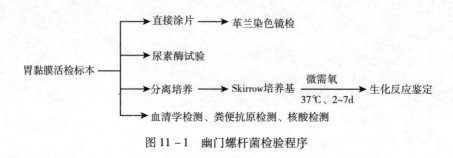

图 11 - 1　幽门螺杆菌检验程序

四、防治原则

目前尚无有效的预防措施。治疗可用抗菌疗法，多采用以枸橼酸铋钾或抑酸剂为基础，再加两种抗生素的三联疗法。

同步练习

一、选择题

[A 型题]

1. 幽门螺杆菌感染的快速诊断可依据（　　）

A. 硫化氢试验　　　　　　B. 脲酶分解试验　　　　　C. 葡萄糖发酵试验

D. 明胶液化试验　　　　　E. 胆汁溶菌试验

2. 幽门螺杆菌与空肠弯曲菌比较，最突出的特点是（　　）

A. 属微需氧菌　　　　　　B. 生化反应不活泼　　　　C. 不分解糖类

D. 氧化酶为阳性　　　　　E. 脲酶丰富

3. 幽门螺杆菌与下列哪种疾病无关（　　）

A. 胃窦炎　　　　　　　　　　　　B. 肝脓肿

C. 十二指肠溃疡　　　　　　　　　D. 胃黏膜相关 B 细胞淋巴瘤（MALT）

E. 胃腺癌

[X 型题]

1. 幽门螺杆菌的生物学性状主要是（　　）

A. 菌体细长弯曲呈螺形、S 形或海鸥状，经培养后，可呈杆状或球形

B. 革兰染色阴性，有鞭毛，运动活泼

C. 微需氧菌，营养要求高，需血液或血清

D. 生化反应不活泼，不分解糖类

E. 含脲酶丰富

2. 幽门螺杆菌感染的快速诊断方法有（　　）

A. 分离培养　　　　　　　B. 直接涂片镜检　　　　　C. 快速脲酶分解试验

D. PCR 检测　　　　　　　E. 血清学诊断

3. 关于幽门螺杆菌的叙述，正确的是（　　）

A. 存在胃黏膜，与人类 B 型胃炎、消化性溃疡关系密切

B. 该菌的感染是胃癌的危险因子

C. 分离培养采用胃黏膜活检标本

D. 治疗可用抗菌疗法

E. 感染后，在患者的血液及胃液中能检查出特异性抗体

二、填空题

1. 幽门螺杆菌的传染源主要是_____，传播途径主要是_____。

2. 幽门螺杆菌与_____、_____、_____、_____和_____的发生关系密切。

3. 幽门螺杆菌导致的疾病特征包括_____、_____和_____。

三、问答题

试述检测幽门螺杆菌的标本采取原则？如何快速诊断？

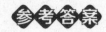

一、选择题

[A 型题]

1. B　2. E　3. B

[X 型题]

1. ABCDE　2. BCDE　3. ABCDE

二、填空题

1. 人，粪－口途径

2. 胃窦炎，十二指肠溃疡，胃溃疡，胃腺癌，胃黏膜相关 B 细胞淋巴瘤（MALT）

3. 胃部的炎症，胃酸产生的改变，组织的破坏

三、问答题

标本采取原则：可用胃黏膜的活检标本进行组织学检查或分离培养；也可采血进行抗体测定。

快速诊断方法有：①直接涂片镜检；②快速脲酶分解试验；③血清学诊断；④分子生物学技术。

第12章 厌氧性细菌

教学目的

1. **掌握** 破伤风梭菌的致病条件与致病因素及机制，破伤风的防治原则，抗毒素与类毒素的应用，产气荚膜梭菌与肉毒梭菌致病物质及所致疾病。

2. **熟悉** 破伤风梭菌及产气荚膜梭菌的形态与染色、培养、抵抗力，无芽胞厌氧菌的致病性（致病条件、感染特征、所致疾病）。

3. **了解** 产气荚膜梭菌与肉毒梭菌的微生物学检查法及防治原则。

厌氧性细菌（anaerobic bacterium）是一大群生长和代谢不需要氧气，利用发酵获取能量的细菌的总称。根据能否形成芽胞，可将厌氧性细菌分为两大类：有芽胞的厌氧芽胞梭菌和无芽胞厌氧菌。

第1节 厌氧芽胞梭菌属

厌氧芽胞梭菌属（*Clostridium*）的细菌是一群革兰染色阳性、能形成芽胞的大杆菌。多为严格厌氧菌。主要致病菌有破伤风梭菌、产气荚膜梭菌、肉毒梭菌和艰难梭菌。

一、破伤风梭菌

破伤风梭菌（*C. tetani*）是引起破伤风的病原菌，经伤口感染引起疾病。

（一）生物学性状

菌体细长，芽胞呈正圆形，位于菌体顶端，直径大于菌体，使细菌呈鼓槌状，为该菌典型特征，革兰染色阳性。专性厌氧菌，营养要求不高。不发酵糖类和蛋白质。

芽胞抵抗力强大，在土壤中可存活数十年。对青霉素敏感。

（二）致病性与免疫性

破伤风梭菌由伤口侵入人体引起破伤风。其感染的重要条件是伤口需形成厌氧微环境：伤口窄而深（如刺伤），伴有泥土或异物污染；大面积创伤、烧伤，坏死组织多，局部组织缺血；同时有需氧菌或兼性厌氧菌混合感染。破伤风梭菌无侵袭力，只在污染的局部组织中生长繁殖，一般不入血流，由菌体释放的毒素被局部神经细胞吸收或经淋巴、血液循环到达中枢神经系统而致病。

破伤风梭菌梭菌能产生两种外毒素，一种是对氧敏感的破伤风溶血毒素，其在功能上和免疫原性上与链球菌溶血素O相似，但在致破伤风疾病中的致病机件尚不清楚。另一种是质粒编码的破伤风痉挛毒素，是目前已知的引起破伤风的主要致病物质。其毒性极强，仅次于肉毒毒素。其化学性质为蛋白质，不耐热，可被肠道中的蛋白酶破坏。

破伤风痉挛毒素属神经毒素，对脊髓前角细胞和脑干神经细胞有高度的亲和力，通过其重链与神经肌肉终点处运动神经元表面受体结合，使毒素进入细胞内的小泡中，小泡从外周神经末梢沿神经轴突逆行至运动神经元细胞体，然后通过跨突触运动，小泡从运动神经元进入神经末梢从而进入中枢神经系统，再通过重链介导产生膜的转位使轻链进入胞质中，作为锌内肽酶裂解小泡上膜蛋白特异性肽键，使膜蛋白发生改变，从而阻止抑制性中间神经元和 RenShaw 细胞释放抑制性神经介质（甘氨酸和 γ 氨基丁酸），干扰了抑制性神经元的协调作用，迫使肌肉活动的兴奋与抑制失调，导致伸肌和屈肌同时强烈收缩，骨骼肌出现强烈痉挛。

破伤风的潜伏期可从几天到几周。典型的症状为咀嚼肌痉挛造成的苦笑面容、牙关紧闭及持续性背部痉挛（角弓反张）。早期症状有漏口水、出汗和激动等。

破伤风免疫属外毒素免疫，主要是抗毒素发挥中和作用。病后不会获得牢固免疫力。

（三）微生物学检查法

临床上根据典型的症状和病史即可做出诊断。

（四）防治原则

（1）非特异性防治措施　正确处理创口，及时清创扩创，防止厌氧微环境的形成；应用抗生素杀灭破伤风梭菌，以清除毒素的产生。

（2）特异性防治措施　采取百白破三联疫苗建立基础免疫。今后如有外伤，立即接种类毒素，血清中抗毒素滴度在几天内可迅速升高。对伤口污染严重而又未经过基础免疫者，可立即注射破伤风抗毒素（tetanus antitoxin，TAT），以获得被动免疫作紧急预防，剂量为 1500 ~ 3000 单位。亦可同时注射类毒素作主动免疫。

（3）特异性治疗　对已发病者早期、足量使用 TAT，剂量为 10 万 ~ 20 万单位，注射前需作皮肤试验。抗菌治疗可采用红霉素。

二、产气荚膜梭菌

（一）生物学性状

为革兰阳性粗大杆菌，芽胞小于菌体，位于次极端，呈椭圆形。有明显的荚膜。

厌氧，但不十分严格。在血液琼脂平板上，多数菌株有双层溶血环。在蛋黄琼脂平板上，菌落周围出现乳白色混浊圈，是由于细菌产生的卵磷脂酶（α 毒素）分解蛋黄中卵磷脂所致。若在培养基中加入 α 毒素的抗血清，则不再出现混浊，此现象称 Nagler 反应，为本菌的特点。

本菌代谢十分活跃，可分解多种常见的糖类，产酸产气。在牛乳培养基中能产生"汹涌发酵"现象。

（二）致病性

（1）致病物质　产气荚膜梭菌能产生十余种外毒素。

（2）所致疾病

①气性坏疽　潜伏期较短，一般为 8 ~ 48 小时。以局部剧痛、水肿、胀气、组织迅速坏死、分泌物恶臭，以伴有全身毒血症为特征的急性感染。

②食物中毒　潜伏期约 10 小时，临床表现为腹痛、腹胀、水样腹泻，无热、无恶心呕吐。1 ~ 2 天后自愈。

（三）微生物学检查法

（1）直接涂片镜检　从伤口深部取材涂片，革兰染色，镜检见革兰阳性大杆菌，常伴有其他杂菌，白细胞甚少且形态不典型三个特点即可报告初步结果。

（2）分离培养与动物试验　取坏死组织制成悬液，接种于血平板可疱肉培养基，厌氧培养，观察生长情况，取培养物涂片镜检，并用生化反应鉴定。必要时做动物试验。

（四）防治原则

对局部感染应尽早施行扩创手术，切除感染和坏死组织，必要时截肢以防止病变扩散。大量作用青霉素等抗生素以杀灭病原菌和其他细菌。有条件可使用气性坏疽多价抗毒素和高压氧舱法。

三、肉毒梭菌

肉毒梭菌（*C. botulinum*）是肉毒中毒和婴儿肉毒病的病原体。

（一）生物学性状

为革兰阳性粗短杆菌，芽胞呈椭圆形，直径大于菌体，位于次极端，使菌体呈汤匙状或网球拍状。严格厌氧。

根据神经毒素的抗原性分 A～G 7 个型，对人致病的主要有 A、B、E、F 型，我国主要是 A 型。肉毒毒素不耐热，煮沸 1 分钟即可被破坏。

（二）致病性

（1）致病物质　肉毒毒素，是已知毒素中最强的一种，经肠道吸收后进入血液，作用于外周胆碱能神经，抑制神经－肌肉接头处神经介质乙酰胆碱的释放，导致弛缓性麻痹。

（2）所致疾病

①食物中毒　是食入被肉毒梭菌或芽胞污染的食物引起。临床表现与其他食物中毒不同，胃肠道症状很少见，主要为神经末梢麻痹，潜伏期可短至数小时，先为全身无力、头痛等，接着出现复视、斜视、眼睑下垂、视力模糊不清等眼肌麻痹症状，再是吞咽、咀嚼困难、口干、口齿不清等咽部肌肉麻痹症状，进而膈肌麻痹、呼吸困难，严重者可因呼吸衰竭或心力衰竭而死亡。很少见肢体麻痹。不发热，神志清楚。

②婴儿肉毒病　临床上表现为便秘、吮乳无力、啼哭无力，吞咽困难，眼睑下垂，全身肌张力减退，严重者因呼吸肌麻痹而造成婴儿猝死。主要见于一岁以下，特别是 6 个月以内的婴儿。

③创伤感染中毒。

（三）微生物学检查法

取患者粪便、血清以及剩余食物做涂片染色镜检并分离培养。婴儿肉毒病要检测毒素，将食物或培养物滤液悬浮上清液分两份，一份与抗毒素混合，然后分别注入小鼠腹腔，如果抗毒素处理小鼠得到保护表明有毒素存在。

（四）防治原则

加强食品卫生管理和监督；个人防护包括低温保存食品，加热食品破坏毒素。对感染者应尽早注射 A、B、E 三价抗毒素血清、加强护理和对症治疗，维持呼吸功能。

四、艰难梭菌

艰难梭菌（*C. difficile*）是人类肠道中的正常菌群之一。为革兰阳性粗大杆菌，芽胞卵圆形，位于次极端。极端厌氧。对 β－内酰胺类、四环素类、氯霉素类和大环内酯类抗菌素均耐药。

长期使用或不规则使用抗生素导致菌群失调，耐药的艰难梭菌引起内源性感染，并产生肠毒素和细胞毒素，导致抗生素相关性腹泻和假膜性肠炎等疾病。在医院内，若易感人群增多，亦可引起外源性感染。

治疗需停用原来应用的抗生素，改用对该菌敏感的万古霉素和甲硝唑。

第 2 节　无芽胞厌氧菌

与人类疾病有关的无芽胞厌氧菌寄生于人和动物的体表及与外界通道的腔道内，构成人体正常菌群，包括革兰阳性和革兰阴性的球菌和杆菌。在人体正常菌群中，无芽胞厌氧菌占绝对优势，是其他非厌氧性细菌的 10～1000 倍。

一、生物学性状

无芽胞厌氧菌有 30 多个菌属，其中与人类疾病相关的主要有 10 个属。

（1）革兰阴性厌氧杆菌　以类杆菌属中的脆弱类杆菌（B. fragilis）最为重要，其是直肠部位的正常菌群。菌体两端钝圆而浓染，中间着色浅似空泡状，非严格厌氧。

（2）革兰阴性厌氧球菌　以韦荣菌属（Veillonella）最重要。菌体直径为 $0.3 \sim 0.5 \mu m$，成对、成簇或短链状排列，是咽喉部主要厌氧菌。

（3）革兰阳性厌氧杆菌

①丙酸杆菌属：主要存在于皮肤正常菌群中。为短小杆菌，常呈链状或成簇排列。与人类有关的有 3 个菌种，痤疮丙酸杆菌（P. acnes）最为常见。

②双歧杆菌属：严格厌氧。菌体呈多形态，有分枝，耐酸。双歧杆菌在大肠中起重要的调节作用，控制 pH，对抗外源致病菌感染。只有齿双歧杆菌与龋齿和牙周炎有关，但其致病作用不明确。

③真杆菌属：严格厌氧，菌体细长，单一形态或多形态，生长缓慢，生化反应活泼。是肠道重要的正常菌群。

（4）革兰阳性厌氧球菌　本菌属细菌生长缓慢。其中有临床意义的是消化链球菌属，主要寄居于阴道。

二、致病性

（1）致病条件　无芽胞厌氧菌是人体的正常菌群，当其寄居部位改变，宿主免疫力下降和菌群失调等情况下，伴有局部厌氧微环境的形成，引起内源性感染。

（2）细菌毒力　主要表现在：①通过菌毛、荚膜等表面结构吸附和侵入上皮细胞和各种组织；②产生多种毒素、胞外酶和可溶性代谢物；③改变其对氧的耐受性。

（3）感染特征　①内源性感染，为其主要感染形式，感染部位可遍及全身，多呈慢性过程；②无特定病型，大多为化脓性感染，形成局部脓肿或组织坏死，也可侵入血流形成败血症；③分泌物或脓液黏稠，有恶臭，有时有气体；④使用氨基糖苷类抗生素长期无效；⑤分泌物直接涂片可见细菌，但普通培养法无细菌生长。

（4）所致疾病　败血症、中枢神经系统感染、口腔感染、呼吸道感染、腹部和会阴部感染、女性生殖道和盆腔感染、皮肤和软组织感染、心内膜炎等。

三、微生物学检查法

（1）标本采集　无芽胞厌氧菌大多是人体正常菌群，标本应从感染中心采取并注意正常菌群的污染。最可靠的标本是无菌切取或活检得到的组织标本；从感染深部吸取的渗出物或脓汁亦可。

（2）直接涂片镜检。

（3）分离培养与鉴定　①常用牛心脑浸液血平板分离培养，再用生化反应鉴定。②也可用气液相色谱和分子生物学鉴定。

四、防治原则

清创伤口，去除坏死组织和异物，维持局部良好的血液循环，预防局部出现厌氧微环境。要正确使用抗菌素，对分离株要进行抗生素敏感性测定，以指导临床正确选用抗生素用于治疗。

同步练习

一、选择题

[A 型题]

1. 厌氧芽胞梭菌能耐受恶劣环境条件是因为 （　　）
   - A. 荚膜
   - B. 菌毛
   - C. 鞭毛
   - D. 芽胞
   - E. 中介体

2. 关于厌氧性细菌的抵抗力，正确的是 （　　）
   - A. 对青霉素敏感
   - B. 对热敏感
   - C. 对蛋白酶敏感
   - D. 对溶菌敏感
   - E. 对氧敏感

3. 厌氧性细菌不包括 （　　）
   - A. 芽胞梭菌
   - B. 弧菌
   - C. 革兰阳性球菌
   - D. 革兰阴性球菌
   - E. 无芽胞杆菌

4. 下列厌氧菌除哪种外均为人体常居正常菌群成员 （　　）
   - A. 无芽胞革兰阳性杆菌
   - B. 革兰阴性杆菌
   - C. 球菌
   - D. 破伤风梭菌
   - E. 艰难梭菌

5. 下列哪种细菌缺乏氧化还原电势高的呼吸酶 （　　）
   - A. 霍乱弧菌
   - B. 淋球菌
   - C. 炭疽芽胞杆菌
   - D. 肉毒梭菌
   - E. 布鲁菌

6. 目前所知毒性最强的毒素是 （　　）
   - A. 肉毒毒素
   - B. 破伤风痉挛毒素
   - C. 卵磷脂酶
   - D. 炭疽毒素
   - E. 霍乱肠毒素

7. 破伤风痉挛毒素对人的致死量小于 （　　）
   - A. 1g
   - B. 10mg
   - C. 1mg
   - D. 0.1mg
   - E. 1μg

8. 破伤风痉挛毒素毒性极强，仅次于 （　　）
   - A. TSST－1
   - B. 霍乱肠毒素
   - C. 肉毒毒素
   - D. 白喉毒素
   - E. 索状因子

9. 破伤风痉挛毒素作用于 （　　）
   - A. 神经细胞
   - B. 红细胞
   - C. 白细胞
   - D. 成纤维细胞
   - E. 淋巴细胞

10. 破伤风梭菌感染的重要条件是 （　　）
    - A. 其芽胞污染伤口
    - B. 菌群失调
    - C. 伤口厌氧微环境
    - D. 其繁殖体污染伤口
    - E. 机体无免疫力

11. 下列有关破伤风痉挛毒素的特性哪项正确 （　　）
    - A. 口服无致病作用
    - B. 为多糖蛋白复合物
    - C. 较耐热
    - D. 活菌释放
    - E. 作用于多种细胞

12. 当一民工因铁针刺伤足底送医院急诊时，医生应首先给予注射 （　　）
    - A. 破伤风类毒素
    - B. 破伤风抗毒素
    - C. 白百破三联疫苗
    - D. 破伤风菌苗
    - E. 丙种球蛋白

13. TAT 治疗破伤风的目的是 （　　）

A. 抑制细菌繁殖　　　　　B. 阻止细菌产生毒素　　　C. 中和结合于细胞的毒素

D. 中和游离的毒素　　　　E. 阻止毒素进入血流

14. 产气荚膜梭菌与其他梭菌的特性，除外哪项都相同（　　　）

A. 有鞭毛　　　　　　　　B. 有荚膜　　　　　　　　C. 有芽胞

D. 专性厌氧　　　　　　　E. 革兰阳性杆菌

15. 关于气性坏疽的叙述，下列哪项是错误的（　　　）

A. 多见于战伤，发病条件同破伤风

B. 潜伏期短，为 8～48h

C. 疾病发展迅速，病情险恶

D. 病变局部组织水肿、气肿、疼痛及恶臭

E. 病菌及毒素入血，引起脓毒血症

16. 产气荚膜梭菌分多个血清型，对人致病的主要为（　　　）

A. E 型　　　　　　　　　B. D 型　　　　　　　　　C. C 型

D. B 型　　　　　　　　　E. A 型

17. 产气荚膜梭菌产生的多种外毒素中最重要的是（　　　）

A. α 毒素　　　　　　　　B. β 毒素　　　　　　　　C. ε 毒素

D. δ 毒素　　　　　　　　E. ι 毒素

18. 气性坏疽表现严重局部组织气肿主要是因为（　　　）

A. 病菌产生多种侵袭性酶　　　　　　　　　　B. 分解多种糖类产酸产气

C. 分解蛋黄中的卵磷脂　　　　　　　　　　　D. 液化明胶

E. 含硫氨基酸产 H_2S

19. 紧急预防破伤风最好应用（　　　）

A. 类毒素　　　　　　　　B. 抗毒素　　　　　　　　C. 抗生素

D. 胎盘球蛋白　　　　　　E. 死菌苗

20. 引起食物中毒很少有胃肠炎症状的细菌是（　　　）

A. 金黄色葡萄球菌　　　　B. 肠炎沙门菌　　　　　　C. 副溶血性弧菌

D. 肉毒梭菌　　　　　　　E. 产气荚膜梭菌

21. 产生肠毒素致食物中毒的厌氧菌是（　　　）

A. 金黄色葡萄球菌　　　　B. 肉毒梭菌　　　　　　　C. 产气荚膜梭菌

D. 脆弱类杆菌　　　　　　E. 败血梭菌

22. 国内肉毒梭菌致食物中毒的污染食物主要是（　　　）

A. 腊肉　　　　　　　　　B. 香肠　　　　　　　　　C. 肉类罐头

D. 发酵面制品　　　　　　E. 发酵豆制品

23. 肉毒毒素的特性错误的是（　　　）

A. 不耐热，80℃20min 被灭活

B. 对蛋白酶的抵抗力比破伤风痉挛毒素弱

C. 剧毒，毒性比氰化钾强 1 万倍

D. 对人的致死量约为 0.1μg

E. 结构与功能与破伤风痉挛毒素相似

24. 肉毒毒素作用的主要部位是（　　　）

A. 胃黏膜细胞　　　　　　B. 小肠黏膜上皮细胞　　　C. 前角细胞

D. 脑神经细胞　　　　　　E. 运动神经末梢

25. 应用类毒素预防的疾病是 （　　　）
    A. 破伤风　　　　　　　　　B. 气性坏疽　　　　　　　C. 肉毒中毒
    D. 坏死性肠炎　　　　　　　E. 婴儿肉毒病
26. 假膜性肠炎由何菌所致 （　　　）
    A. 破伤风梭菌　　　　　　　B. 产气荚膜梭菌　　　　　C. 肉毒梭菌
    D. 艰难梭菌　　　　　　　　E. 双歧杆菌
27. 关于艰难梭菌的特性哪项是错误的 （　　　）
    A. 革兰阳性粗大杆菌　　　　B. 肠道中正常菌群　　　　C. 产生肠毒素致病
    D. 主要致假膜性肠炎　　　　E. 所致疾病与抗生素应用相关
28. 关于艰难梭菌所致菌群失调症患者的处理，下列哪项是错误的 （　　　）
    A. 停用相关抗生素　　　　　B. 改用灭滴灵　　　　　　C. 改用万古霉素
    D. 使用抗毒素　　　　　　　E. 口服微生态制剂
29. 关于无芽胞厌氧菌的致病性，下列哪项是错误的 （　　　）
    A. 正常菌群，致病力不强
    B. 机会致病
    C. 多为内源性感染
    D. 致病条件与大肠杆菌相同
    E. 致病物质以侵袭力、内毒素等为主
30. 关于无芽胞厌氧菌所致疾病特点，错误的是 （　　　）
    A. 无特定疾病类型　　　　　B. 多为化脓性感染　　　　C. 感染部位遍及全身
    D. 为局部或全身性感染　　　E. 因为正常菌群，故病情较轻，预后好

[X型题]
1. 厌氧芽胞梭菌常存在于 （　　　）
    A. 水　　　　　　　　　　　B. 空气　　　　　　　　　C. 土壤
    D. 皮肤　　　　　　　　　　E. 肠道
2. 无芽胞厌氧菌常存在于 （　　　）
    A. 口腔　　　　　　　　　　B. 上呼吸道　　　　　　　C. 肠道
    D. 皮肤　　　　　　　　　　E. 阴道
3. 无芽胞厌氧菌包括 （　　　）
    A. 革兰阳性球菌　　　　　　B. 革兰阴性球菌　　　　　C. 革兰阳性杆菌
    D. 革兰阴性杆菌　　　　　　E. 弧菌
4. 厌氧芽胞梭菌的共同特点是 （　　　）
    A. 革兰阳性　　　　　　　　B. 无荚膜　　　　　　　　C. 产生外毒素
    D. 杆菌　　　　　　　　　　E. 无鞭毛
5. 引起食物中毒的厌氧菌是 （　　　）
    A. 产气荚膜梭菌　　　　　　B. 副溶血性弧菌　　　　　C. 艰难梭菌
    D. 肉毒梭菌　　　　　　　　E. 脆弱类杆菌
6. 产生嗜神经毒素的细菌是 （　　　）
    A. 破伤风梭菌　　　　　　　B. ETEC　　　　　　　　　C. 霍乱弧菌
    D. 肉毒梭菌　　　　　　　　E. 白喉杆菌
7. 引起创伤性感染的厌氧菌有 （　　　）
    A. 无芽胞厌氧菌　　　　　　B. 破伤风梭菌　　　　　　C. 肉毒梭菌

D. 产气荚膜梭菌　　　　　　E. 艰难梭菌

8. 可引起菌群失调症的厌氧菌是（　　　）

    A. 破伤风梭菌　　　　　　B. 肉毒梭菌　　　　　　C. 产气荚膜梭菌

    D. 艰难梭菌　　　　　　E. 无芽胞厌氧菌

9. 什么情况下的伤口常处于厌氧状态（　　　）

    A. 伤口深而窄　　　　　　　　　　　　　　　B. 伤口有泥土、异物污染

    C. 大面积浅表受伤　　　　　　　　　　　　D. 伤口坏死组织多、局部缺血

    E. 需氧或兼性厌氧菌混合污染伤口

10. 气性坏疽标本涂片、革兰染色镜检的特点是（　　　）

    A. 有革兰阳性大杆菌

    B. 有革兰阳性、有荚膜粗大杆菌

    C. 有革兰阳性粗大芽胞杆菌、并有荚膜

    D. 白细胞甚少且形态不典型

    E. 常伴有其他杂菌

11. 关于无芽胞厌气菌感染的叙述，正确的是（　　　）

    A. 多为混合感染　　　　　　　　　　　　　B. 以内源性感染为主

    C. 临床表现特殊　　　　　　　　　　　　　D. 与机体免疫力降低有关

    E. 占厌氧菌感染病例的多数

12. 下列各组细菌不属厌氧菌的是（　　　）

    A. 破伤风梭菌、消化链球菌、流感杆菌

    B. 脆弱类杆菌、梭状杆菌、双歧杆菌

    C. 结核杆菌、白喉杆菌、空肠弯曲菌

    D. 肺炎链球菌、百日咳杆菌、霍乱弧菌

    E. 炭疽杆菌、绿脓杆菌、肺炎克雷伯菌

二、填空题

1. 厌氧芽胞杆菌有_____属，又称为_____；无芽胞厌氧菌有_____属，其中与人类疾病相关的主要有_____属。

2. 厌氧性细菌因缺乏_____和_____必须，在_____环境下才能生长繁殖。

3. 可致人类疾病的厌氧芽胞梭菌主要有_____、_____、_____和_____。

4. 厌氧芽胞梭菌对_____、_____和_____有强大抵抗力；主要分布于_____、人和动物的_____，多数为_____菌，少数为_____菌。

5. 破伤风免疫主要是_____发挥_____作用。

6. 人体正常菌群中厌氧菌是非厌氧菌的_____倍，甚至_____倍，主要为_____厌氧菌。

7. 产气荚膜梭菌能引起_____和_____多种疾病，主要致人类_____和_____等疾病。

8. _____在牛奶培养基中生长繁殖可产生为该菌重要特征的_____现象，这是因该菌分解_____产生_____和_____所致。

9. 破伤风痉挛毒素被细菌_____裂解为一条轻链即_____链和一条重链即_____链，重、轻链间由_____连接在一起；_____链为毒素活性部分，_____链为与宿主靶细胞表面的特殊_____结合部分。

10. 临床标本接种两只血平板，分别置于_____和_____环境中培养，在两种环境中都能生长的是_____菌，只能在_____环境中生长的是_____菌。

三、名词解释

1. Nagler 反应

2. 汹涌发酵

3. TAT

4. DPT

四、问答题

1. 简述破伤风梭菌的致病条件与物质及其致病机制。

2. 简述破伤风的防治原则。

3. 简述肉毒梭菌的致病物质及其致病机制，致病特点及防治原则。

4. 简述产气荚膜梭菌的致病条件与物质及其致病机制。

5. 如何快速进行气性坏疽的病原学诊断？

6. 试述无芽胞厌氧菌的致病特点。

7. 简述无芽胞厌氧菌感染作微生物学检查时的标本采集原则。

 参考答案

一、选择题

〔A 型题〕

1. D 2. E 3. B 4. D 5. D 6. A 7. E 8. C 9. A 10. C 11. A 12. B 13. D 14. B 15. E 16. E 17. A 18. D 19. B 20. D 21. C 22. E 23. B 24. E 25. A 26. D 27. C 28. D 29. D 30. E

〔X 型题〕

1. CE 2. ABCDE 3. ABCD 4. ACD 5. AD 6. AD 7. ABCD 8. DE 9. ABDE 10. ADE 11. ABDE 12. ACDE

二、填空题

1. 1 个，厌氧芽胞梭菌，23 个，10 个

2. 氧化还原电势（Eh）高的呼吸酶，分解有毒氧基团的酶，厌氧

3. 破伤风梭菌，产气荚膜梭菌，肉毒梭菌，艰难梭菌

4. 热，干燥，消毒剂，土壤，肠道，腐生，致病

5. 抗毒素，中和

6. 10，1000，无芽胞

7. 人，动物，气性坏疽，食物中毒

8. 产气荚膜梭菌，汹涌发酵，乳糖，酸，气体

9. 蛋白酶，A，B，二硫键，轻（A），重（B），受体

10. 有氧，无氧，兼性厌氧，有氧（无氧），需氧（厌氧）

三、名词解释

1. Nagler 反应：当产气荚膜梭菌接种于卵黄琼脂平板上培养，菌落周围出现乳白色浑浊圈，此现象称 Nagler 反应。是因为该菌产生的卵磷脂酶作用于卵黄中的卵磷脂的甘油磷酸胆碱键而裂解卵磷脂为磷酸胆碱和不溶性的甘油，使卵黄培养基上的菌落周围浑浊。这是鉴定该菌的一种简易方法。

2. 汹涌发酵：是产气荚膜梭菌生化反应活泼的一种突出表现。可分解多种糖类产酸产气。在牛奶培养基中因分解乳糖产酸使其中酪蛋白凝固；同时产生大量气体（H_2 和 CO_2），将凝固的酪蛋白冲成蜂窝状，将液面封固的凡士林层上推，甚至冲走管口胶塞，气势凶猛，故名。

3. TAT：即破伤风抗毒素，是特异性紧急预防和治疗破伤风的免疫血清。

4. DPT：为含白喉类毒素、百日咳死菌苗和破伤风类毒素混合疫苗，简称白百破三联疫苗，是预防白喉、百日咳和破伤风的混合制剂。

四、问答题

1. 破伤风梭菌引起破伤风的条件是伤口需形成厌氧微环境：伤口窄而深（如刺伤），伴有泥土或异物污染；大面积创伤、烧伤，坏死组织多，局部组织缺血；同时伴有需氧菌或兼性厌氧菌混合感染。

致病机制：破伤风痉挛毒素是神经毒素，对中枢神经系统特别是对脑干和脊髓前角运动神经细胞有很高亲和力，通过其重链与神经肌肉终点处运动神经元表面受体结合，使毒素进入细胞内的小泡中，小泡从外周神经末梢沿神经轴突逆行至运动神经元细胞体，然后通过跨突触运动，小泡从运动神经元进入传入神经末梢从而进入中枢神经系统，再通过重链介导产生膜的转位使轻链进入胞质中，作为锌内肽酶裂解小泡上膜蛋白特异性肽键，使膜蛋白发生改变，从而阻止抑制性中间神经元和 RenShaw 细胞释放抑制性神经介质，使肌肉痉挛而引起破伤风的特有症状。

2. 破伤风的预防：

（1）及早正确处理伤口与清创扩创，防止形成厌氧微环境，以防止细菌生长繁殖、产生毒素致病，这是重要的非特异性的防治措施。

（2）注射破伤风类毒素（我国用 DPT）对儿童平时进行特异性预防，对战士等易感人群加强注射以高效预防。

（3）伤口污染严重而又未经基础免疫者，应立即注射 TAT 以紧急预防，并可同时使用类毒素作主动免疫。

特异性治疗：应早期、足量使用 TAT 以中和游离外毒素，使用前要作皮试以防发生超敏反应，已致敏者用脱敏注射；同时使用抗生素杀菌，以减少外毒素的产生。

3. 肉毒梭菌主要引起食物中毒，致病物质为神经毒素肉毒毒素。

致病机制：该毒素以其前体污染的食物因烹饪不当而进入肠道，经胰酶或细菌产生的蛋白酶作用后，解离为剧毒的外毒素，通过肠道吸收，经淋巴、血液扩散，作用于外周神经肌肉接头、自主神经末梢和脑神经核。毒素的重链与胆碱能神经末梢突触前膜受体（神经节苷脂）结合，使轻链进入胞内，阻止乙酰胆碱的释放，导致肌肉弛缓性麻痹。

致病特点：肉毒中毒为食入已产生的毒素所致，为毒素性食物中毒，而非细菌感染。临床以神经末梢麻痹为主而很少有胃肠炎表现为特征以区别于其他食物中毒。肌肉麻痹表现为由眼肌、咽部肌肉发展到膈肌，如不及时治疗，严重者可因呼吸衰竭死亡。1 岁以下婴儿因其肠道的特殊环境及缺乏正常菌群，可因食入被该菌芽胞污染的食品（如蜂蜜）后而发病。表现为便闭，吸乳和啼哭无力。死亡率不高。

预防：主要是加强食品卫生管理和监督及个人防护。注射 A、B、E 三型多价抗血清进行特异治疗，加强护理和对症治疗可显著降低死亡率。

4. 产气荚膜梭菌所致气性坏疽的发病条件：与破伤风相同。其致病物质有 4 种主要毒素（α、β、ε、ι）和数种次要毒素，有些即为侵袭性胞外酶，其中以 α 毒素（卵磷脂酶）为最重要；还有荚膜。

该菌在伤口局部大量繁殖产生多种外毒素，破坏大量组织，并穿过肌肉结缔组织进行扩散，发酵肌肉和组织中的糖类产生大量气体而造成气肿，并因血管通透性增高造成水肿。严重气肿、水肿进而压迫组织和血管，引起血液供应障碍而导致更严重的组织坏死。同时毒素及组织坏死的毒性产物被吸收入血引起毒血症、休克。本菌可产肠毒素，可因食入被大量本菌污染的食物（主要为肉类）而引起食物中毒。临床表现腹痛、腹胀及腹泻，常为水泻。其致病机制与霍乱肠毒素相同。

5. 气性坏疽发展迅速，病情险恶，及早做出病原学诊断，对于有效治疗及挽救患者生命具有重要意义。病原学诊断包括如下几个方面。

（1）直接涂片镜检：从伤口深部取标本涂片，革兰染色，镜检。如发现有荚膜革兰阳性大杆菌，白细胞少而形态不典型，并伴有杂菌，有初步诊断价值。

（2）分离培养：取标本制成悬液，接种于血平板或庖肉培养基，厌氧培养，观察生长情况，如有菌生长，取培养物进行形态学和生化反应鉴定；必要时可将培养物静脉注射小白鼠，10min后处死，置37℃5~8h，如见其腹部鼓胀，剖取腹腔渗出液、心血或肝涂片、染色镜，并可进一步分离培养鉴定。

6. 无芽胞厌氧菌是一类寄生于皮肤、黏膜的正常菌群，在特定条件下可引起机会感染。其感染特点是：

（1）大多为内源性感染，少数为外源性感染。

（2）感染部位可遍及全身，病程多为慢性过程。

（3）无特定病型，多为化脓性感染，引起局部脓肿或组织坏死，也可侵入血流产生败血症。

（4）脓汁黏稠，可呈多种颜色，有恶臭，常有气泡。

（5）分泌物或脓汁直接涂片镜检可见细菌，但普通培养法无细菌生长。

7. 无芽胞厌氧菌是人体主要正常菌群，因此，进行微生物学检查取标本时应避免正常菌群的污染，应从感染部位深部吸取渗出液或脓汁，最好取组织标本。该菌对氧敏感，标本采集后应立即放入厌氧标本瓶中，并快速送检。整个过程中都要遵守无菌操作原则。

第13章 分枝杆菌属

教学目的

1. 掌握　结核分枝杆菌的致病性与免疫性，结核菌素试验的原理与用途，特异性预防。麻风分枝杆菌的致病特点及免疫性。

2. 熟悉　结核分枝杆菌的生物学性状，结核分枝杆菌微生物学检查法。

3. 了解　麻风分枝杆菌的微生物学检查法。

分枝杆菌属（*Mycobacterium*）是一类细长略弯曲的杆菌，因有分枝生长的趋势而得名。本菌属的显著特性为：①细胞壁含有大量脂质；②无鞭毛、无芽胞，也不产生内、外毒素；③对人致病的主要有结核分枝杆菌、牛分枝杆菌、麻风分枝杆菌；④所致感染多为慢性过程，长期迁延，并有破坏性的组织病变。

第1节　结核分枝杆菌

结核分枝杆菌（*Mycobacterium tuberculosis*），是人类结核病的病原体。可侵犯全身各组织器官，但以肺部感染最多见。

一、生物学性状

菌体细长略弯曲，呈单个或分枝状排列。常用齐-尼（Ziehl-Neelsen）抗酸染色，结核分枝杆菌染成红色。

专性需氧菌，营养要求高，常用罗氏固体培养基，最适 pH 6.5~6.8，生长缓慢，菌落为干燥、坚硬、表面呈颗粒状、乳酪色或黄色，边缘不规则形似菜花样。

结核杆菌对某些理化因子的抵抗力较强。对干燥、酸、碱和染料有较强的抵抗力，但对湿热、紫外线、乙醇的抵抗力弱。

卡介苗：将牛型结核杆菌培养于胆汁、甘油、马铃薯培养基中，经230次传代，历时13年，使其毒力发生变异，成为对人无致病性，而仍保持良好免疫性的疫苗株，称为卡介苗（BCG）。

二、致病性

1. 主要菌体成分及其作用

结核杆菌无内毒素，也不产生外毒素和侵袭性酶类，其致病作用主要靠菌体成分，细菌在组织细胞内顽强增殖引起炎症反应，以及诱导机体产生迟发型超敏反应性损伤有关。

（1）脂质（lipid）　主要是磷脂、脂肪酸和蜡质。①磷脂：能刺激单核细胞增生，并可抑制蛋白酶的分解作用，使病灶组织溶解不完全，形成干酪样坏死。②索状因子：具有破坏细胞线粒体膜，毒害微粒体酶类，抑制中性粒细胞游走和吞噬作用，引起慢性肉芽肿。③蜡质 D，能引起迟发型变态反应，并具有佐剂作用。④硫酸脑苷脂，能抑制吞噬细胞中的吞噬体与溶酶体融合，使结核杆菌在细胞内存活。

（2）蛋白质（protein）　重要的蛋白质是结核菌素（tuberculin）。结核菌素与蜡质 D 结合，能引起较强的迟发型变态反应。

（3）多糖　常与脂质结合。能非特异性刺激机体的免疫功能。

（4）核酸　能刺激机体产生特异性细胞免疫。

（5）荚膜。

2. 所致疾病

结核分枝杆菌可通过呼吸道、消化道和破损的皮肤黏膜进入机体，侵犯多种组织器官，引起相应器官的结核病，以肺结核最常见。

（1）肺部感染　肺结核可表现为原发感染和继发感染两大类。

①原发感染　首次感染结核分枝杆菌，多见于儿童。大量结核分枝杆菌在肺泡内增殖引起炎症，即原发病灶，结核分枝杆菌经淋巴管扩散至邻近的肺门淋巴结引起淋巴管炎和淋巴结肿大，称为原发综合征。

②继发感染　多发生于成年人。大多由原发感染灶中残存的（内源性感染）或由外界新进入的结核分枝杆菌（外源性感染）引起。由于机体已形成对结核分枝杆菌的特异性细菌免疫，对再次侵入的结核分枝杆菌有较强的局限能力，故病灶多局限，常不累及邻近的淋巴结，主要表现为慢性肉芽肿炎症。

（2）肺外感染　结核分枝杆菌可经血液、淋巴液扩散入肺外组织器官，引起相应的脏器结核，如脑、肾、骨、关节、生殖器官等结核。

三、 免疫性与超敏反应

1. 免疫性

抗结核免疫力的持久性，依赖于结核分枝杆菌或其组分在机体内的存在，一旦体内结核分枝杆菌或其组分全部消失，抗结核免疫力也随之消失，这种免疫称为有菌免疫或感染免疫。机体的抗结核免疫主要是细胞免疫。

2. 超敏反应

机体获得对结核分枝杆菌免疫力的同时，菌体的一些成分如蛋白质与蜡质 D 等也可共同刺激 T 淋巴细胞，形成致敏状态；体内被致敏的 T 淋巴细胞再次遇到结核分枝杆菌时，即释放淋巴因子，引起强烈的迟发型超敏反应。

3. 免疫与超敏反应的关系

在结核分枝杆菌感染时，细胞免疫与迟发型超敏反应同时存在，可用郭霍现象说明。

4. 结核菌素试验

（1）原理和试剂　人类感染结核分枝杆菌后，产生免疫力的同时也会发生迟发型超敏反应。将一定量结核菌素注入皮内，如受试者曾感染结核分枝杆菌，则在注射部位出现迟发型超敏反应炎症，判为阳性，未感染结核分枝杆菌则为阴性。此法可用检测可疑患者曾否感染过结核分枝杆菌，接种卡介苗后是否阳转以及检测机体细胞免疫功能。

结核菌素试剂有两种，一种为旧结核菌素（old tuberculin, OT），为含结核分枝杆菌的甘油肉汤培养物加热过滤液，主要成分是结核蛋白，也含有结核分枝杆菌的其他代谢产物和培养基成分。另一种为纯蛋白衍生物（purified protein derivative, PPD），是 OT 经三氯醋酸沉淀后的纯化物；PPD 有种，即 PPDC 和 BCGPPD，前者由人结核分枝杆菌提取，后者由卡介苗制成，每 0.1ml 含 5 个单位。

（2）方法　目前多采用 PPD 法。规范试验法是取 PPDC 和 BCGPPD 各 5 个单位分别注入受试者两前臂掌侧皮内（目前仍沿用单侧注射 PPD 法），48～72 小时后，无红肿硬结或红肿硬结小于 5mm 者为阴性；红肿硬结大于 5mm 者为阳性；≥15mm 为强阳性，临床诊断有意义。两侧红肿中，若 PPDC 侧大于 BCGPPD 侧时为感染，反之则可能系为接种卡介苗所致。

（3）结果分析

①阳性反应：表明受试者已感染过结核分枝杆菌或卡介苗接种成功，对结核分枝杆菌有迟发型超敏反应，并说明有特异性免疫力。

②强阳性反应：表明可能有活动性结核病，尤其是婴儿。

③阴性反应：表明受试者可能未感染过结核分枝杆菌或未接种过卡介苗。但应注意受试者处于原发感染早期，超敏反应尚未产生；或正患严重的结核病机体无反应能力；或正患有其他严重疾病致细胞免疫功能低下者也可能出现阴性反应。

（4）应用　结核菌素试验可用于：①诊断婴幼儿的结核病；②测定接种卡介苗后免疫效果；③在未接种卡介苗的人群中进行结核分枝杆菌感染的流行病学调查；④测定肿瘤患者的细胞免疫功能。

◢四、 微生物学检查法

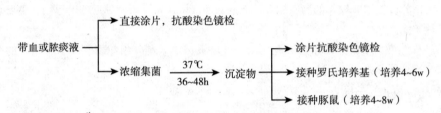

图 13 - 1　结核分枝杆菌的检测程序

◢五、 防治原则

1. 预防接种

接种卡介苗是预防结核病的有效措施之一，广泛接种卡介苗能大大地降低结核病的发病率。我国规定新生儿出生后即接种卡介苗，7 岁时复种，在农村 12 岁时再复种一次。

2. 治疗

抗结核治疗的原则是早期、联合、足量、规范、全程用药。常用的药物有异烟肼、利福平、链霉素、乙胺丁醇、喹诺酮类等。

第2节　麻风分枝杆菌

麻风分枝杆菌（*Mycobacterium leprae*）是引起麻风的病原菌。麻风是一种慢性传染病。病菌侵犯皮肤、黏膜和外周神经组织，晚期还可侵入深部组织和脏器，形成肉芽肿病变。

◢一、 生物学特性

麻风分枝杆菌形态与染色与结核杆菌酷似，难以区别。

麻风杆菌是一种典型的胞内菌，细胞内含有大量的麻风分枝杆菌，胞浆呈泡沫状的细胞称为麻风细胞。是至今唯一仍不能人工培养的细菌。

◢二、 致病性与免疫性

麻风分枝杆菌主要通过呼吸道、破损的皮肤黏膜和密切接触等方式传播。根据临床表现、免疫病理变化和细胞学检查结果，可将麻风分为瘤型麻风和结核样型；介于两者之间的少数患者可再分为界线类和未定类，两类可向两型转化。

（1）瘤型麻风　为疾病的进行性和严重的临床类型，传染性强。麻风分枝杆菌主要侵犯皮肤、黏膜，严重时累及神经、眼及内脏。患者的 T 细胞免疫应答有所缺陷，但体液免疫正常，表现为麻风菌素试验阴性及皮肤黏膜下形成红斑和结节，称为麻风结节。

（2）结核样型麻风　此型麻风常为自限性疾病，较稳定，损害可自行消退。病变主要在皮肤，也可累及神经，可使受累处皮肤丧失感觉。患者体内不易检出麻风分枝杆菌，故传染性小。患者的细胞免疫正常，麻风菌素试验阳性。

三、 微生物学检查法

可从患者鼻黏膜或皮肤病变处取刮取物涂片，抗酸性染色法检查有无排列成束的抗酸性杆菌。也可以用金胺染色荧光显微镜检查，以提高阳性率。麻风病理活体组织切片检查也是较好的诊断方法。麻风菌素试验的应用原理和结核菌素试验相同，但对诊断没有重要意义。

四、 防治原则

预防主要依靠早期发现、早期隔离和早期治疗患者。目前尚无特异性的疫苗。治疗药物主要是砜类，如氨苯砜、苯丙砜、醋氨苯砜等。利福平也有较强的抗麻风杆菌作用。

第 3 节　其他分枝杆菌

一、 牛分枝杆菌

该菌本为牛的致病菌，引起牛的结核感染，而人由于食入未经消毒或已污染了此菌的牛乳也可被感染。一般不引起肺部感染，主要引起髋关节、膝关节及脊椎部骨髓病变及淋巴结感染。预防的关键是控制好作为传染源的感染牛，以及对牛奶进行严格的消毒和管理。

二、 非结核分枝杆菌

除结核分枝杆菌、麻风分枝杆菌、牛分枝杆菌以外的分枝杆菌群统称为非结核分枝杆菌。此类细菌的形态染色特性酷似结核分枝杆菌，但其毒力较弱，生化反应各不相同，可资鉴别。其中有些菌种可引起人类结核样病变、小儿淋巴结炎和皮肤病等，是机会致病菌。

根据其产生色素情况、生长速度和生化反应等特点，可分为四组。非结核分枝杆菌有无致病性可采用抗煮沸实验加以鉴别。非致病性菌株煮沸 1 分钟即失去抗酸性，而致病菌株能耐 10 分钟。

许多非结核分枝杆菌对常用的异烟肼、链霉素等耐药，但对利福平有一定敏感性，现主张利福平、异烟肼、乙胺丁醇联合用药以提高疗效。

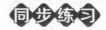
同步练习

一、选择题

[A 型题]

1. 分枝杆菌属最突出的特点是（　　　）
   - A. 胞壁含大量脂质
   - B. 无特殊结构
   - C. 有分枝生长
   - D. 一般不易着色
   - E. 抗盐酸乙醇脱色

2. 关于结核杆菌的培养特性，下列哪项是正确的（　　　）

A. 专性需氧   B. 0～42℃时均可生长

C. 营养要求不高   D. 菌落表面光滑，边缘整齐

E. 在液体培养基中呈混浊生长

3. 一般不易着色，一旦着色后能抵抗酸性乙醇脱色的细菌是（   ）

     A. 革兰阴性菌   B. 革兰阳性菌   C. 芽胞菌

     D. 分枝杆菌   E. 抗酸阴性菌

4. 不产生内、外毒素和侵袭性酶，其菌体成分与致病性有关的细菌是（   ）

     A. 肠侵袭性大肠杆菌   B. 淋球菌   C. 霍乱弧菌

     D. 志贺菌   E. 结核杆菌

5. 培养结核杆菌用何种培养基（   ）

     A. 血液琼脂培养基   B. SS 培养基

     C. Korthof 培养基   D. Lowenstein－Jensen 培养基

     E. 普通琼脂培养基

6. 在无芽胞菌中，最耐干燥的细菌是（   ）

     A. 葡萄球菌   B. 溶血性链球菌   C. 肺炎链球菌

     D. 白喉杆菌   E. 结核杆菌

7. 与结核杆菌耐干燥有关的是（   ）

     A. 胞壁致密   B. 壁中脂质多   C. 有芽胞

     D. 耐热的酶   E. 以上都不是

8. 结核杆菌的哪种变异可用于制备疫苗（   ）

     A. 形态   B. 结构   C. 毒力

     D. 耐药性   E. 菌落

9. 感染后获得传染免疫的细菌是（   ）

     A. 脑膜炎球菌   B. 结核杆菌   C. 霍乱弧菌

     D. 伤寒杆菌   E. 副伤寒杆菌

10. 结核杆菌所致疾病中最常见的是（   ）

     A. 淋巴结核   B. 肺结核   C. 肠结核

     D. 结核性胸膜炎   E. 结核性脑膜炎

11. 下列哪组细菌属胞内寄生菌（   ）

     A. 大肠杆菌、伤寒杆菌   B. 伤寒杆菌、痢疾杆菌

     C. 伤寒杆菌、结核杆菌   D. 破伤风梭菌、产气荚膜梭菌

     E. 霍乱弧菌、白喉杆菌

12. BCG 属于（   ）

     A. 死菌苗   B. 减毒活菌苗   C. 类毒素

     D. 抗毒素   E. 荚膜多糖疫苗

13. 常用的卡介苗接种方法是（   ）

     A. 皮内注射   B. 皮上划痕   C. 口服

     D. 肌内注射   E. 皮下注射

14. 目前麻风病微生物学诊断的主要方法是（   ）

     A. 直接镜检   B. 分离培养   C. 麻风菌素试验

     D. 动物试验   E. 血清学试验

15. 迄今为止，仅能在少数动物中生长繁殖的细菌是（   ）

A. 非结核分枝杆菌　　　　B. 麻风分枝杆菌　　　　C. 牛分枝杆菌

D. 幽门螺杆菌　　　　E. 军团菌

16. 引起的疾病呈慢性经过，并伴有肉芽肿的细菌是（　　　）

A. 麻风杆菌　　　　B. 白喉杆菌　　　　C. 嗜肺军团菌

D. 炭疽芽胞杆菌　　　　E. 鼠疫杆菌

17. 麻风的传染源最有意义的是（　　　）

A. 麻风患者　　　　B. 麻风杆菌携带者　　　　C. 带菌犰狳

D. 带菌小鼠　　　　E. 带菌黑猩猩

18. 麻风菌素试验对麻风诊断无意义，是因为（　　　）

A. 免疫原性不强　　　　　　　　　　B. 抗原性不强

C. 结果不稳定　　　　　　　　　　D. 与亚临床感染无法区别

E. 与结核杆菌有交叉反应

19. 对麻风有一定预防效果的是（　　　）

A. 结核菌素　　　　B. 麻风菌素　　　　C. 卡介菌

D. 抗生素　　　　E. 抗毒素

20. 目前麻风病有价值的动物模型是（　　　）

A. 大白鼠　　　　B. 家兔　　　　C. 黑猩猩

D. 犰狳　　　　E. 豚鼠

21. 关于分枝杆菌属的叙述，下列哪项是错误的（　　　）

A. 胞壁脂质多　　　　B. 无鞭毛　　　　C. 可形成荚膜

D. 不形成芽胞　　　　E. 革兰染色呈阴性

22. 关于结核杆菌形态染色特点，下列哪项是错误的（　　　）

A. 细长略弯的杆菌

B. 菌体有分枝并常聚集成团

C. 不容易着色

D. 要着色必须加温或延长染色时间

E. 壁中脂质多，故易被脱色，呈革兰染色阴性

23. 结核杆菌胞壁中脂质含量高与下列哪种特性无关（　　　）

A. 染色性　　　　B. 抵抗力　　　　C. 生长速度

D. 致病性　　　　E. 免疫性

24. 关于结核杆菌抗酸染色的叙述，下列哪项是错误的（　　　）

A. 标本直接或集菌后涂片、干燥固定

B. 石碳酸复红加热染色 5 分钟水洗

C. 3% 盐酸乙醇脱色水洗

D. 吕氏美蓝复染 1～2 分钟水洗

E. 其结果红色为抗酸阴性，蓝色为抗酸阳性

25. 下列细菌除哪组外均能较快生长繁殖（　　　）

A. 大肠杆菌、痢疾杆菌　　　　　　B. 破伤风梭菌、产气荚膜梭菌

C. 结核杆菌、布氏杆菌　　　　　　D. 结核杆菌、溃疡分枝杆菌

E. 绿脓杆菌、空肠弯曲菌

26. 结核菌素试验的应用价值不包括（　　　）

A. 用于选择卡介苗接种对象

B. 用于接种卡介苗免疫效果的测定

C. 作为结核病诊断的依据

D. 测定肿瘤患者的非特异性细胞免疫功能

E. 在未接种过卡介苗的人群中调查结核病的流行情况等

27. 麻风病的临床类型不包括（　　）

A. 瘤型 　　　　　　　B. 结核样型 　　　　　　　C. 暴发感染型

D. 界线类 　　　　　　E. 未定类

28. 治疗麻风的药物不包括（　　）

A. 氨苯砜 　　　　　　B. 苯丙砜 　　　　　　　　C. 利福平

D. 异烟肼 　　　　　　E. 醋氨苯砜

[C 型题]

A. 麻风毒素试验常为阴性 　　　　　　　　B. 标本涂片查抗酸菌常为阳性

C. 均是 　　　　　　　　　　　　　　　　D. 均不是

1. 瘤型麻风（　　）

2. 结核样麻风（　　）

A. 内毒素 　　　　　　B. 外毒素

C. 均有 　　　　　　　D. 均无

3. 结核杆菌致病因素（　　）

A. 超敏反应 　　　　　B. 中和反应

C. 均是 　　　　　　　D. 均不是

4. OT 试验的阳性反应为（　　）

[X 型题]

1. 下列哪些微生物抗酸染色呈阳性（　　）

A. 结核杆菌 　　　　　B. 麻风杆菌 　　　　　　　C. 放线菌

D. 诺卡菌 　　　　　　E. 非结核分枝杆菌

2. 结核杆菌在液体培养基中生长后形成皱褶的菌膜浮于液面是由于（　　）

A. 专性需氧 　　　　　B. 含脂质量多 　　　　　　C. 有菌毛抗原

D. 有鞭毛抗原 　　　　E. 生长旺盛菌量多

3. 结核杆菌与牛分枝杆菌的区别在于（　　）

A. 合成烟酸 　　　　　B. 触酶试验阳性 　　　　　C. 发酵葡萄糖

D. 还原硝酸盐 　　　　E. 热触酶试验阴性

4. 关于结核杆菌抵抗力的叙述，正确的是（　　）

A. 耐干燥，在干燥痰内可存活 6 ~ 8 天

B. 对湿热敏感，用巴氏消毒法可杀死之

C. 对紫外线敏感，直接日光照射数小时可被杀灭

D. 对酸碱有一定抵抗力

E. 对抗痨药物易产生耐药性

5. 了解结核杆菌抵抗力的特点有利于（　　）

A. 分离培养 　　　　　B. 消毒灭菌 　　　　　　　C. 避免滥用药物

D. 预防疾病 　　　　　E. 治疗疾病

6. 结核分枝杆菌可发生的性状变异有（　　）

A. 形态 　　　　　　　B. 菌落 　　　　　　　　　C. 毒力

D. 对氧的需要 　　　　　　　 E. 耐药性

7. 原发感染和原发后感染所致肺结核的不同，在于前者（　　　）

    A. 初次感染 　　　　　　　　　　　　　　B. 表现为原发综合征

    C. 机体缺乏特异性免疫 　　　　　　　　D. 活动性肺结核占感染者的多数

    E. 病菌不易经血流扩散

8. 结核菌素试验阳性表示（　　　）

    A. 已感染过结核杆菌 　　　B. 接种过卡介苗 　　　C. 对结核杆菌有特异性免疫力

    D. 已患有结核病 　　　　　E. 机体细胞免疫功能正常

9. 结核菌素试验阴性表示（　　　）

    A. 未感染过结核杆菌 　　　　　　　　　B. 对结核杆菌无特异性免疫

    C. 感染初期 　　　　　　　　　　　　　D. 严重的结核病患者

    E. 虽感染过结核杆菌，但获得性细胞免疫功能低下

10. 卡介苗接种方法有（　　　）

    A. 皮内注射 　　　　　　　B. 皮上划痕 　　　　　　C. 皮下注射

    D. 肌内注射 　　　　　　　E. 吸入法

二、填空题

1. 肺结核原发感染多发生于_____，而原发后感染多见于_____；根据感染来源，原发感染为_____感染，原发后感染则可为_____感染，亦可为_____感染。

2. 治疗结核的第一线药物有_____、_____、_____等，_____和_____合用可减少耐药性的产生。

3. 结核分枝杆菌可侵犯全身器官，但以_____最常见，可引起的肺外结核有_____、_____、_____、_____等

4. 抗酸染色法先用_____染色，着色后用_____脱色，再用_____复染，被染成红色的细菌为抗酸_____菌，而蓝色的为抗酸_____菌。

三、名词解释

1. BCG

2. OT

3. PPD

4. 有菌免疫

四、问答题

1. 结核杆菌胞壁中脂质含量高有何医学意义？

2. 结核杆菌有哪些主要生物学特性？

3. 简述抗结核免疫的特点。

4. 简述麻风病的分类及其特点。

参考答案

一、选择题

[A 型题]

1. A　2. A　3. D　4. E　5. D　6. E　7. B　8. C　9. B　10. B　11. C　12. B　13. A　14. A

15. B　16. A　17. A　18. E　19. C　20. D　21. E　22. E　23. E　24. E　25. D　26. C　27. C

28. D

[C 型题]

1. C　2. D　3. D　4. A

[X 型题]

1. ABDE　2. AB　3. AD　4. BCDE　5. ABCDE　6. ABCE　7. ABC　8. ABCE　9. ABCDE

10. AB

二、填空题

1. 儿童，成人，外源性，内源性，外源性

2. 利福平，异烟肼，乙胺丁醇，链霉素，利福平，异烟肼

3. 肺结核，结核性脑膜炎，肾结核，肠结核，结核性腹膜炎

4. 石碳酸复红，3%盐酸乙醇，碱性复美兰，阳，阴

三、名词解释

1. BCG：即卡介苗，是早在1908年卡介（Calmette – Guerin）将有毒牛分枝杆菌在含有胆汁的甘油马铃薯培养基上，经13年连续传203代获得的一株毒力减弱但仍保持免疫原性的变异株，用之作为减毒活菌苗以预防结核病。

2. OT：即旧结核菌素，系将结核分枝杆菌接种于甘油肉汤培养基培养4~8周后加热浓缩过滤而成。其中主要成分为结核菌蛋白，为结核菌素制剂之一。稀释2000倍，每0.1ml含5单位，用来做皮肤试验以测定机体对结核杆菌是否引起迟发型超敏反应，并可说明对结核是否有免疫力。

3. PPD：即纯蛋白衍生物，是由OT经三氯醋酸沉淀后的纯化物。是目前常用的制剂，有结核杆菌和卡介苗制成的PPD – C和BCG – PPD两种。其用途与OT相同。

4. 有菌免疫：抗结核免疫力的持久性，依赖于结核分枝杆菌或其组分在机体内的存在，一旦体内结核分枝杆菌或其组分全部消失，抗结核免疫力也随之消失，这种免疫称为有菌免疫或感染免疫。

四、问答题

1. 结核杆菌胞壁中脂质含量高的医学意义：结核分枝杆菌含大量脂质，主要是分枝菌酸，与其染色性、生长特性、致病性和抵抗力等有关。分枝菌酸位于胞壁肽聚糖表面，影响染料的穿入而不易着色，一旦着色，又影响其脱色；脂质含量高影响营养的吸收，为其生长繁殖缓慢的因素之一；菌体成分的毒性和机体对菌体成分产生的免疫损伤是该菌致病的主要机制，而脂质是菌体的主要成分；因脂质可防菌体水分丢失，故该菌极耐干燥。

2. 结核杆菌的主要生物学特性是：

（1）形态结构　细长微弯杆菌，因有分枝，故称分枝杆菌。无芽胞和鞭毛。

（2）染色性　革兰阳性，但不易着色，一旦着色又不易脱色，故用抗酸染色，为抗酸阳性菌。

（3）培养特性　专性需氧，最适生长温度是37℃，低于30℃不生长；营养要求高，需营养丰富成分特殊的罗氏培养基，生长缓慢。

（4）生化反应　不发酵糖类，触酶阳性，热触酶阴性，后者为区别于非结核分枝杆菌的要点。

（5）抵抗力　对湿热、乙醇和紫外线敏感，耐干燥能力极强，对酸碱亦有一定抵抗力。

（6）变异性　可发生形态、菌落、毒力、免疫原性及耐药性等方面的变异。

3. 结核免疫的特点是：

（1）该菌为胞内寄生菌，机体抗结核免疫以细胞免疫为主，产生的抗体仅对游离于细胞外的细菌有辅助作用。

（2）属感染免疫（infection immunity），又称有菌免疫，即只有当机体有该菌或其组分存在时才有免疫力，一旦全部消失，免疫也随之消失。

（3）免疫与超敏反应同时存在，从郭霍现象可以说明。即机体对结核杆菌产生免疫保护的同时，也有 IV 型超敏反应的发生；两者均为 T 淋巴细胞所介导，研究表明是该菌不同物质（免疫原或抗原）诱导激活机体不同 T 细胞亚群释放出不同的细胞因子所致。

4. 麻风病根据机体免疫状态、病理改变和临床表现将多数患者分为瘤型和结核样型，将少数患者分为界线类和未定类。四种类型的特点是：

（1）瘤型（lepromatous type） 患者细胞免疫缺损，巨噬细胞功能低下，麻风菌素试验阴性，传染性强，为开放性麻风，形成麻风结节。

（2）结核样型（tuberculoid type） 患者细胞免疫功能正常，传染性小，为闭锁性麻风。病情稳定极少演变为瘤型，故称良性麻风。

（3）界线类 患者具有上两型的特点，但程度不同，能向两型分化。大多为麻风菌素试验阴性，少数为阳性病变部位可找到内含细菌的麻风细胞。

（4）未定类 麻风病的前期病变，麻风菌素试验常为阳性，病变部位很少找到病菌，多数病例最后转变为结核样型。

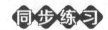

第14章 嗜血杆菌属

教学目的

1. 掌握　流感嗜血杆菌的致病性与免疫性。
2. 熟悉　流感嗜血杆菌的防治原则。
3. 了解　流感嗜血杆菌的生物学性状及微生物学检查法。

　　嗜血杆菌属（*Haemophilus*）是一类革兰阴性小杆菌，常呈多形态性。人工培养时必须提供新鲜血液或血液成分才能生长，故名嗜血杆菌。对人致病的有流感嗜血杆菌（*H. influenzae*）、杜克嗜血杆菌（*H. ducreyi*）、埃及嗜血杆菌（*H. aegyptius*）。杜克嗜血杆菌引起性病软性下疳；埃及嗜血杆菌引起流行性结膜炎和儿童巴西紫癜热。

　　流感嗜血杆菌俗称流感杆菌，可引起小儿急性脑膜炎、鼻咽炎、中耳炎等化脓性疾病，是流感时继发感染的最常见细菌。

（一）生物学性状

　　革兰阴性小杆菌或球杆菌，培养较困难，生长时需要"X"和"V"两种生长辅助因子，抵抗力较弱，对热和干燥敏感。

（二）致病性与免疫性

　　（1）致病物质　荚膜、菌毛、内毒素和 IgA 蛋白酶。

　　（2）所致疾病　包括原发感染和继发感染。原发性感染（外源性）多为有荚膜 B 型菌株引起的急性化脓性感染，如化脓性脑膜炎、鼻咽炎、咽喉会厌炎、化脓性关节炎、心包炎等，严重的引起败血症，以小儿多见。继发性感染（内源性）多由呼吸道寄居的无荚膜菌株引起，常继发于流感、麻疹、百日咳、结核病等，临床表现有慢性支气管炎、鼻窦炎、中耳炎等，以成人多见。

　　（3）免疫性　以体液免疫为主。

（三）微生物学检查法

　　根据临床症状采集相应标本，直接涂片染色镜检。分离培养可选用巧克力色血平板，根据培养特性、菌落形态、卫星现象、荚膜肿胀试验等进行鉴定。PCR 技术作为确定分离株的试验。

（四）防治原则

　　特异性预防接种 b 型流感嗜血杆菌荚膜多糖疫苗或 b 型流感嗜血杆菌荚膜多糖疫苗与白喉类毒素或脑膜炎奈瑟菌外膜蛋白联合菌苗。治疗可选用广谱抗生素或磺胺类药物。

同步练习

一、选择题

[A 型题]

1. 关于嗜血杆菌属的叙述，下列哪项是错误的（　　　）

A. 是一类革兰阴性小杆菌，可呈多形态性

B. 有鞭毛，无芽胞

C. 营养要求较高，在人工培养时需新鲜血液才能生长

D. 对人致病的主要有流感嗜血杆菌、杜克嗜血杆菌等

E. 根据对 V 因子、X 因子的需求不同，将本属分为 17 个种

2. 可出现"卫星现象"的细菌是（　　）

　　A. 布鲁菌　　　　　　　　B. 流感杆菌　　　　　　　C. 链球菌

　　D. 鼠疫杆菌　　　　　　　E. 淋球菌

3. 流感杆菌不产生的致病物质是（　　）

　　A. 外毒素　　　　　　　　B. 内毒素　　　　　　　　C. 菌毛

　　D. 荚膜　　　　　　　　　E. IgA 蛋白酶

4. 流感杆菌分为 a～f 等 6 个血清型，是依据何种抗原的不同（　　）

　　A. 外膜蛋白　　　　　　　B. 荚膜多糖　　　　　　　C. 鞭毛蛋白

　　D. 菌毛蛋白　　　　　　　E. LPS

5. 流感杆菌的分离鉴定不包括（　　）

　　A. 菌落形态　　　　　　　B. 生化反应　　　　　　　C. 卫星现象

　　D. 荚膜肿胀试验　　　　　E. 动物毒力试验

6. 流感杆菌可引起的疾病中不包括（　　）

　　A. 脑膜炎　　　　　　　　B. 鼻咽炎　　　　　　　　C. 慢性支气管炎

　　D. 中耳炎　　　　　　　　E. 流行性感冒

[X 型题]

1. 嗜血杆菌属人工培养时需加新鲜血液才能生长，因为血液中含有（　　）

　　A. 蛋白质　　　　　　　　B. 呼吸酶　　　　　　　　C. X 因子

　　D. V 因子　　　　　　　　E. 氨基酸

2. 对人致病的主要嗜血杆菌是（　　）

　　A. 流感嗜血杆菌　　　　　B. 埃及嗜血杆菌　　　　　C. 杜克嗜血杆菌

　　D. 副流感嗜血杆菌　　　　E. 溶血性嗜血杆菌

3. 流感杆菌的特点包括（　　）

　　A. 革兰阳性杆菌

　　B. 有鞭毛及芽胞

　　C. 生长需要 X 因子和 V 因子

　　D. 有荚膜强毒株，常引起原发性急性化脓性感染

　　E. 无荚膜弱毒株，常引起呼吸道继发感染

4. 关于流感杆菌的致病性下列哪些是正确的（　　）

　　A. 致病物质有荚膜、菌毛及内毒素等　　　　　　　　B. 可引起原发感染和继发感染

　　C. 原发感染多为有荚膜的 b 型菌株引起　　　　　　　D. 继发感染多为无荚膜菌株引起

　　E. 感染常发生于免疫功能低下者

5. 流感杆菌的主要致病物质包括（　　）

　　A. 荚膜　　　　　　　　　B. 菌毛　　　　　　　　　C. 内毒素

　　D. IgA 蛋白酶　　　　　　E. 外毒素

二、填空题

1. 流感嗜血杆菌广泛存在于正常人的_____，为革兰染色_____菌。

2. 培养流感嗜血杆菌必须在培养基中加入_____，以提供_____因子和_____
因子。

3. 流感嗜血杆菌与金黄色葡萄球菌共同在血平板上培养时可出现_____，其原因是靠
近金黄色葡萄球菌菌落的流感嗜血杆菌可得到更多的_____。

三、名词解释

卫星现象

四、问答题

1. 试比较流感嗜血杆菌与百日咳杆菌生物学性状及致病性的异同_____。

2. 流感嗜血杆菌所致感染有何特点？

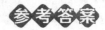

一、选择题

［A 型题］

1. B   2. B   3. A   4. B   5. E   6. E

［X 型题］

1. CD   2. ABC   3. CDE   4. ABCDE   5. ABCD

二、填空题

1. 上呼吸道，革兰阴性小杆

2. 新鲜血液，V，X

3. 卫星现象，V 因子

三、名词解释

卫星现象：流感嗜血杆菌生长时需 V 因子和 X 因子，将其流感杆菌分区划线在巧克力平板
或血平板上，然后点种金黄色葡萄球菌。因金黄色葡萄球菌能合成 V 因子，置于 37℃，培养
18 ~ 24h 后观察菌落特点，凡是靠近金黄色葡萄球菌的流感杆菌生长得较好，形成菌落较大；而
远离金黄色葡萄球菌越远的流感杆菌菌落越小，此现象称为卫星现象。这有助于对流感嗜血杆菌
的鉴定。

四、问答题

1. 答：（1）百日咳杆菌和流感杆菌在形态结构、染色性、培养和致病性等方面都有相似之
处。如都是革兰阴性小杆菌，无鞭毛和芽胞，营养要求高；强毒株都有菌毛和荚膜和内毒素。

（2）两者不同点主要有：① 培养所需营养物质不同，流感杆菌需新鲜血液提供 X 和 V 因
子，培养基为加热后的血平板，谓之"巧克力色平板"；百日咳杆菌需甘油、马铃薯和血液配置
的鲍 - 金（BG）培养基。②致病物质，百日咳杆菌除荚膜、菌毛和内毒素外，还可产生外毒素。
③感染类型和所致疾病，无荚膜的流感杆菌是条件致病菌，主要引起内源性感染、继发感染；有
荚膜的强毒株引起外源性原发感染，并可侵入血流引起败血症，因此感染部位并不限于呼吸道。
百日咳杆菌是具有高度传染性的致病菌，主要通过飞沫感染呼吸道，以外毒素损伤呼吸道纤毛细
胞引起痉挛性阵咳。百日咳杆菌不入血，因此不引起败血症。

2. 答：流感嗜血杆菌感染的特点是：①该菌在人群的携带率高，达到 50%。②所致疾病分
为原发性与继发性感染两类，原发性感染多为有荚膜的 b 型菌株引起的急性化脓性感染，如脑膜
炎、鼻咽炎等，属于外源性感染。继发性感染常继发于流感、麻疹、百日咳等疾病，大多由无荚
膜的菌株引起，属于内源性感染。③机体对该菌的免疫力以体液免疫为主，但是免疫力不持久。

第15章　动物源性细菌

教学目的

1. 掌握　布鲁菌属、鼠疫耶尔森菌、炭疽芽胞杆菌、贝纳柯克斯体的致病性及免疫性。
2. 熟悉　布鲁菌属、鼠疫耶尔森菌、炭疽芽胞杆菌、贝纳柯克斯体的防治原则。
3. 了解　布鲁菌属、鼠疫耶尔森菌、炭疽芽胞杆菌、贝纳柯克斯体的生物学性状及微生物学检查法。

以动物作为传染源，能引起动物和人类发生人兽共患病的病原菌称为动物源性细菌。储存宿主为家畜或野生动物，人类因通过接触病畜及其污染物而致病，主要包括布鲁菌属、耶尔森菌属、芽胞杆菌属、柯克斯体属、巴通体属、弗朗西斯菌属和巴斯德菌属等。

第1节　布鲁菌属

布鲁菌属（*Brucellae*）的细菌是一类人兽共患传染病的病原菌。本属使人致病的有羊布鲁菌、牛布鲁菌、猪布鲁菌、犬布鲁菌，在我国流行的主要是羊布鲁菌，其次为牛布鲁菌。

一、生物学性状

革兰阴性短小杆菌，需氧菌，营养要求较高。

布鲁菌含有两种抗原物质，即 M 抗原（羊布鲁菌菌体抗原）和 A 抗原（牛布鲁菌菌体抗原）。根据两种抗原量的比例不同，可对菌种进行区别，如牛布鲁菌 A: M = 20: 1，而羊布鲁菌 A: M = 1: 20，猪布鲁菌 A: M = 2: 1。

抵抗力较强，对常用消毒剂和广谱抗生素均较敏感。

二、致病性与免疫性

（1）致病物质　主要是内毒素，微荚膜和侵袭性酶增强了该菌的侵袭力。

（2）所致疾病　布鲁菌感染家畜引起母畜流产，病畜还可表现为睾丸炎、附睾炎、乳腺炎、子宫炎等，人类主要通过接触病畜或接触被污染的畜产品，经皮肤、黏膜、眼结膜、消化道、呼吸道等不同途径感染。

（3）免疫性　以细胞免疫为主。

三、 微生物学检查法

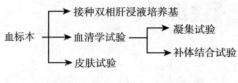

图 15-1　布鲁菌属检验程序

四、 防治原则

控制和消灭家畜布鲁菌病，切断传播途径和免疫接种是三项主要的预防措施。免疫接种以畜群为主，疫区人群也应接种减毒活疫苗。

急性期治疗首选方案是利福平与多西环素联合使用，或四环素与利福平联用；神经系统受累者选用四环素与链霉素联用。

第 2 节　耶尔森菌属

耶尔森菌属（*Yersinia*）属于肠杆菌科，是一类革兰阴性小杆菌，其中对人类致病的有鼠疫耶尔森菌、小肠结肠炎耶尔森菌小肠结肠炎亚种和假结核耶尔森菌假结核亚种。本属细菌通常先引起啮齿类动物、家畜和鸟类等动物感染，人类通过接触已感染的动物、食入污染食物或节肢动物叮咬等途径而感染。

一、 鼠疫耶尔森菌

鼠疫耶尔森菌（*Y. pestis*）俗称鼠疫杆菌，是鼠疫的病原菌。鼠疫是一种自然疫源性的烈性传染病，有三种生物型：古典型、中世纪型和东方型。人类鼠疫是被染的鼠蚤叮咬而受染或因直接接触、剥食了染有鼠疫的动物而受染。

（一） 生物学性状

鼠疫耶尔森菌为两端钝圆，两极浓染的卵圆形短小杆菌，革兰染色阴性。最适生长温度为 27～30℃。对理化因素的抵抗力弱。

（二） 致病性与免疫性

（1） 致病物质　鼠疫耶尔森菌的致病性主要与 F1 抗原、V/W 抗原、外膜抗原及鼠毒素等相关。鼠毒素主要对鼠类致病。

（2） 所致疾病　鼠疫，为自然疫源性疾病。啮齿类动物（野鼠、家鼠、黄鼠等）是鼠疫耶尔森菌的贮存宿主，鼠蚤为其主要传播媒介。通过鼠蚤的叮咬而传染人类，人患鼠疫后，又可通过人蚤或呼吸道等途径在人群间流行。临床常见有腺鼠疫、肺鼠疫和败血症型鼠疫。

①腺鼠疫：以急性淋巴结炎为特点。

②肺鼠疫：有原发性肺鼠疫和继发性肺鼠疫，临床表现为高热寒战、咳嗽、胸痛、咯血，患者多因呼吸困难或心力衰竭而死亡。死亡患者的皮肤常呈黑紫色，故有"黑死病"之称。

③败血症型鼠疫：略。

（3） 免疫性　感染后能获得牢固免疫力，再次感染罕见。

（三） 微生物学检查法

标本采集可取淋巴结穿刺液、痰、血液、咽喉分泌物等。标本先直接涂片革兰染色或亚甲蓝染色镜检；分离培养可将标本接种于血琼脂培养基，挑取可疑菌落进行涂片染色镜检、生化试验、血清凝集试验等进一步鉴定；也可用血清学试验和 PCR 技术。

（四）防治原则

灭鼠、灭蚤是切断鼠疫传播环节，消灭鼠疫源的根本措施。尽早隔离患者，与患者接触者可口服磺胺嘧啶，对具有潜在感染可能性的人群接种无毒株 EV 活菌苗。

腺鼠疫常用链霉素加磺胺类药物治疗；肺鼠疫和败血症型鼠疫常用链霉素或阿米卡星加四环素治疗。

二、小肠结肠炎耶尔森菌小肠结肠炎亚种

小肠结肠炎耶尔森菌小肠结肠炎亚种（*Y. enterocolitica* subsp. *enterocolitica*）为革兰阴性球杆菌，在肠道选择培养基上可形成无色半透明菌落。根据 O 抗原可将本菌为分 50 多种血清型，但仅几种血清型与致病有关，且致病型别各地区也不同，我国主要为 09、08、05 和 03 等。

本菌为一种肠道致病菌，具有侵袭性和产毒性。03、08、09 等菌株能产生耐热肠毒素，与大肠埃希菌肠毒素 ST 相似。某些菌株的 O 抗原与人体组织有共同抗原，可刺激机体产生自身抗体，引起自身免疫性疾病。人类通过食用该菌污染的食物和水而引起小肠结肠炎，临床表现以发热、腹痛和腹泻为主，病程 3～4 天，常呈自限性。有些患者可发展为自身免疫并发症的肠外感染，如关节炎、结节性红斑、败血症等。

本菌引起的小肠结肠炎不需做特殊治疗。但对肠外感染可采用广谱的头孢菌素与氨基苷类联用。

三、假结核耶尔森菌假结核亚种

假结核耶尔森菌假结核亚种（*Y. pseudotuberculosis* subsp. *pseudotuberculosis*）存在于多种动物的肠道中，革兰染色阴性。该菌对豚鼠、家兔、鼠类等有很强的致病性，感染动物的肝、脾、肺和淋巴结等可形成多发性粟粒状结核结节。人类主要通过食用患病动物污染的食物引起胃肠炎、肠系膜淋巴结肉芽肿、回肠末端炎。治疗可采用广谱抗生素。

第 3 节　芽胞杆菌属

芽胞杆菌属（*Bacillus*）的细菌是一群需氧，能形成芽胞的革兰阳性粗大杆菌。其中炭疽芽胞杆菌是引起动物和人类炭疽病的病原菌，蜡样芽胞杆菌可产生肠毒素引起人类食物中毒。其他大多为腐生菌，一般不致病，当机体免疫力低下时，如枯草芽胞杆菌等偶尔可引起结膜炎、虹膜炎及全眼炎等。

一、炭疽芽胞杆菌

炭疽芽胞杆菌（*B. anthracis*）是炭疽病（anthrax）的病原菌，牛羊等草食动物的发病率最高，人可通过摄食或接触患病的动物及畜产生而感染。

（一）生物学性状

炭疽芽胞杆菌为革兰阳性粗大杆菌，两端截平，常呈单个或短链状排列，有氧条件下能形成椭圆形芽胞。最适生长温度为 30～35℃。细菌芽胞抵抗力强，牧场一旦被污染，传染性可持续数十年。

（二）致病性与免疫性

（1）致病物质　主要是荚膜和炭疽毒素。

（2）所致疾病　动物和人类炭疽病。

①皮肤炭疽：人因接触患病动物或受染皮毛而引起皮肤炭疽，细菌由颜面、四肢等皮肤小伤口侵入，经1天在左右局部出现小疖，继而周围形成水疱、脓疮，最后出现坏死和黑色焦痂，故名炭疽。

②肠炭疽：食入未煮熟的病畜肉类、奶或被污染食物引起肠炭疽，表现为连续性呕吐、肠麻痹及血便，但以全身中毒为主。

③肺炭疽：吸入含有大量炭疽芽胞杆菌芽胞的尘埃可引起肺炭疽，先出现呼吸道症状，很快出现全身中毒症状而死亡。

（3）免疫性　感染后可获得持久免疫力。

（三）微生物学检查法

（1）标本采集　皮肤炭疽早期取水疱、脓疱内容物，晚期取血液；肠炭疽取粪便、血液及畜肉；肺炭疽取痰病灶出液及血液。

（2）直接涂片革兰染色镜检　若发现有荚膜或呈竹节状排列的革兰阳性粗大杆菌，结合临床症状可做出初步诊断。

（3）分离培养与鉴定　将标本接种于血平板或碳酸氢钠琼脂平板，孵育后观察菌落，用青霉素串珠试验、噬菌体裂解试验等进行鉴定。

（四）防治原则

重点应放在控制家畜感染和牧场的污染。病畜应严格隔离或处死深埋，死畜严禁剥皮或煮食，必须焚毁或深埋。

特异性预防用炭疽减毒活疫苗，皮上划痕接种，免疫力可持续1年。治疗首选青霉素G。

二、蜡样芽胞杆菌

蜡样芽胞杆菌（*B. cereus*）为革兰阳性大杆菌，芽胞多位于菌体中央或次极端。在普通培养基上生长良好，菌落较大，灰白色，表面粗糙似融蜡状，故名。

蜡样芽胞杆菌可引起食物中毒和机会性感染。食物中毒可分两种类型：①呕吐型，由耐热的肠毒素引起，进食后出现恶心、呕吐症状；②腹泻型，由不耐热的肠毒素引起，进食后出现胃肠炎症状，主要为腹痛、腹泻和里急后重。该菌有时也是外伤后眼部感染的常见病原菌，引起全眼球炎。在免疫功能低下时可引起心内膜炎、菌血症和脑膜炎等。治疗可选用红霉素、氯霉素和庆大霉素。

第4节　柯克斯体属

柯克斯体属（*Coxiella*）归属于柯克斯体科，其下只有一个种，即贝纳柯克斯体，亦称Q热柯克斯体，是Q热的病原体。

1. 生物学性状

菌体呈短杆状或球杆状，常用Gimenez法染色呈鲜红色，Giemsa法染色呈紫色或蓝色。专性细胞内寄生，在鸡胚卵黄囊中生长旺盛。

2. 致病性与免疫性

Q热的传播媒介是蜱。蜱叮咬野生啮齿动物和家畜使其感染，是主要的传染源，通过乳、尿和粪便排泄病原体。人类主要通过消化道或偶尔经呼吸道接触而感染。

Q热分急性和慢性两种。急性人类Q热症状类似流感或原发型非典型肺炎，严重患者可并发心包炎和心内膜炎以及精神与神经等症状。慢性Q热病变以心膜炎为特征。

病后可获得一定的免疫力，以细胞免疫为主。

3. 微生物学检查法

取患者外周血接种于豚鼠腹腔，发热时解剖取肝和脾涂片，吉姆萨染色及直接免疫荧光染色进行鉴定。早期诊断多用间接免疫荧光试验和 ELISA。

4. 防治原则

预防应着重防止家畜的感染，定期检疫，隔离传染源；要严格控制鲜乳和乳制品的卫生指标。对流行区的易感人群和家畜接种 I 相菌株制成的灭活疫苗或减毒活疫苗。急性 Q 热口服四环素或多西环素；慢性 Q 热联合应用多西环素和利福平治疗。

第 5 节　巴通体属

巴通体属（*Bartonella*）归属于巴通体科，其中汉塞巴通体（*B. henselae*）为猫抓病的主要病原体；五日热巴通体（*B. quintana*）为五日热的主要病原体。

一、汉塞巴通体

菌体形态多样，主要为杆状，革兰染色阴性，Giemsa 法染色呈紫蓝色，可在非细胞培养基中生长繁殖。

传染源主要是猫和狗，尤其是幼猫，通过咬、抓或接触传播给人。患者大多有被猫或狗咬伤、抓伤或接触史。病原体从伤口进入，潜伏期约 14 天，局部皮肤出现脓疱、淋巴结肿大、发热、厌食、肌痛和脾肿大等临床综合征，常合并结膜炎伴耳前淋巴结肿大，称为帕里诺（Parinaud）眼淋巴结综合征，为"猫抓病"的重要特征之一。该菌还可引起免疫功能低下患者患杆菌性血管瘤 – 杆菌性紫癜（bacillary angiomatosisbacillary peliosis，BAP），其主要表现为皮肤损害和内脏小血管壁增生。

目前尚无疫苗预防。定期检疫宠物，杀灭感染宠物。被宠物咬伤或抓伤后局部用碘酒消毒，治疗可用环丙沙星、红霉素和利福平。

二、五日热巴通体

五日热巴通体是五日热（又名战壕热）的病原体。五日热是经虱传播的急性传染病，人为唯一传染源，主要表现为周期性发热、严重肌肉疼痛。胫骨痛、眼球痛、复发倾向及持久的菌血症。治疗可用四环素或氯霉素。

第 6 节　弗朗西斯菌属

弗朗西斯菌属（*Francisella*）的细菌是一类呈多形性的革兰阴性小杆菌，有蜃楼弗朗西斯菌（*F. philomiragia*）和土拉弗朗西斯菌（*F. tularesis*）2 个种，前者仅对免疫抑制患者致病；后者包括 4 个亚种，其中土拉弗朗西斯菌土拉亚种为土拉热的病原体。

土拉弗朗西斯菌能引起野兔、鼠类等多种野生动物和家畜感染。动物之间主要通过蜱、蚊、蚤、虱等吸血节肢动物叮咬传播，人类可通过多途径感染，如直接接触患病的动物或被动物咬伤、节肢动物叮咬、食入污染食物，亦可经空气传播引起呼吸道感染。其致病物质主要是荚膜和内毒素。人类感染后，发病较急，临床表现为发热、剧烈头痛、关节痛等，重者出现衰竭与休克。由于感染途径不同，临床类型有溃疡腺型、胃肠炎型、肺炎型和伤寒样型等。

预防可用减毒活疫苗经皮上划痕接种。治疗可用链霉素或庆大霉素。

第 7 节 巴斯德菌属

巴斯德菌属（*Pasteurella*）的细菌为革兰阴性、球杆状的细菌，常寄生于哺乳动物和鸟类上呼吸道和肠道黏膜上。对人类致病的主要是多杀巴氏菌（*P. multocida*），其致病物质为荚膜和内毒素，可引起低等动物的败血症和鸡霍乱。人类通过接触患病的动物而感染，所致疾病有伤口感染、脓肿、肺部感染、脑膜炎、腹膜炎、关节炎等。治疗可选用青霉素 G、四环素类或喹诺酮类。

同步练习

一、选择题

[A 型题]

1. 布鲁菌的致病物质主要是（　　）
   A. 内毒素　　　　　　　B. 外毒素　　　　　　　C. 荚膜
   D. 菌毛　　　　　　　　E. 血浆凝固酶

2. 食入未经消毒的牛奶最有可能感染的病原菌是（　　）
   A. 布鲁菌　　　　　　　B. 结核分枝杆菌　　　　C. 伤寒沙门菌
   D. 志贺菌　　　　　　　E. 肉毒梭菌

3. 急性期波浪热患者作病原菌分离培养时其最适标本为（　　）
   A. 痰　　　　　　　　　B. 血液　　　　　　　　C. 尿
   D. 粪便　　　　　　　　E. 眼结膜分泌物

4. 布鲁菌的分离培养应接种于（　　）
   A. 巧克力色平板　　　　B. 亚碲酸钾血平板　　　C. 血平板
   D. 罗氏培养基　　　　　E. 吕氏血清斜面

5. 鼠疫杆菌的最适生长温度是（　　）
   A. 32 ~ 34℃　　　　　　B. 35 ~ 37℃　　　　　　C. 20 ~ 25℃
   D. 37 ~ 40℃　　　　　　E. 27 ~ 30℃

6. 鼠疫杆菌的荚膜抗原是（　　）
   A. F1 抗原　　　　　　　B. V 抗原　　　　　　　C. 鼠毒素
   D. 外膜蛋白　　　　　　E. W 抗原

7. 引起自然疫源性烈性传染病的病原菌是（　　）
   A. 炭疽芽胞杆菌　　　　B. 鼠疫杆菌　　　　　　C. 土拉弗菌
   D. 布鲁菌　　　　　　　E. 军团菌

8. 黑死病的病原菌是（　　）
   A. 鼠疫杆菌　　　　　　B. 假结核耶氏菌　　　　C. 野兔热杆菌
   D. 炭疽芽胞杆菌
   E. 军团菌

9. 鼠疫的防治原则不包括（　　）
   A. 灭蚤　　　　　　　　B. 灭鼠　　　　　　　　C. 接种活疫苗
   D. 接种类毒素　　　　　E. 早期足量抗生素治疗

10. 小肠结肠炎耶氏菌不同于鼠疫杆菌的是（　　）

A. 革兰染色阴性　　　　　　B. 无鞭毛　　　　　　C. 无荚膜

D. 无芽胞　　　　　　　　　E. 不产生外毒素

11. 以下关于假结核耶氏菌的叙述哪项是正确的（　　　）

A. 革兰染色阳性　　　　　　B. 抗酸染色阳性　　　C. 呈多形态性

D. 有荚膜　　　　　　　　　E. 最适生长温度 37℃

12. 动物源性细菌是哪种（　　　）

A. 炭疽芽胞杆菌　　　　　　B. 破伤风梭菌　　　　C. 产气荚膜梭菌

D. 霍乱弧菌　　　　　　　　E. 肉毒梭菌

13. 人类历史上第一个被发现的病原菌是（　　　）

A. 金黄色葡萄球菌　　　　　B. 霍乱弧菌　　　　　C. 炭疽芽胞杆菌

D. 结核分枝杆菌　　　　　　E. 志贺菌

14. 需在有氧环境中形成芽胞的病原菌是（　　　）

A. 破伤风梭菌　　　　　　　B. 肉毒梭菌　　　　　C. 艰难梭菌

D. 产气荚膜梭菌　　　　　　E. 炭疽芽胞杆菌

15. 青霉素串珠试验可用于鉴定（　　　）

A. 白喉棒状杆菌　　　　　　B. 链球菌　　　　　　C. 鼠伤寒沙门菌

D. 炭疽芽胞杆菌　　　　　　E. 葡萄球菌

16. 在感染机体内能形成荚膜的芽胞菌是（　　　）

A. 炭疽芽胞杆菌　　　　　　B. 肺炎链球菌　　　　C. 破伤风梭菌

D. 鼠疫杆菌　　　　　　　　E. 蜡样芽胞菌

17. 与炭疽芽胞杆菌毒力无关的抗原是（　　　）

A. 荚膜多肽抗原　　　　　　B. 菌体多糖抗原　　　C. 保护性抗原

D. 致死因子　　　　　　　　E. 水肿因子

18. 人类最常见的炭疽病是（　　　）

A. 皮肤炭疽　　　　　　　　B. 肺炭疽　　　　　　C. 肠炭疽

D. 肝炭疽　　　　　　　　　E. 炭疽性脑膜炎

19. 关于炭疽的微生物学检查采集标本的方法哪项是错误的（　　　）

A. 病畜尸体当地剖剪取血标本　　　　　　B. 人皮肤炭疽无菌取病灶渗出液

C. 人肺炭疽无菌取痰及血液　　　　　　　D. 人肠炭疽无菌取粪便

E. 人炭疽性脑膜炎无菌取脑脊液

[X 型题]

1. 在布鲁菌属中，使人致病的有（　　　）

A. 羊布鲁菌　　　　　　　　B. 牛布鲁菌　　　　　C. 猪布鲁菌

D. 犬布鲁菌　　　　　　　　E. 绵羊布鲁菌

2. 机体对布鲁菌的免疫特点是（　　　）

A. 为有菌免疫　　　　　　　　　　　　　B. 以细胞免疫为主

C. 抗体可发挥调理作用　　　　　　　　　D. 依赖抗毒素的中和作用

E. 在慢性病程中，细胞免疫与Ⅳ型超每反应往往交织存在

3. 布鲁菌的致病因素有（　　　）

A. 内毒素　　　　　　　　　B. 外毒素　　　　　　C. 荚膜

D. 透明质酸酶　　　　　　　E. 血浆凝固酶

4. 与鼠疫杆菌侵袭力有关的物质是（　　　）

A. F1 抗原　　　　　　　B. 鼠毒素　　　　　　　C. V - W 抗原

D. 外膜蛋白　　　　　　E. 内毒素

5. 鼠疫杆菌产生的鼠毒素具有如下哪些特点（　　　）

A. 为外毒素　　　　　　B. 化学成分为蛋白质　　C. 由活菌分泌

D. 可脱毒为类毒素　　　E. 有良好的免疫原性

6. 鼠疫杆菌的变异性可发生于哪些方面（　　　）

A. 形态特点　　　　　　B. 毒力　　　　　　　　C. 耐药性

D. 抗原性　　　　　　　E. 菌落特点

7. 鼠疫的常见临床类型包括（　　　）

A. 肺型　　　　　　　　B. 腺型　　　　　　　　C. 肠型

D. 肝型　　　　　　　　E. 败血症型

8. 小肠结肠炎耶氏菌的致病物质主要是（　　　）

A. 荚膜　　　　　　　　B. 耐热肠毒素　　　　　C. 不热肠毒素

D. V - W 抗原　　　　　E. 溶血毒素

9. 炭疽芽胞杆菌的生物学性状包括（　　　）

A. 呈竹节状排列的革兰阳性大杆菌　　　　B. 有鞭毛

C. 有荚膜　　　　　　　　　　　　　　　D. 有芽胞

E. 需氧或兼性厌氧

10. 炭疽毒素由以下哪些因素组成（　　　）

A. V 抗原　　　　　　　B. 保护性抗原　　　　　C. W 抗原

D. 水肿因子　　　　　　E. 致死因子

二、填空题

1. 布鲁菌属中使人致病的有_____、_____、_____和_____等四种。

2. 布鲁菌的主要致病物质是_____，其侵袭力与_____和_____有关。

3. 布鲁菌感染人类能引起_____，感染家畜则主要引起_____。

4. 布鲁菌所含抗原物质中，能鉴别牛、羊、猪等三种布鲁菌的是_____和_____两种抗原物质。

5. 鼠疫杆菌为革兰染色_____的球杆菌，在陈旧培养物或生长在高盐培养基中其形态常呈_____。

6. 有毒株鼠疫杆菌的菌落为_____型，在肉汤培养基中生长48h后可形成_____，稍加摇动呈_____状下沉。

7. 鼠疫杆菌产生的毒素包括_____和_____。

8. 鼠疫属于_____烈性传染病，其传播媒介主要是_____。

9. 炭疽芽胞杆菌为革兰染色_____的粗大杆菌，其芽胞需在含_____的气体环境中才能形成。

10. 炭疽芽胞杆菌的致病物质主要是_____和_____。

11. 炭疽毒素是_____、_____和_____三种蛋白质组成的复合物。

三、名词解释

1. 动物源性细菌

2. 波浪热

3. 水肿因子

四、问答题

1. 动物源性细菌主要有哪些？各引起哪些人畜共患病？

2. 布鲁菌的致病物质是什么？人体对该菌的免疫力有何特点？

3. 简述鼠疫杆菌毒力的构成因素及其致病作用。

4. 简述炭疽芽胞杆菌的主要致病物质及其致病作用。

一、选择题

【A 型题】

1. A　2. A　3. B　4. C　5. E　6. A　7. B　8. A　9. D　10. C　11. C　12. A　13. C　14. E　15. D　16. A　17. B　18. A　19. A

【X 型题】

1. ABCD　2. ABCE　3. ACD　4. ACD　5. ABDE　6. ABCDE　7. ABE　8. BD　9. ACDE　10. BDE

二、填空题

1. 羊布鲁菌，牛布鲁菌，猪布鲁菌，犬布鲁菌

2. 内毒素，荚膜，侵袭性酶

3. 波浪热，母畜流产

4. A 抗原，M 抗原

5. 阴性，多形态性

6. 粗糙（R）型，菌膜，钟乳石

7. 鼠毒素，内毒素

8. 自然疫源性，鼠蚤

9. 阳性，氧

10. 炭疽毒素，荚膜

11. 保护性抗原，致死因子，水肿因子

三、名词解释

1. 动物源性细菌：某些病原菌既可感染动物，也可感染人类，且人类大多是由于接触了感染的动物或其污染物而受到传染，故也称其为人畜（兽）共患传染病的病原菌。如布鲁菌、鼠疫杆菌、炭疽芽胞杆菌等。

2. 波浪热：为布鲁菌感染人体所引起的以间歇性、反复发热为特征的传染病。布鲁菌侵入机体，被吞噬细胞吞噬并在该细胞内繁殖，细菌继而从淋巴结侵入血液，出现菌血症，并由于内毒素的作用使患者发热，随后细菌经血流扩散到肝、脾、骨髓等脏器细胞，发热也逐渐消退。当细菌在细胞内繁殖到一定程度时可再度入血，又出现菌血症而导致发热。如此反复多次形成菌血症，使患者热型呈波浪式，故称波浪热。

3. 水肿因子：是构成炭疽毒素的成分之一，为蛋白质。当与保护性抗原结合后即具有生物学活性，能引起局部组织水肿。

四、问答题

1. 主要的动物源性细菌及其所致人畜共患病包括：

（1）布鲁菌引起人类布鲁菌病，即波浪热，在动物中则主要引起母畜流产。

（2）鼠疫杆菌引起人和啮齿动物（鼠类）的鼠疫。

（3）炭疽芽胞杆菌主要引起人和草食动物的炭疽。

2. 布鲁菌的致病物质是内毒素、荚膜与侵袭性酶（透明质酸酶等）。

人体对布鲁菌的免疫特点是：

（1）为有菌免疫，即当机体内有布鲁菌存在时，对再次感染则有较强的免疫力。

（2）由于布鲁菌为胞内寄生菌，故其免疫以细胞免疫为主。

（3）抗体可发挥调理促吞噬作用。

（4）细胞免疫和Ⅳ型超敏反应所导致的免疫保护及病理损伤，在慢性与反复发作的病程中往往交织存在。

3. 鼠疫杆菌毒力的构成因素包括 F1 抗原（荚膜抗原）、V－W 抗原、外膜蛋白、鼠毒素和内毒素。

F1 抗原、V－W 抗原、外膜蛋白均具有抗吞噬作用，与细菌侵袭力有关；鼠毒素为外毒素，能损伤血管内皮细胞，导致致死性休克；内毒素可致机体发热，产生休克和 DIC 等。

4. 炭疽芽胞杆菌的致病物质主要是荚膜和炭疽毒素。荚膜有抗吞噬作用，有利于细菌在宿主组织内扩散。炭疽毒素能直接损伤微血管内皮细胞，引起机体组织水肿及微循环障碍，导致休克和 DIC，是造成感染者致病和死亡的主要原因。

第16章 其他细菌

教学目的

1. 掌握　白喉棒状杆菌、百日咳鲍特菌、嗜肺军团菌、铜绿假单胞菌的致病性与免疫性及防治原则。

2. 熟悉　白喉棒状杆菌的生物学性状，空肠弯曲菌的致病性。

3. 了解　白喉棒状杆菌的微生物学检查法；百日咳鲍特菌、嗜肺军团菌、铜绿假单胞菌的生物学性状及微生物学检查法；空肠弯曲菌的生物学性状、微生物学检查法及防治原则。

第1节　棒状杆菌属

棒状杆菌属（*Corynebacterium*）的细菌因其菌体一端或两端膨大呈棒状而得名。革兰染色阳性，菌体着色不均匀，有异染颗粒。与人类有关的有假白喉棒状杆菌（*C. pseudodiphtheriticum*）、结膜干燥棒状杆菌（*C. xerosis*）、溃疡棒状杆菌（*C. ulcerans*）等分别寄生于人鼻腔、结膜、阴道或尿道等处，大多不产生外毒素，一般无致病性，多为条件致病菌，分别可引起咽部、结膜、阴道或尿道等部位炎症，痤疮棒状杆菌可引起痤疮和粉刺。能引起人类传染性疾病的主要为白喉棒状杆菌（*C. diphtheriae*）。

白喉棒状杆菌是白喉的病原体。白喉是一种常见的急性呼吸道传染病，患者咽喉部出现灰白色的假膜为其病理学特征。

（一）生物学性状

菌体为细长微弯曲的杆菌，一端或两端膨大呈棒状，排列不规则，革兰染色阳性，用奈瑟染色可见异染颗粒。

需氧或兼性厌氧，在亚碲酸钾血平板上菌落呈黑色或灰色。对一般消毒剂敏感，对青霉素和红霉素敏感。

（二）致病性与免疫性

（1）致病物质　包括白喉毒素、索状因子、K抗原，其中白喉毒素是主要病物质。

白喉毒素由A、B两个两个肽链组成。A肽链是白喉毒素的毒性功能区，抑制易感细胞蛋白质的合成；B链上有一个受体结合区和一个转位区，与宿主心肌细胞、神经细胞等表面受体结合，协助A链进入这些易感细胞内。当白喉毒素A链进入细胞后可促使辅酶Ⅰ上的腺苷二磷酸核糖与EF2结合，结果EF2失活，使蛋白质无法合成，导致细胞功能障碍。

（2）所致疾病　白喉。白喉棒状杆菌主要通过飞沫传播，也可经污染物品直接接触传播。白喉的典型体征是在咽喉部能形成灰白色假膜（pseudomembrane）。假膜脱落引起呼吸道阻塞是白喉早期死亡的主要原因。心肌炎是白喉晚期死亡的主要原因。细菌一般不侵入血流。

（3）免疫性　白喉的免疫主要依靠抗毒素的中和作用。

（三）微生物学检查法

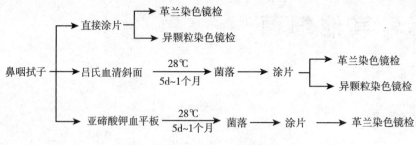

图 16 – 1　白喉棒状杆菌的检测程序

（四）防治原则

注射白喉类毒素是预防白喉的重要措施。目前我国应用白喉类毒素、百日咳菌苗和破伤风类毒素三联制剂（DPT 三联疫苗）进行人工主动免疫。对密切接触白喉患者的易感儿童需肌内注射 1000～2000U 白喉抗毒素进行紧急预防，同时注射白喉类毒素以延长免疫力。

治疗采取早期、足量注射白喉抗毒素血清以直接中和体内的毒素，并配合选用敏感抗毒素如青霉素和红霉素等进行抗菌治疗。

第2节　鲍特菌属

鲍特菌属（*Bordetella*）的细菌是一类革兰阴性球杆菌，现有 8 个种。其中百日咳鲍特菌（*B. pertussis*）、副百日咳鲍特菌（*B. parapertussis*）和支气管败血鲍特菌（*B. bronchiseptica*）都是引起哺乳动物呼吸道感染的病原菌，但宿主范围各不相同。百日咳鲍特菌是百日咳的病原菌，副百日咳鲍特菌可引起人急性呼吸道感染，支气管败血鲍特菌主要感染动物，偶可感染人类。

现以百日咳鲍特菌为例介绍。

百日咳鲍特菌俗称百日咳杆菌，是人类百日咳的病原体。

（一）生物学性状

菌体呈短杆状或椭圆形，革兰染色阴性。专性需氧，营养要求高，常用含甘油、马铃薯和血液的鲍－金培养基，生长较缓慢。生化反应弱，不分解糖类。抵抗力较弱。

（二）致病性与免疫性

（1）致病物质　有荚膜、菌毛及产生的多种毒素等。

（2）所致疾病　百日咳。

百日咳鲍特菌通过飞沫传播。临床表现有发热、打喷嚏、阵发性痉挛性咳嗽，常伴有吸气吼声（鸡鸣样吼声）、呼吸困难、发绀等症状。因病程较长，故称百日咳。

（3）免疫性　局部黏膜免疫起主要作用。病后可获持久免疫力。

（三）微生物学检查法

取鼻咽拭子或鼻腔洗液直接接种于鲍金培养基，观察菌落并进行染色镜检和生化反应鉴定。荧光抗体法、ELISA 可用早期诊断。

（四）防治原则

我国采用白喉类毒素、百日咳菌苗和破伤风类毒素三联制剂（DPT 三联疫苗）进行预防接种。治疗首选红霉素、氨苄西林等。

第3节 军团菌属

军团菌属（*Legionella*）的细菌是一类革兰阴性杆菌。对人主要致病菌为嗜肺军团菌（*L. pneumophila*），引起人类军团病。现以嗜肺军团菌为例介绍。

1. 生物学性状

菌体形态易变，有1至数根端鞭毛或侧鞭毛，革兰阴性杆菌，不易着色，常用 Giemsa 染色（呈红色）或 Dieterle 镀银染色（呈黑褐色）。

专性需氧，兼性胞内寄生，营养要求较高，生长需要 L-半光氨酸、甲硫氨酸等，常用活性-酵母浸出液琼脂培养基。不发酵糖类。

对常用消毒剂、干燥、紫外线较敏感，但对氯或酸有一定抵抗力。

2. 致病性与免疫性

（1）致病物质　主要是产生的多种酶类、毒素和溶血素，直接损伤宿主。菌毛、微荚膜及内毒素也参与致病。

（2）所致疾病　主要引起军团病，也可引起医院感染。主要经呼吸道传播，引起以肺为主的全身性感染。军团病临床上有三种类型。

①流感样型：亦称庞蒂亚克热，为轻症感染，表现为发热、寒战、肌肉酸痛等症状。

②肺炎型：亦称军团病，起病急骤，以肺炎症状为主，伴有多器官损害。

③肺外感染型：为继发性感染，出现脑、肾、肝等多脏器感染症状。

（3）免疫性　细胞免疫在机体抗感染过程中起重要作用。

3. 微生物学检查法

采集下呼吸道分泌物、肺活检组织或胸腔积液等标本进行细菌学检查。用活性-酵母浸出液琼脂培养基分离细菌，再根据培养特性、菌落特征、生化反应作出鉴定。也可直接荧光试验、ELISA、RIA 等进行快速诊断。

4. 防治原则

加强水源管理及人工输水管道和设施的消毒处理，防止军团菌造成空气和水源的污染，是预防军团病扩散的重要措施。治疗首选红霉素。

第4节　假单胞菌属

假单胞菌属（*Pseudomonas*）包括一群革兰阴性小杆菌。与人类关系密切的主要有铜绿假单胞菌（*P. aeruginosa*）、荧光假单胞菌（*P. fluorescens*）和类鼻疽假单胞菌（*P. pseudomallei*）。主要引起机会性感染。现以铜绿假单胞菌为例介绍。

1. 生物学性状

革兰阴性杆菌，单端有1~3根鞭毛，运动活泼。

专性需氧，在普通培养基上生长良好，在4℃不生长而在42℃可生长，能产生带荧光的水溶性色素青脓素与绿脓素。对多种化学消毒剂与抗生素有抗性或耐药性。

2. 致病性与免疫性

（1）致病物质　内毒素、菌毛、荚膜、胞外酶和外毒素等。

（2）所致疾病　铜绿假单胞菌感染多见于皮肤黏膜受损部位，如烧伤、创伤或手术切口等，表现为局部化脓性炎症。也可引起中耳炎、角膜炎、尿道炎、胃肠炎、心内膜炎和脓胸等。也有报道由该菌引起的菌血症、败血症及婴儿严重的流行性腹泻。

3. 微生物学检查法与防治

按疾病和检查目的不同分别采取标本。将标本接种于血琼脂平板，根据菌落特征、色素及生化反应等鉴定。

治疗可选用庆大霉素、多黏菌素等。

第5节 弯曲菌属

弯曲菌属（*Campylobacter*）的细菌是一类呈逗点状或S形的革兰阴性杆菌。常寄居于家禽和野鸟的肠道内。主要引起人类的胃肠炎和败血症，也可引起肠外感染，为动物源性疾病。对人致病的有空肠弯曲菌空肠亚种（*C. jejuni* subsp. *jejuni*）、大肠弯曲菌（*C. coli*）和唾液弯曲菌（*C. sputorum*）等，其中以空肠弯曲菌空肠亚种最为常见。现以空肠弯曲菌空肠亚种为例介绍。

1. 生物学性状

菌体细长，呈弧形、螺旋形、S形或海鸥状，革兰染色阴性，一端或两端有单鞭毛，运动活泼。微需氧，营养要求高，最适生长温度为42℃。不发酵糖类。抵抗力较弱。

2. 致病性与免疫性

（1）致病物质　包括侵袭力、外毒素和内毒素。

（2）所致疾病　散发性细菌性胃肠炎。

该菌常通过污染饮食、牛奶、水源等食入。临床表现为痉挛性腹痛、腹泻、血便或果酱样便，量多；头痛、发热。该病自限，病程5～8天。

3. 微生物学检查法与防治

采取粪便标本涂片革兰染色，镜检查找革兰阴性弧形或海鸥状弯曲菌。分离培养选用含多黏菌素B和万古霉素的选择培养基。

预防主要是注意饮水和食品卫生，加强粪便管理。

治疗可用红霉素、氨基糖苷类抗生素、氯霉素等。

第6节 窄食单胞菌属

窄食单胞菌属（*Stenotrophomonas*）有5个种，嗜麦芽窄食单胞菌是该属中唯一致人类疾病的细菌。现以嗜麦芽窄食单胞菌为例介绍。

嗜麦芽窄食单胞菌（*S. maltophilia*）是人、畜、水产动物和水稻等植物共同的病原菌。为革兰阴性杆菌，有丛鞭毛。专性需氧，在血平板上有刺鼻的氨味，呈β溶血。致病物质有弹性蛋白酶、脂酶、黏多糖酶、透明质酸酶、DNA酶和溶血素等。可引起肺炎、菌血症、败血症、心内膜炎、脑膜炎、腹膜炎、伤口感染、眼部感染、纵隔炎、牙周炎和骨髓、关节、泌尿道及软组织等感染，死亡率高达43%以上。治疗首选磺胺类药物。

第7节 不动杆菌属

不动杆菌属（*Acinetobacter*）有16个菌种，其中鲍曼不动杆菌（*A. baumanii*）较多见，是机会致病菌，也是导致医院感染的常见菌之一。菌体呈球形或球杆状，革兰染色阴性。专性需氧。该类细菌黏附力极强，易黏附在各类医用材料上，成为贮菌源。传播途径有接触传播和空气传播。老年患者、早产儿和新生儿、手术创伤、严重烧伤、气管切开或插管、使用人工呼吸机、行静脉导管和腹膜透析者及广谱抗菌药物或免疫抑制剂应用者易感染。治疗可用庆大霉素、卡那霉素或妥布霉素。

第8节 莫拉菌属

莫拉菌属（*Moraxella*）有15个种。该属细菌是上呼吸道正常菌群中成员，为革兰染色阴性的小杆菌、球杆菌或球菌。属机会致病菌。

卡他莫拉菌（*M. catarrhalis*）在痰中常呈肾形双球状，一般不致病。当机体免疫力低下时，可单独或与其他细菌共同引起黏膜卡他性炎症、急性咽喉炎、支气管炎、肺炎、急性中耳炎或脑膜炎等。其致病物质主要是内毒素。该菌的 β - 内酰胺酶产生率高达90%以上，故临床治疗这类感染时，应根据药物敏感试验结果选用抗生素。

第9节 气单胞菌属

气单胞菌属（*Aeromonas*）有28个种，是一类具有单端鞭毛、有荚膜的革兰阴性杆菌。其中嗜水气单胞菌嗜水亚种和豚鼠气单胞菌为主要致病的菌种。可引起人类胃肠炎、食物中毒、败血症及创伤感染等。

嗜水气单胞菌为水中常居菌，进食细菌污染的水和食物等发生肠内感染，也可引起肠外感染。治疗可用氨基糖苷类抗生素、氯霉素和喹诺酮类抗菌药物。

第10节 李斯特菌属

李斯特菌属（*Listeria*）有8个菌种，其中仅产单核细胞李斯特菌（*L. monocytogenes*）对人类致病，引起李斯特菌病，主要表现为脑膜炎和败血症等。曾有食用李斯特菌污染的熟肉制品等食物而致肠道感染的报告。

产单核细胞李斯特菌呈球杆状，常成双排列，有鞭毛，革兰染色阳性。营养要求不高，在室温中动力活泼，但在37℃时动力缓慢，此特征可作为初步判定。

本菌致病物质为李斯特溶血素 O。所致新生儿疾患有早发和晚发两型。早发型为宫内感染，常致胎儿败血症。晚发型在出生后2～3天引起脑膜炎、脑膜脑炎和败血症等。成人感染主要引起脑膜炎和败血症等。

治疗可用青霉素、氨苄西林、庆大霉素和红霉素等。

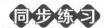

同步练习

一、选择题

[A 型题]

1. 可引起急性呼吸道传染病的病原菌是（　　）

    A. 肺炎杆菌　　　　　　　B. 麻风杆菌　　　　　　　C. 白喉棒状杆菌

    D. 绿脓杆菌　　　　　　　E. 变形杆菌

2. 白喉外毒素的毒性作用机制是（　　）

    A. 使细胞内延伸因子 2（EF - 2）灭活，影响蛋白质的合成

    B. 增强对内毒素的敏感性

    C. 破坏毛细血管内皮细胞

D. 抑制胆碱能运动神经末梢，阻止乙酰胆碱的释放

E. 作用于脊髓前角运动神经细胞

3. 确定白喉杆菌是否产毒素可根据（　　）

    A. 锡克试验

    B. 亚碲酸钾平板上菌落特征

    C. 吕氏血清斜面培养基上快速生长的特点

    D. 菌体的形态染色性

    E. Elek 平板试验

4. 机体注射白喉类毒素属于下列哪种免疫（　　）

    A. 自然主动免疫　　　　　B. 自然被动免疫　　　　　C. 非特异性免疫

    D. 人工主动免疫　　　　　E. 人工被动免疫

5. 百日咳杆菌的分离与培养应采用（　　）

    A. EMB 培养基　　　　　B. 巧克力培养基　　　　　C. 鲍金（BG）培养基

    D. SS 培养基　　　　　　E. 吕氏血清培养基

6. 百日咳病后或接种疫苗后的免疫力主要靠（　　）

    A. IgG　　　　　　　　　B. IgM　　　　　　　　　C. IgA

    D. SigA　　　　　　　　E. 细胞免疫

7. 引起婴幼儿急性肠炎的最常见的病原菌是（　　）

    A. 痢疾杆菌　　　　　　B. 伤寒杆菌　　　　　　C. 霍乱弧菌

    D. 变形杆菌　　　　　　E. 空肠弯曲菌

8. 铜绿假单胞菌产生（　　）

    A. 脂溶性色素　　　　　B. 水溶性色素　　　　　C. 抗生素

    D. 分枝菌酸　　　　　　E. 脂质

9. 可快速鉴定幽门螺杆菌感染的试验是（　　）

    A. 甲基红试验　　　　　B. 硫化氢试验　　　　　C. VP 试验

    D. 尿素酶试验　　　　　E. 乳糖发酵试验

10. 下列细菌中属于条件致病菌的是（　　）

    A. 痢疾志贺菌　　　　　B. 伤寒沙门菌　　　　　C. 绿脓杆菌

    D. 乙型溶血性链球菌　　E. 霍乱弧菌

［X 型题］

1. 具有异染颗粒的细菌是（　　）

    A. 白喉棒状杆菌　　　　B. 鼠疫杆菌　　　　　　C. 葡萄球菌

    D. 肺炎球菌　　　　　　E. 结核杆菌

2. 人工培养白喉棒状杆菌所用的培养基有（　　）

    A. 吕氏血清斜面培养基　B. 血平板培养基　　　　C. EMB 培养基

    D. 亚碲酸钾培养基　　　E. SS 培养基

3. 铜绿假单胞菌的致病物质包括（　　）

    A. 内毒素　　　　　　　B. 菌毛　　　　　　　　C. 荚膜

    D. 碱性蛋白酶　　　　　E. 杀白细胞素

二、判断改错题

1. 白喉棒状杆菌的外毒素是一种神经外毒素。（　　）

2. 白喉棒状杆菌本身一般不侵入血流，而是产生的毒素进入血流引起毒血症。（　　）

3. 白喉棒状杆菌为革兰染色阴性菌。（　　）

4. 引起人类流行性感冒流行的病原菌是流感嗜血杆菌。（　　）

5. 鉴定幽门螺杆菌进行生化反应时，该菌不分解糖类，但氧化酶、过氧化氢酶、尿素酶试验均为阳性。（　　）

6. 百日咳杆菌的强毒株为Ⅱ相菌。（　　）

7. 培养嗜肺军团菌需提供大量半胱氨酸和铁。（　　）

三、填空题

1. 白喉外毒素的 A 亚单位有 1 个＿＿＿＿＿区，B 亚单位上有 1 个＿＿＿＿＿区和 1 个＿＿＿＿＿区。

2. 毒力鉴定是鉴别白喉棒状杆菌与其他棒状杆菌的重要试验。体外法可用＿＿＿＿＿，体内法可用＿＿＿＿＿。

3. 白喉棒状杆菌在亚碲酸钾血平板生长时，其菌落呈＿＿＿＿＿。

4. 培养白喉棒状杆菌常选用的培养基是＿＿＿＿＿。

5. 对白喉的人工主动免疫用＿＿＿＿＿，人工被动免疫用＿＿＿＿＿。

6. 能引起人类疾病的弯曲菌有＿＿＿＿＿、＿＿＿＿＿、＿＿＿＿＿。

7. 空肠弯曲菌广泛存在于禽类的＿＿＿＿＿，人类接触后主要引起＿＿＿＿＿。

8. 绿脓杆菌属于＿＿＿＿＿菌属，在医学上是重要的＿＿＿＿＿菌。

9. 绿脓杆菌在生长繁殖过程中能产＿＿＿＿＿色素。

10. 嗜肺军团菌为革兰＿＿＿＿＿菌，侵入人体后可寄生在＿＿＿＿＿细胞内。

11. 嗜肺军团菌引起人类的疾病有＿＿＿＿＿、＿＿＿＿＿型。

12. 百日咳杆菌属于＿＿＿＿＿菌属，为革兰＿＿＿＿＿性小杆菌。

四、名词解释

1. 锡克试验

2. 白喉毒素

3. 百白破三联疫苗

4. 鲍－金培养基

五、问答题

1. 简述白喉棒状杆菌的致病物质及所致疾病的特点。

2. 简述白喉的特异性防治方法。

3. 简述百日咳杆菌的致病物质有哪些？各有何毒性作用？

4. 绿脓杆菌的感染有何特点？

5. 假单胞菌属的代表菌种是何菌？其生物学性状有何特点？

6. 哪些人易患军团菌病？怎样预防军团菌感染？

7. 军团菌病有哪两种类型？各有何主要特点？

参考答案

一、选择题

[A 型题]

1. C　2. A　3. E　4. D　5. C　6. D　7. E　8. B　9. D　10. C

[X 型题]

1. ABE　2. ABD　3. ABCDE

二、判断改错题

1. 错，细胞毒素。

2. 对。

3. 错，阳性。

4. 错，流感病毒。

5. 对。

6. 错，Ⅰ相菌。

7. 对。

三、填空题

1. 催化，受体结合，转位

2. 琼脂 Elek 平板毒力试验，豚鼠体内中和实验

3. 黑色

4. 吕氏血清斜面培养基

5. 白喉类毒素，白喉抗毒素

6. 空肠弯曲菌，大肠弯曲菌，胎儿弯曲菌

7. 肠道，急性肠炎

8. 假单胞，条件致病

9. 绿色水溶性

10. 阴性，巨噬

11. 流感样，肺炎

12. 鲍特，阴

四、名词解释

1. 锡克试验：用少量毒素测定机体内有无抗毒素免疫的一种方法。在一侧皮内注射白喉毒素 0.1ml，若无任何反应，表示机体对白喉有免疫力；若 24~48h 注射部位开始出现红肿，直径 1~2cm，表示机体对白喉易感，无免疫力，血液中无抗毒素中和毒素。

2. 白喉毒素：是由 β-棒状杆菌噬菌体毒素基因编码的。白喉外毒素含有 A 和 B 2 个亚单位。B 亚单位是结合片段，A 亚单位是毒性片段。白喉毒素具有很强的细胞毒作用，能抑制敏感细胞的正常蛋白质的和合成，引起组织细胞的变性坏死。

3. 百白破三联疫苗：由百日咳死菌、白喉类毒素和破伤风类毒素组成，可预防白喉、百日咳和破伤风。

4. 鲍-金培养基：含甘油、马铃薯和血液的营养培养基，用百日咳杆菌分离培养。

五、问答题

1. 白喉棒状杆菌的致病性与其产生的白喉外毒素有关。白喉外毒素属于细胞毒素，含有 A 和 B 2 个亚单位，B 亚单位起着与细胞表面受体结合的作用，使具有酶活性的 A 亚单位进入细胞，发挥毒性作用；通过对细胞内延伸因子 2 的灭活，影响蛋白质的合成。白喉杆菌存在于患者及带菌者的鼻咽腔中，随飞沫或污染的物品传播。感染后的白喉杆菌在局部鼻咽黏膜上繁殖并分泌外毒素，使局部黏膜上皮细胞产生炎症、渗出性和坏死性反应，形成灰白色假膜。

2. 白喉特异性预防有人工主动免疫和人工被动免疫两种。注射白喉类毒素是预防白喉的必要措施。对白喉患者的治疗，除了使用抗生素外应尽量注射足量的白喉抗毒素。

3. 百日咳杆菌的致病物质除荚膜、菌毛、内毒素外，还有：

（1）百日咳毒素（外毒素）。与细菌附着纤毛上皮细胞及引起阵发性咳嗽有关。

（2）腺苷酸环化酶毒素。可抑制巨噬细胞的氧化活性，抑制中性粒细胞的趋化、吞噬及杀伤

作用，抑制 NK 细胞的杀细胞作用。

（3）丝状红细胞凝集毒素。促进细菌对纤毛上皮细胞的黏附。

（4）气管细胞毒素。对气管纤毛上皮细胞有特殊的亲和力，低浓度时抑制纤毛的摆动，高浓度时使之细胞坏死脱落。

（5）皮肤坏死毒素。不耐热，能引起外周血管收缩，白细胞渗出或出血，致局部组织缺血、坏死等。

4. 绿脓杆菌感染的特点有：

（1）绿脓杆菌是条件致病菌，当机体免疫力低下时引起感染，如大面积烧伤患者的继发感染。该菌通过接触传染，是医源性感染和院内交叉性感染的常见病原菌。

（2）绿脓杆菌具有多种毒素和酶，有较强的蛋白分解能力，可感染人体的任何部位和组织，引起化脓性感染，脓液稀薄带绿色，并常引起败血症。

（3）绿脓杆菌抵抗力较强，对多种抗生素耐药，因此治疗应选用敏感的抗生素。

5.（1）假单胞菌属中的代表菌种为铜绿假单胞菌，俗称绿脓杆菌，是一种常见的条件致病菌。

（2）绿脓杆菌的主要生物学特性：革兰阴性杆菌，有菌毛和单鞭毛。营养要求不高，可产生绿色水溶性色素，能分解尿素，氧化酶试验呈阳性。在 42℃ 可生长。抵抗力较其他革兰阴性菌强，耐许多化学消毒剂和抗生素。绿脓杆菌有 O 和 H 抗原。O 抗原包括两种成分，一种是内毒素脂多糖，另一种成分是原内毒素蛋白（OEP）。OEP 是一种高分子抗原，具有很强的免疫原性。

6.（1）军团菌病的易感者多发生在免疫力低下者，包括使用免疫抑制剂、免疫缺陷、原有呼吸道疾患等，如器官抑制、老年慢性气管炎患者、艾滋病患者。

（2）对于预防军团菌病至今尚无特异性方法。预防应加强水源管理，包括对人工管道系统的消毒处理。治疗首选红霉素，对治疗反应迟缓的可合用利福平及其他药物。

7.（1）临床军团菌主要有两种类型，即军团菌流感样型和军团菌肺炎型。

（2）特点：①军团菌流感样型（轻症型），临床表现为发热、不适、头痛和肌肉疼痛，预后良好。②军团菌肺炎型（重症型），起病急、寒战、高热、咳嗽、胸痛，全身症状明显，最终导致呼吸衰竭。其病死率在 15% 以上。

放线菌属和诺卡菌属

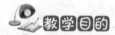 教学目的

1. 掌握　放线菌属与诺卡菌属的致病性及放线菌属微生物学检查法。
2. 了解　诺卡菌属的生物学性状、微生物学检查法及防治原则。

放线菌（*Actinomycetes*）是一类丝状、呈分枝生长的原核细胞型微生物。因其菌丝呈放射状排列，故名。

放线菌属为人体的正常菌群，可引起内源性感染。诺卡菌属为腐物寄生菌，引起外源性感染。

第1节　放线菌属

放线菌属（*Actinomyces*）有35个种，常见的有衣氏放线菌、牛型放线菌、内氏放线菌、黏液放线菌和龋齿放线菌等，其中对人致病性较强的为衣氏放线菌。

（一）生物学性状

本属放线菌为革兰阳性的非抗酸性丝状菌。以裂殖方式繁殖。

培养比较困难，生长缓慢，厌氧或微需氧。在患者的脓汁中可见黄色小颗粒，称硫黄样颗粒，是放线菌在组织中形成的菌落。将硫黄样颗粒制成压片或组织切片，在显微镜下可见放射状排列的菌丝，菌丝末端膨大呈棒状，形似菊花状。

（二）致病性与免疫性

放线菌属为人体的正常菌群。当机体抵抗力下降，口腔卫生不良、拔牙或口腔黏膜受损时，可致内源性感染，引起放线菌病。放线菌病是一种软组织的化脓性炎症，若无继发感染则多呈慢性肉芽肿，常伴有多发性瘘管形成。根据感染途径和涉及的器官不同，临床分为面颈部、胸部、腹部、盆腔和中枢神经系统放线菌病。

机体对放线菌的免疫主要靠细胞免疫。

（三）微生物学检查法

在脓汁、痰液和组织切片中寻找硫黄样颗粒。将硫黄样颗粒制成压片，革兰染色，在显微镜观察特征性的放射状排列的菊花状菌丝，可确定诊断。

（四）防治原则

注意口腔卫生，及时治疗口腔疾病是预防放线菌病的主要方法。对脓肿及瘘管应及时清创处理，同时应大量、长期使用抗生素治疗，首选青霉素。

第2节　诺卡菌属

诺卡菌属（*Nocardia*）有51个种，不属于人体正常菌群。对人致病的主要有星形诺卡菌、巴

西诺卡菌和鼻疽诺卡菌，其中星形诺卡菌致病力最强。

（一）生物学性状

诺卡菌属为革兰阳性杆菌，形态与放线菌属相似，但菌丝末端不膨大。部分诺卡菌属具有弱抗酸性。专性需氧，营养要求不高，生长缓慢，不同菌株可产生不同的色素。

（二）致病性与免疫性

星形诺卡菌主要由呼吸道或创口侵入机体，引起化脓性感染；也可通过血行播散，引起脑膜炎与脑脓肿；若该菌经皮肤创伤感染，可侵入皮下组织引起慢性化脓性肉芽肿和形成瘘管。在病变组织或脓汁中可见黄、红、黑等色素颗粒，为诺卡菌属的菌落。

巴西诺卡菌可侵入皮下组织引起慢性化脓性肉芽肿。

（三）微生物学检查法

在脓液、痰等标本中查找黄色或黑色颗粒状的诺卡菌属菌落。

（四）防治原则

无特异预防方法。对脓肿和瘘管可手术清创，切除坏死组织。治疗可用抗生素或磺胺类药物。

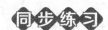

一、选择题

[A 型题]

1. 放线菌与厌氧菌的相同点是（　　）
    A. 革兰阳性菌　　　　　　B. 单细胞　　　　　　C. 有鞭毛
    D. 有荚膜　　　　　　　　E. 产外毒素

2. 放线菌与多细胞真菌的相同点是（　　）
    A. 属真核细胞　　　　　　B. 形成菌丝和孢子　　　C. 为丝状菌
    D. 为厌氧菌　　　　　　　E. 对常用抗生素敏感

3. 在病灶组织或脓样标本中见到硫黄样颗粒由何菌形成（　　）
    A. 衣氏放线菌　　　　　　B. 白假丝酵母菌　　　　C. 新生隐球菌
    D. 葡萄球菌　　　　　　　E. 伯氏疏螺旋体

4. 放线菌的感染特点是（　　）
    A. 化脓性感染　　　　　　B. 脓汁黏稠　　　　　　C. 局部感染
    D. 病灶中有硫黄样颗粒　　E. 易在人群中传播

5. 放线菌感染后免疫是（　　）
    A. 无免疫力　　　　　　　B. 沉淀素为主　　　　　C. 凝集素为主
    D. 补体结合抗体为主　　　E. 细胞免疫为主

6. 放线菌感染最主要及最简单的诊断方法（　　）
    A. 病灶中找硫黄样颗粒　　B. 检测凝集素　　　　　C. 检测沉素
    D. 检测补体结合抗体　　　E. 厌氧或微需氧

7. 诺卡菌属与放线菌属相同点是（　　）
    A. 严格需氧菌　　　　　　B. 胞壁中含分枝菌酸　　C. 为丝状菌
    D. 营养要求不高　　　　　E. 为正常菌群成员

8. 诺卡菌与分枝杆菌的不同点是（　　）
    A. 抗酸染色阳性　　　　　B. 含分枝菌酸　　　　　C. 需氧菌

D. 革兰阳性菌　　　　　　　　E. 胞壁中含大量脂质

9. 关于放线菌的叙述，下列哪项是错误的（　　　）
   A. 厌氧或微需氧生长　　B. 主要分布于地表面　　C. 为条件致病菌
   D. 主要引起面颈部感染　E. 能引起动物疾病

[X 型题]

1. 细胞壁中含分枝菌酸的细菌是（　　　）
   A. 厌氧芽胞梭菌属　　　　　B. 放线菌属　　　　　　C. 诺卡菌属
   D. 棒状杆菌属　　　　　　　E. 分枝杆菌属

2. 放线菌与厌氧性细菌的相同点是（　　　）
   A. 原核细胞　　　　　　　　B. 分枝生长　　　　　　C. 厌氧生长
   D. 生长缓慢　　　　　　　　E. 不含分枝菌酸

3. 放线菌与结核分枝杆菌的相同点是（　　　）
   A. 同属分枝杆菌属　　　　　B. 无鞭毛、芽胞、菌毛　C. 不产生内、外毒素
   D. 有氧条件下生长最好　　　E. 能分枝生长

4. 放线菌感染的特点是（　　　）
   A. 主要为内源性感染　　　　B. 化脓性炎症　　　　　C. 多为慢性感染
   D. 感染部位广泛　　　　　　E. 致病物质不清楚

5. 诺卡菌属不同于放线菌属的培养特性是（　　　）
   A. 需氧培养　　　　　　　　B. 37℃培养　　　　　　C. 室温培养
   D. 生长慢　　　　　　　　　E. 菌落较干燥

6. 室温下能生长繁殖的微生物是（　　　）
   A. 诺卡菌　　　　　　　　　B. 结核分枝杆菌　　　　C. 白假丝酵母菌
   D. 新生隐球菌　　　　　　　E. 霍乱弧菌

7. 诺卡菌与放线菌有何相同（　　　）
   A. 革兰阴性　　　　　　　　B. 革兰阳性　　　　　　C. 抗酸阴性
   D. 丝状菌　　　　　　　　　E. 为正常菌群

二、填空题

1. 放线菌可分为含和不含_____两类，不含该成分者主要引起_____感染，一般不在_____与_____间及_____与_____间传播。

2. 放线菌为非抗_____丝状菌，初次分离加气体_____可促进其生长。

3. 放线菌抗酸_____性，诺卡菌可抗酸_____性。

4. 放线菌如真菌一样能形成_____，但不形成_____。

5. 诺卡菌属形态与_____菌属相似，但其_____末端不膨大，且能形成_____。

三、名词解释

Sulfur granule

四、问答题

1. 放线菌病应如何进行病原学诊断？
2. 诺卡菌所致肺部炎症与肺结核有何区别？

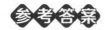

一、选择题

[A 型题]

1. B 2. C 3. A 4. D 5. E 6. A 7. C 8. E 9. B

[X 型题]

1. CDE 2. ACE 3. BCE 4. ABCDE 5. ACDE 6. ACDE 7. BD

二、填空题

1. 分枝菌酸，内源性，人，人，人，动物

2. 酸性，5% CO_2

3. 阴，阳

4. 菌丝，孢子

5. 放线菌属，菌丝，气生菌丝

三、名词解释

硫黄样颗粒是患者病变组织和瘘管流出的脓液中的、肉眼可见的黄色硫黄状小颗粒。为放线菌属细菌在组织中形成的菌落，将其制成压片或组织切片见颗粒成菊花状，其核心由分枝的菌丝交织组成，周围长丝排列成放线状。菌丝末端膨大成棒状为区别诺卡菌的特点之一。

四、问答题

1. 放线菌病的病原学诊断有如下方法。

（1）肉眼观察及直接镜检：肉眼从脓液或痰液等中寻找硫黄样颗粒是最主要和简便的方法；同时将颗粒制成压片，观察其镜下形态特征，必要时可取活组织切片镜检。

（2）分离培养：将上述标本接种于血平板或沙保培养基，37℃厌氧或加 5% CO_2 培养，观察菌落特点，再进行涂片染色镜检及生化反应鉴定。

2. 诺卡菌常因外源性感染引起免疫功能缺陷或长期使用免疫抑制剂患者的肺炎。其病理改变为化脓性炎症和坏死，有结节、脓肿和瘘管，瘘管中可流出许多小颗粒，即该菌菌落。其临床表现与结核相似，但病理改变不同，结核以干酪样坏死和结核结节为特征。主要通过微生物学检查加以鉴别。

第18章 支 原 体

教学目的

1. 掌握　支原体的概念及主要种类，肺炎支原体与解脲脲原体的致病性。
2. 熟悉　支原体的生物学性状。
3. 了解　支原体的微生物学检查法及防治原则。

支原体（*Mycoplasma*）是一类没有细胞壁、呈高度多形性、能通过滤菌器、在无生命培养基中能生长繁殖的最小原核细胞型微生物。

第 1 节 概 述

支原体归属于柔膜体纲（Mollicutes）的支原体目（Mycoplasmatales）支原体科（Mycoplasmataceae），下分 2 个属：支原体属（*Mycoplasma*）和脲原体属（*Ureaplasma*）。对人类致病性支原体主要有肺炎支原体（*M. pneumoniae*）、人型支原体（*M. hominis*）、生殖支原体（*M. genitalium*）、嗜精子支原体（*M. spermatophilum*）；条件致病支原体主要有发酵支原体（*M. fermentans*）、穿透支原体（*M. penetrans*）、梨支原体（*M. pirum*）、溶脲脲原体（*U. urealyticum*）和微小脲原体（*U. parvum*）。

1. 生物学性状

菌体呈高度多形性，有球形、杆形、丝状或分枝状等多种形态。革兰染色阴性，但不易着色，一般以 Giemsa 染色较佳，染为淡紫色。支原体的细胞膜厚，其内含胆固醇，故凡能作用于胆固醇的物质（如皂素、洋地黄苷、二性霉素 B 等）均能破坏支原体膜的细胞膜而导致其死亡。

营养要求比一般细菌高，需加入 10%～20% 人或动物血清以提供支原体所需的胆固醇与其他长链脂肪酸。生长较细菌慢，在琼脂含量较少的固体培养基上生长后呈典型的"荷包蛋样"菌落。

支原体的繁殖方式多样，除二分裂繁殖外，还有分节、断裂、出芽或分枝等方式。

支原体对理化因素的抵抗力比细菌弱，对影响细胞壁合成的抗生素如青霉素类天然耐受，但对干扰蛋白质合成的抗生素如多西环素及交沙霉素等敏感，对作用于 DNA 旋转酶而阻碍 DNA 复制的喹诺酮类药物如左旋氧氟沙星、司帕沙星等敏感。

2. 致病性与免疫性

致病物质：主要包括黏附素、荚膜或微荚膜、毒性代谢产物。

所致疾病：不同支原体感染机体的部位不同，因而可引起不同类型的疾病（表 18-1）。

免疫性：感染后可产生特异的细胞免疫和体液免疫。

表 18 – 1　人类致病支原体的感染部位与所致疾病

支原体	感染部位	所致疾病
肺炎支原体	呼吸道	上呼吸道感染、非典型肺炎、支气管炎、肺外症状（皮疹、心血管和神经系统症状）
人型支原体	呼吸道、生殖道	附睾炎、盆腔炎、产褥热、慢性羊膜炎、新生儿肺炎、脑炎、脑脓肿
生殖支原体	生殖道	尿道炎、宫颈炎、子宫内膜炎、盆腔炎、不育
嗜精子支原体	生殖道	不孕、不育
发酵支原体	呼吸道、生殖道	流感样疾病、肺炎
解脲脲原体	生殖道	非淋菌性尿道炎、尿路结石等
穿透支原体	生殖道	协同 HIV 致病

第 2 节　主要致病性支原体

一、肺炎支原体

肺炎支原体呈高度多形性，初次分离应培养于含足量血清和新鲜酵母浸出液的培养基中，一般 10 天左右长出菌落。多次传代后，生长加快，菌落呈"油煎蛋"状。能发酵葡萄糖，不能利用精氨酸和尿素，对豚鼠红细胞呈现 β 溶血环，对亚甲蓝、醋酸铊、青霉素不敏感。

肺炎支原体主要经飞沫传播，一年四季均可发病，以夏末秋初多见，5 ~ 15 岁青少年发病率最高。肺炎支原体感染引起原发性非典型性肺炎，临床症状以咳嗽、发热、头痛、咽喉痛和肌肉痛为主。有时并发支气管肺炎，个别患者可见呼吸道外的并发症，如皮疹、心血管和神经系统症状。

微生物学检查取患者的痰或咽拭子接种于含血清和酵母浸液的琼脂培养基或 SP – 4 培养基，取可疑菌落经形态、糖发酵、溶血性、血细胞吸附试验进行初步鉴定，进一步鉴定需用特异性抗血清做 GIT 和 MIT。也可用 ELISA 或 PCR 技术进行快速诊断。

治疗选用大环内酯类药物如罗红霉素、克拉霉素、阿奇霉素等或喹诺酮类药物如氧氟沙星、司帕沙星等。

二、人型支原体

人型支原体呈球杆状。能分解精氨酸，不分解尿素和葡萄糖。对 1 : 2000 的醋酸铊和红霉素（100mg/L）不敏感，对四环素和林可霉素敏感。在固体培养基上形成典型的"油煎蛋"状较大菌落。

人型支原体寄居于泌尿生殖道，主要通过性接触传播，在男性可引起附睾炎，女性主要引起盆腔炎、慢性羊膜炎和产褥热，新生儿可引起肺炎、脑炎及脑脓肿。

预防需加强宣传教育，注意性卫生，切断传播途径。治疗选用四环素类或喹诺酮类药物。

三、生殖支原体

生殖支原体呈烧瓶状，有一明显的颈部。能分解葡萄糖和其他碳水化合物，不分解尿素和精氨酸。在普通支原体培养基中不生长，需在不含醋酸铊的 SP – 4 培养基上生长，生长缓慢，菌落呈典型的"油煎蛋"状。

生殖支原体通过性接触传播，主要引起尿道炎、宫颈炎、子宫内膜炎和盆腔炎，与男性不育有关。

生殖支原体较难培养，实验室最好的诊断方法是核酸检测。

四、穿透支原体

穿透支原体呈烧瓶状，一端为顶端结构，具有黏附与穿入细胞的作用。能分解葡萄糖和精氨酸，不分解尿素。在 SP-4 培养基上生长较慢，形成典型的"油煎蛋"状菌落。

目前认为穿透支原体是一种条件致病菌，可能是 AIDS 发病的一个辅助因素。穿透支原体通过性接触传播，依靠顶端结构黏附于人尿道上皮细胞、单核细胞、CD4$^+$T 淋巴细胞，并能穿过细胞膜进入细胞内繁殖，导致宿主细胞受损或死亡。

五、解脲脲原体

解脲脲原体直径 0.05~0.3μm，多为单个或成双排列。不分解糖类和精氨酸，能分解尿素。对 1:2000 的醋酸铊不敏感。最适 pH 为 5.5~6.5，生长需添加胆固醇和酵母浸液，在液体培养基中生长分解尿素产生氨，使 pH 上升而死亡。在固体培养基上生长形成典型的"油煎蛋"状菌落。

解脲脲原体为条件致病菌，主要通过性接触传播，引起非淋菌性尿道炎、尿路结石等。

解脲脲原体感染选用四环素类或喹诺酮类药物。

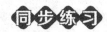

同步练习

一、选择题

[A 型题]

1. 能通过滤菌器的微生物是（　　）

    A. 葡萄球菌　　　　　　　B. 大肠杆菌　　　　　　　C. 肺炎链球菌

    D. 肺炎支原体　　　　　　E. 白假丝酵母菌

2. 关于支原体的叙述，错误的是（　　）

    A. 能在无生命培养基上繁殖　　　　　　B. 形态呈多形性

    C. 具有坚韧的细胞壁　　　　　　　　　D. 耐青霉素

    E. 细胞膜有 3 层结构

3. 下列哪种微生物无细胞壁（　　）

    A. 肺炎支原体　　　　　　B. 结核杆菌　　　　　　　C. 白喉杆菌

    D. 肺炎链球菌　　　　　　E. 螺旋体

4. 细菌 L 型与支原体的共同点不包括（　　）

    A. 具有多态性

    B. 通过滤菌器

    C. 能形成荷包蛋样菌落

    D. 培养时需要 10%~20% 的动物血清

    E. 可回复为原来的细菌型

5. 能引起原发性非典型肺炎的病原体是（　　）

    A. 肺炎支原体　　　　　　B. 口腔支原体　　　　　　C. 溶脲脲原体

    D. 人型支原体　　　　　　E. 穿透支原体

6. 能在无生命培养基中生长繁殖的最小微生物是（　　）

    A. 支原体　　　　　　　　B. 衣原体　　　　　　　　C. 细菌

D. 立克次体　　　　　　　　E. 病毒

7. 以下结构中，与生殖支原体的致病有关的是（　　　）

A. 菌毛　　　　　　　　B 胞膜　　　　　　　　C. 顶端结构

D. 微丝　　　　　　　　E. 脂质

8. 培养支原体时，pH 一般低于多少则会死亡（　　　）

A. 8.0　　　　　　　　B. 7.0　　　　　　　　C. 6.0

D. 5.5　　　　　　　　E. 5.0

9. 可分解尿素的支原体是（　　　）

A. 溶脲脲原体　　　　　　B. 人型支原体　　　　　　C. 肺炎支原体

D. 生殖支原体　　　　　　E. 穿透支原体

10. 支原体对以下哪种抗生素不敏感（　　　）

A. 强力霉素　　　　　　B. 青霉素　　　　　　C. 红霉素

D. 链霉素　　　　　　　E. 氯霉素

[X 型题]

1. 哪些支原体对人有致病作用（　　　）

A. 肺炎支原体　　　　　　B. 溶脲脲原体　　　　　　C. 人型支原体

D. 生殖支原体　　　　　　E. 穿透支原体

2. 支原体对哪些抗生素敏感（　　　）

A. 强力霉素　　　　　　B. 氯霉素　　　　　　C. 红霉素

D. 螺旋霉素　　　　　　E. 链霉素

3. 分离培养支原体需抑制杂菌生长，常加用（　　　）

A. 青霉素　　　　　　　B. 醋酸铊　　　　　　C. 两性霉素 B

D. 链霉素　　　　　　　E. 四环素

4. 支原体与细菌 L 型的区别是（　　　）

A. 在无诱导因素的作用下 L 型回复为原菌，支原体则不能

B. 在遗传上支原体与细菌无关，L 型与原菌有关

C. 支原体生长时需要胆固醇，L 型不一定需要

D. 支原体只能在液体培养基中生长，L 型则在固体，液体培养基中均可

E. L 型大多需要高渗培养，一般在低渗中不稳定

5. 关于支原体的叙述，下列哪些是正确的（　　　）

A. 形态呈多形性　　　　　　B. 无细胞壁　　　　　　C. 能在无生命培养基上生长

D. 繁殖方式同细菌　　　　　　E. 在含 1.4% 琼脂培养基上能形成荷包蛋样菌落

二、填空题

1. 能利用尿素的支原体是_____，其通过性接触途径引起_____和_____等疾病。

2. 对人致病的支原体主要有_____、_____、_____、_____和_____。

3. 支原体的营养要求比一般细菌高，培养基中必须加入_____，血清主要提供_____。

4. 原发性非典型性肺炎的病原体是_____，主要经_____感染。

三、名词解释

1. 支原体

2. 生长抑制试验

四、问答题

1. 支原体与细菌 L 型有哪些相似的生物学特性？有哪些主要区别？

2. 对人致病的支原体种类有哪些？简述其致病性。

一、选择题

【A 型题】

1. D　2. C　3. A　4. E　5. A　6. A　7. C　8. B　9. A　10. B

【X 型题】

1. ABCDE　2. ABCDE　3. AB　4. ABCE　5. ABCE

二、填空题

1. 溶脲脲原体，泌尿生殖道感染，不育症

2. 肺炎支原体，人型支原体，生殖支原体，穿透支原体，溶脲脲原体。

3. 人和动物血清，固醇和其他长链脂肪酸

4. 肺炎支原体，飞沫（呼吸道）

三、名词解释

1. 支原体：是一类没有细胞壁、呈高度多形性、能通过滤菌器、在无生命培养基中能生长繁殖的最小原核细胞型微生物。

2. 生长抑制试验：是将沾有支原体血清抗体纸片贴于划有支原体的琼脂平板表面，若两者具有特异性，则纸片周围菌落生长受到抑制，该试验特异性和敏感性均高，是多数支原体血清学分型和鉴定常用血清学反应。

四、问答题

1. 细菌 L 型与支原体的相似处：无细胞壁，具多形性，能通过滤菌器，在 1.4% 左右的琼脂培养基上的菌落呈荷包蛋样，颗粒状等。

两者的区别是：细菌 L 型与原菌有关，除去诱因可恢复为原菌，细胞膜不含固醇；支原体在遗传上与细菌无关，不能回复为细菌；细胞膜有固醇。

2. 对人致病的支原体的种类及其致病性：

（1）肺炎支原体主要通过飞沫引起原发型非典型肺炎。利用其顶端结构黏附于细胞，定居后从细胞膜获得脂质和固醇作为养料及产生有毒的代谢产物而引起细胞损伤，其病理改变主要为间质性肺炎及急性细支气管炎。

（2）溶脲脲原体、人型支原体和生殖支原体主要通过性接触传播，三者制病机制同肺炎支原体，溶脲脲原体除此之外，还可分解尿素产生大量氨对细胞造成毒害，且可促使结石形成。黏附于精子，影响其动力，并与精子膜有共同抗原，可因免疫损伤而致不育。

（3）穿透支原体是 1990 年从一例艾滋病患者尿中分离出的一种新支原体，其致病性与其尖形结构有关，具有黏附和穿入作用，引起细胞损伤；因主要从 HIV 感染患者检出，有人提出穿透支原体感染是艾滋病的辅助因素。

第19章 立克次体

教学目的

1. 掌握 立克次体的概念、主要种类及共同特征。
2. 熟悉 主要立克次体的传播方式与致病特点。
3. 了解 立克次体的生物学性状、微生物学检查法及防治原则。

第1节 概 述

立克次体（rickettsia）是一类以节肢动物为传播媒介、严格细胞内寄生的原核细胞型微生物。

我国较常见的立克次体病有流行性斑疹伤寒、地方性斑疹伤寒、恙虫病等。立克次体的共同特点：①立克次体形态多样，以球杆状或杆状为主，革兰染色阴性，但不易着色，常用Giemsa染色法，立克次体被染成紫色或蓝色。②大多数立克次体结构与一般革兰阴性菌相似，但东方体、埃立克体和无形体细胞壁均不含肽聚糖和脂多糖。③专性活细胞内寄生，以二分裂方式繁殖。④以节肢动物为传播媒介或储存宿主。⑤大多数立克次体引起人兽共患性疾病，多数为自然疫源性疾病，其流行有明显的地区性；临床表现为发热、头痛、皮疹、肝脾肿大等为特征。⑥立克次体属主要感染的靶细胞是血管内皮细胞，主要致病物质是脂多糖和磷脂酶A；埃立克体属和无形体属感染的靶细胞主要是白细胞，前者感染单核细胞和巨噬细胞，后者感染中性粒细胞。⑦对氯霉素和四环素类抗生素敏感，但磺胺类药物可促进其生长繁殖。

第2节 主要致病性立克次体

一、普氏立克次体

普氏立克次体（*R. prowazekii*）是流行性斑疹伤寒或称虱传斑疹伤寒的病原体。

（一）生物学性状

普氏立克次体呈多形性，以杆状为主。革兰染色阴性，Gimenez染色呈鲜红色，Giemsa染色呈紫色或蓝色，Macchiavello染色呈红色。

专性活细胞内寄生，以二分裂方式繁殖。

对热敏感，耐低温和干燥，对氯霉素和四环素类抗生素敏感，但磺胺类可刺激其增殖。

（二）致病性与免疫性

（1）流行环节 患者是普氏立克次体的储存宿主和传染源，人虱（体虱）是传播媒介。传播方式是虱－人－虱。普氏立克次体可经损伤的皮肤、呼吸道或眼结膜感染。

（2）致病物质 主要致病物质是脂多糖和磷脂酶A。

（3）所致疾病 流行性斑疹伤寒或称虱传斑疹伤寒。潜伏期为 10～14 天，发病急，高热，剧烈头痛和周身疼痛，4～7 天出现皮疹。

（4）免疫性 以细胞免疫为主，病后可获得较牢固的免疫力。

（三）微生物学检查法和防治原则

微生物学检查主要是血清学检测和病原体的分离鉴定。

预防主要是改善生活条件，讲究个人卫生，消灭体虱，加强个人防护。特异性预防可接种 γ 射线辐射的全细胞灭活鼠肺疫苗和鸡胚疫苗。

治疗选用氯霉素和四环素类抗生素，禁用磺胺类药物。

二、斑疹伤寒克次体

斑疹伤寒克次体（*R. typhi*）或称莫氏立克次体（*R. mooseri*）是地方性斑疹伤寒或称鼠型斑疹伤寒的病原体。

（一）生物学性状

斑疹伤寒克次体的生物学性状与普氏立克次体相似。

（二）致病性与免疫性

（1）流行环节 啮齿类动物（主要为鼠）是斑疹伤寒克次体的主要传染源和储存宿主，鼠蚤和鼠虱是主要传播媒介。人的感染主要通过鼠蚤和人虱叮咬人血传播，也可通过口、鼻和眼结膜等途径接触鼠蚤粪便而感染。

（2）所致疾病 致病物质和致病机制与普氏立克次体相似。地方性斑疹伤寒潜伏期 8～12 天，发病缓慢，病程较短，临床症状与流行性斑疹伤寒相似，但较轻。

（3）免疫性 以细胞免疫为主，病后可获得较牢固的免疫力。

（三）微生物学检查法和防治原则

常用特异性间接免疫荧光试验（IFA），双份血清效价加 4 倍或 4 倍以上或单份血清效价达到 1∶128 有诊断意义。

预防主要是改善居住条件，讲究个人卫生，灭虱、灭蚤和灭鼠。流行区人群接种疫苗。治疗选用氯霉素和四环素类抗生素，禁用磺胺类药物。

三、恙虫病东方体

恙虫病东方体（*O. tsutsugamushi*），原称恙虫病立克次体（*R. tsutsugamushi*）或东方立克次体（*R. orientalis*）是恙虫病或称丛林斑疹伤寒的病原体。恙虫病属自然疫源性疾病，临床上以发热、焦痂或溃疡、淋巴结肿大及皮疹为主要特征。

（一）生物学性状

恙虫病东方体呈多形性，以短杆状或球杆状多见。Giemsa 染色呈紫色或蓝色，Gimenez 染色呈暗红色，Macchiavello 染色呈紫红色。细胞壁无肽聚糖、脂多糖和微荚膜样黏液层。

（二）致病性与免疫性

（1）流行环节 鼠类是主要传染源，携带恙螨的兔和鸟类也可成为传染源。恙螨是恙虫病东方体的寄生宿主、储存宿主和传播媒介。

（2）致病性 恙虫病为一种急性传染病，潜伏期 7～10 天或更长，发病突然，临床表现为高热，剧烈头痛，淋巴结及肝脾肿大，并于叮咬处出现红斑样皮疹，然后形成水疱、溃疡，周围红润，上覆黑色痂皮（称为焦痂），是恙虫病的特征之一

（3）免疫性 以细胞免疫为主，病后获得较为持久的免疫力。

（三）微生物学检查法和防治原则

微生物学检查可采用血清学检测和病原体的分离鉴定。

预防应加强个人防护，防止恙螨幼虫叮咬，灭鼠除草。

治疗选用氯霉素和四环素类抗生素，禁用磺胺类药物。

四、 嗜吞噬细胞无形体

嗜吞噬细胞无形体（*A. phagocytophilum*），曾称人粒细胞埃立克体，原为埃立克体属，现归类于无形体属，是无形体属中对人致病的主要病原体，可引起人粒细胞无形体病。

嗜吞噬细胞无形体呈球形或卵圆形等多形性，革兰染色阴性。主要寄生在中性粒细胞的胞质空泡内。储存宿主是哺乳动物，蜱是传播媒介。蜱叮咬携带病原体的宿主动物后，再叮咬人时，病原体进入人体引起发病，直接接触危重患者或带菌动物的血液等体液，也可能导致传播。潜伏期 1~2 周，大多急性起病，临床表现主要为发热、全身不适、乏力、头痛、肌肉酸痛以及恶心、呕吐、厌食、腹泻等，可伴有心、肝、肾等多脏器功能受损。

微生物学检查常用间接免疫荧光试验（IFA）检测嗜吞噬细胞无形体 IgM 或 IgG 抗体。

预防应避免蜱叮咬，控制媒介和宿主动物。出现暴发疫情时，应采取灭杀蜱、鼠和环境清理等措施。治疗首选四环素类抗生素如多西霉素。

五、 查非埃立克体

查非埃立克体（*E. chaffeensis*）是埃立克体属中引起人类感染的主要病原体之一，也是重要的人兽共患病病原体，可引起人单核细胞埃立克体病。

查非埃立克体的形态结构与嗜吞噬细胞无形体相似，但感染的靶细胞主要为单核细胞和巨噬细胞。人单核细胞埃立克体病是一种自然疫源性疾病，储存宿主和传染源为多种哺乳类动物，包括鹿、鼠类、犬、马等。硬蜱是主要传播媒介。硬蜱叮咬为主要传播途径。患者多于带菌蜱叮咬后 1~2 周发病，临床表现无特异性，急性起病，高热、全身不适、乏力、头痛、肌肉酸痛，大部分伴恶心、呕吐、腹泻等消化道症状。

微生物学检查在单核细胞内观察到典型"桑椹状"包涵体，或间接荧光抗体检测到相应抗原可确诊。

无特异性疫苗，一般预防同嗜吞噬细胞无形体。治疗可用多西霉素或利福霉素。

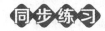

同步练习

一、选择题

[A 型题]

1. 以鼠蚤为传播媒介的立克次体是（   ）

    A. 五日热巴通体   B. 立氏立克次体   C. 普氏立克次体

    D. 斑疹伤寒立克次体   E. 康氏立克次体

2. 恙虫病的传播媒介是（   ）

    A. 人蚤   B. 鼠蚤   C. 螨

    D. 蜱   E. 蚊

3. 流行性斑疹伤寒的传染源是（   ）

    A. 患者   B. 鼠   C. 兔

    D. 狗   E. 牛和关

4. 地方性斑疹伤寒病原体的储存宿主的是（   ）

    A. 患者   B. 鼠类   C. 狗

    D. 牛   E. 羊

5. 下列除哪项外立克次体与细菌的性状均相似 (　　　)

    A. 具有细胞壁和细胞膜　　　B. 含 DNA 和 RNA　　　　C. 二分裂方式繁殖

    D. 专性细胞内寄生　　　　　E. 对抗生素敏感

6. 协助诊断主要立克次体病的交叉凝集试验是 (　　　)

    A. 反向间接血凝试验　　　　B. 间接血凝试验　　　　　C. 肥达试验

    D. 外斐反应　　　　　　　　E. 冷凝集试验

7. 立克次体与病毒的共同特点是 (　　　)

    A. 专性细胞内寄生　　　　　B. 以二分裂方式繁殖　　　C. 无细胞壁及细胞膜

    D. 对抗生素不敏感　　　　　E. 多以节肢动物为传播媒介

8. 与变形杆菌 OXk 株有共同抗原的是 (　　　)

    A. 普氏立克次体　　　　　　B. 恙虫病立克次体　　　　C. Q 热柯克斯体

    D. 沙眼衣原体　　　　　　　E. 钩端螺旋体

9. 以人虱为传播媒介的立克次体是 (　　　)

    A. 普氏立克次体　　　　　　B. 立氏立克次体　　　　　C. 恙虫病立克次体

    D. 腺热埃立克次体　　　　　E. 康氏立克次体

10. 流行性斑疹伤寒的病原体是 (　　　)

    A. 立氏立克次体　　　　　　B. 五日热巴通体　　　　　C. 普氏立克次体

    D. 恙虫病立克次体　　　　　E. 康氏立克次体

11. 下列除哪项外均为特异性反应 (　　　)

    A. 肥达试验　　　　　　　　B. 锡克试验　　　　　　　C. 外斐反应

    D. 补体结合试验　　　　　　E. SPA 协同凝集试验

12. 下列哪项不是外斐反应的特点 (　　　)

    A. 为非特异性反应　　　　　　　　　　　　B. 抗原为变形杆菌的某些 OX 菌株

    C. 检测患者血清中有无立克次体的抗体　　　D. 仅为临床辅助诊断

    E. 协助诊断伤寒和斑疹伤寒

13. 下列除哪种外均为自然疫源性疾病 (　　　)

    A. 地方性斑疹伤寒　　　　　B. 流行性斑疹伤寒　　　　C. 纽扣热

    D. 恙虫病　　　　　　　　　E. Q 热

14. 关于立克次体,下列叙述哪项不正确 (　　　)

    A. 大小介于细菌与病毒之间　　　　　　　　B. 对抗生素不敏感

    C. 大多是人畜共患病病原体　　　　　　　　D. 大多是专性细胞内寄生

    E. 节肢动物为传播媒介

15. 关于立克次体,下列叙述哪项不正确 (　　　)

    A. 立克次体病多为自然疫源性疾病　　　　　B. 主要为球杆状,革兰染色阴性

    C. 致病物质主要是内毒素　　　　　　　　　D. 对广谱抗生素和磺胺类药敏感

    E. 与细菌一样均为二分裂繁殖

[X 型题]

1. 立克次体的哪些性状与细菌相似 (　　　)

    A. 具有细胞壁　　　　　　　B. 有 DNA 和 RNA　　　　C. 以二分裂方式繁殖

    D. 在无细胞培养基中生长　　E. 有较复杂的酶系统

2. 立克次体与变形杆菌哪些菌株具有共同抗原 (　　　)

    A. OX19　　　　　　　　　　B. OX12　　　　　　　　　C. OX2

D. OX6　　　　　　　　E. OKk

3. 预防立克次体病应采取的措施有（　　　）
　　A. 控制和消灭其中间宿主和储存宿主　　　　B. 杀灭媒介节肢动物
　　C. 流行季节普遍服用抗生素　　　　　　　　D. 注意加强个人防护
　　E. 接种疫苗

4. 关于地方性斑疹伤寒的叙述，下列哪些是正确的（　　　）
　　A. 斑疹伤寒立克次体是其病原体
　　B. 啮齿类是主要储存宿主
　　C. 主要传播媒介是蜱
　　D. 病原体可经皮肤、呼吸道侵入人体
　　E. 属自然疫源性疾病

5. 下列哪些立克次体病可用外斐反应协助诊断（　　　）
　　A. 流行性斑疹伤寒　　　　　B. Q 热　　　　　　　C. 地方性斑疹伤寒
　　D. 恙虫病　　　　　　　　　E. 战壕热

二、填空题

1. 斑疹伤寒等立克次体的脂多糖与变形杆菌的菌体有_____成分，因此，可用此进行_____试验，以协助诊断某些立克次体病，此反应称为_____。

2. 立克次体的致病物质主要有_____和_____两类。

3. 流行性斑疹伤寒的病原体是_____，其传染源是_____，传播媒介是_____。

4. 地方性斑疹伤寒的病原体是_____，其传播媒介是_____。

5. 恙虫病是一种自然疫源性疾病，其主要传染源是_____，恙螨既是_____，又是_____。

三、名词解释

1. 立克次体
2. 外斐反应

四、问答题

1. 立克次体的共同特点有哪些？
2. 试述我国主要立克次体病的种类，病原体及其传播媒介和储存宿主。

参考答案

一、选择题

[A 型题]
1. D　2. C　3. A　4. B　5. D　6. D　7. A　8. B　9. A　10. C　11. C　12. E　13. B　14. B　15. D

[X 型题]
1. ABCDE　2. ACE　3. ABDE　4. ABDE　5. ACD

二、填空题

1. 共同抗原，交叉凝集，外斐反应
2. 内毒素，磷脂酶 A
3. 普氏立克次体，患者，人虱

4. 斑疹伤寒立克次体，鼠蚤或鼠

5. 鼠类，传播媒介，储存宿主

三、名词解释

1. 立克次体：是一类大小介于病毒与细菌之间，其生物学性状与细菌相似，严格活细胞内寄生的原核细胞型微生物。

2. 外斐反应：是利用斑疹伤寒等立克次体的脂多糖与变形杆菌某些菌株（如 OS19 和 OX2 等）的菌体抗原有共同抗原成分而应用变形杆菌 OX19 和 OX2 及 OXk 菌株体抗原代替立克次体的抗原检测患者体内相应抗体的交叉凝集试验，可供斑疹伤寒和恙虫病的辅助诊断。

四、问答题

1. 立克次体的共同特点：

（1）大小介于病毒与细菌之间，形态多样，球杆状为主，革兰阴性。

（2）具有 DNA 和 RNA。

（3）严格活细胞内寄生，以二分裂方式繁殖。

（4）多为人畜共患病病原体，以节肢动物为传播媒介或储存宿主。

（5）对多种抗生素敏感。

2. 我国的立克次体病主要有斑疹伤寒、Q 热和恙虫病。

斑疹伤寒有两种类型，一种是由普氏立克次体引起，以人虱为传播媒介的流行性斑疹伤寒，此病在人与人之间流行，储存宿主是人。另一种是由斑疹伤寒立克次体引起的地方性斑疹伤寒，是鼠蚤或鼠虱为传播媒介，以鼠类为储存宿主。Q 热是由贝纳柯克斯体为病原，在动物间的传播媒介是蜱，而人类经接触污染物及呼吸道等途径而受染，储存宿主是牛羊及野生小动物。恙虫病的病原体是恙虫病东方体，恙螨是其储存宿主和传播媒介。

第20章 衣原体

教学目的

1. 掌握 衣原体的概念、共同特点及主要种类，沙眼衣原体及肺炎衣原体的致病性与免疫性、微生物学检查法及防治原则。
2. 熟悉 衣原体的生物学性状。
3. 了解 衣原体的微生物学检查法。

衣原体（*Chlamydiae*）是一类严格细胞内寄生，具有独特发育周期，并能通过细菌滤器的原核细胞型微生物。

衣原体的共同特性：①有细胞壁，革兰阴性，圆形或椭圆形；②具有独特的发育周期，以二分裂方式繁殖；③有 DNA 和 RNA 两种核酸；④含有核糖体；⑤独立的酶系统，但不能产生代谢所需的能量，必须利用宿主细胞的三磷酸盐和中间代谢产物作为能量来源，因而具有严格的细胞内寄生性；⑥对多种抗生素敏感。

对人致病的衣原体主要有 4 个种：沙眼衣原体（*Chlamydia trachomatis*）、鹦鹉热嗜衣原体（*Chlamydophila psittaci*）、肺炎嗜衣原体（*Chlamydophila pneumoniae*）和兽类嗜衣原体（*Chlamydophila pecorum*）四个种。

第1节 概 述

一、生物学性状

衣原体在宿主细胞内生长繁殖，具有独特的发育周期，可观察到两种不同的形态：一种是小而致密的颗粒结构，称为原体（elementary body，EB），是发育成熟的衣原体，具有强感染性，在胞外较稳定，无繁殖能力；另一种是大而疏松的结构，称为网状体（reticulate body，RB），网状体代谢活跃，具有繁殖能力，不具有感染性。衣原体为专性细胞内寄生。耐冷不耐热，对常用消毒剂敏感。

二、致病性

不同衣原体感染机体的部位不同，因而可引起不同类型的疾病。

第2节 主要病原性衣原体

一、沙眼衣原体

根据侵袭力和引起人类疾病的部位不同，将沙眼衣原体分为三个生物型：沙眼生物型（biovar trachoma）、生殖生物型（biovar genital）、性病淋巴肉芽肿生物型（biovar lymphogranuloma venereum，LGV）。

（一）生物学性状

原体为圆形或椭圆形，中央有致密核质，Giemsa 染色呈紫红色。网状体核质分散，Giemsa 染色为深蓝色或暗紫色。

（二）致病性与免疫性

沙眼衣原体主要寄生于人类，无动物储存宿主，主要引起以下疾病。

（1）沙眼 由沙眼生物型 A、B、Ba 和 C 血清型引起。主要通过眼 - 眼或眼 - 手 - 眼传播。

（2）包涵体结膜炎 由沙眼生物型 B、Ba 和生殖生物型 D、DA、E、F、G、H、I、IA.J、Ja 和 K 血清型引起。包括婴儿结膜炎及成人结膜炎两种。前者系婴儿经产道感染，引起急性化脓性结膜炎（包涵体脓漏眼），不侵犯角膜，能自愈。后者可经两性接触、经手至眼或污染的游泳池水感染，引起滤泡性结膜炎又称游泳池结膜炎。

（3）泌尿生殖道感染 由生殖生物型 D ~ K 血清型引起。经性接触传播，男性多表现为尿道炎；女性能引起尿道炎、宫颈炎、输卵管炎和盆腔炎等。

（4）婴幼儿肺炎 生殖生物型 D ~ K 血清型均可引起婴幼儿肺炎。

（5）性病淋巴肉芽肿 由沙眼衣原体 LGV 生物型 L1、L2、L2a 和 L3 引起。主要通过两性接触传播。男性侵犯腹股沟淋巴结，引起化脓性淋巴结炎和慢性淋巴肉芽肿。女性可侵犯会阴、肛门、直肠，引起会阴 - 肛门 - 直肠组织狭窄。

沙眼衣原体为细胞内寄生的病原体，以细胞免疫为主。病后免疫力不持久，仍有再度感染的可能性。

（三）微生物学检查法

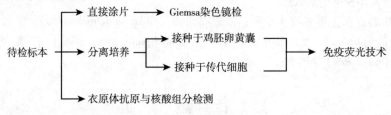

图 20 - 1 衣原体检验程序

（四）防治原则

目前尚无有效的沙眼衣原体疫苗。预防重点是注意个人卫生，避免直接或间接的接触传染。治疗药物可选用多西环素、罗红霉素、阿奇霉素、加替沙星等。

二、肺炎嗜衣原体

（一）生物学性状

原体呈梨形，并有清晰的周浆间隙。网状体的特征与沙眼衣原体和鹦鹉热嗜衣原体类似。Giemsa 染色呈紫红色。肺炎嗜衣原体较难培养，目前常用 HEp - 2 和 HL 细胞系。

依据 16S rRNA，23S rRNA，ompA 基因序列将肺炎嗜衣原体分为三个生物型：即人生物型、考拉生物型和马生物型。

（二）致病性与免疫性

肺炎嗜衣原体是呼吸道疾病的重要病原体，在人与人之间经飞沫或呼吸道分泌物传播，易引起肺炎、支气管炎、咽炎和鼻窦炎等。流行病学调查证实，肺炎嗜衣原体与冠心病、动脉粥样硬化等慢性病的发生密切相关。

机体感染肺炎嗜衣原体后以细胞免疫为主，但免疫力不持久，可重复感染。

（三）微生物学检查法

（1）病原学检查　常采用痰、鼻咽拭子及支气管肺泡灌洗液。先直接涂片，观察包涵体；再以荧光或酶标记的种特异性单克隆抗体直接检测标本中肺炎嗜衣原体抗原。

（2）血清学方法　微量免疫荧光试验（MIF），被称为"金标准"，可测定血清中的 IgM 和 IgG 抗体，有助于区别近期感染和既往感染，也有利于区别原发感染和继发感染。

（3）PCR 检测特异性核酸。

三、鹦鹉热嗜衣原体

鹦鹉热嗜衣原体是鹦鹉热的病原体，鹦鹉热是一种自然疫源性疾病。

（一）生物学性状

原体呈圆形或卵圆形，网状体呈球形或不规则形态。鹦鹉热嗜衣原体在 6～8 日龄鸡胚卵黄囊中生长良好。

（二）致病性与免疫性

人类主要经呼吸道吸入病鸟粪便、分泌物或羽毛的气雾或尘埃而感染，也可经破损皮肤、黏膜或眼结膜感染。临床表现多为非典型性肺炎，以发热、头痛、干咳、间质性肺炎为主要症状，可并发心肌炎。亦可表现为大叶性肺炎。

机体感染鹦鹉热嗜衣原体后以细胞免疫为主。

（三）微生物学检查法与防治原则

病原学检查取患者血、痰或咽拭子直接涂片染色观察包涵体。血清学诊断可采用 IFA 或 ELISA 法检测特异 IgM 抗体作为早期、特异诊断。

严格控制传染源，对饲养的鸟类与禽类加强管理，避免鹦鹉热嗜衣原体的传播和流行。治疗宜早期使用四环素、大环内酯类或喹诺酮类抗生素。

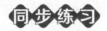

同步练习

一、选择题

[A 型题]

1. 首先成功分离培养出水沙眼衣原体的学者是（　　）
   A. 汤飞凡　　　　　　　　B. 郭霍　　　　　　　　C. 巴斯德
   D. 李斯德　　　　　　　　E. 琴纳

2. 能引起沙眼的病原体是（　　）
   A. 沙眼衣原体沙眼生物型　　　　　　　　B. 沙眼衣原体 LGV 生物型
   C. 沙眼衣原体生殖生物型　　　　　　　　D. 肺炎衣原体
   E. 鹦鹉热衣原体

3. 非淋菌性泌尿生殖道感染的病原体是（　　）
   A. 腺病毒　　　　　　　　　　　　　　　B. 沙眼衣原体沙眼生物型
   C. 沙眼衣原体生殖生物型　　　　　　　　D. 肺炎衣原体
   E. 鹦鹉热衣原体

4. 性病淋巴肉芽肿的病原体是（　　）
   A. 梅毒螺旋体　　　　　　B. 沙眼衣原体　　　　　C. 伯氏疏螺旋体
   D. 钩端螺旋体　　　　　　E. 支原体

5. 衣原体与细菌相比，不同之处是（　　）
   A. 有细胞壁　　　　　　　　　　　　　　B. 含有 RNA 和 DNA

C. 二分裂繁殖方式　　　　　　　　　　　D. 在无生命培养基上不能生长

E. 对抗生素敏感

6. 以下哪种微生物具有特殊的发育周期（　　　）

A. 支原体　　　　　　　　　B. 衣原体　　　　　　　　C. 立克次体

D. 螺旋体　　　　　　　　　E. 放线菌

7. 以下哪种颗粒是衣原体的繁殖型（　　　）

A. 中介体　　　　　　　　　B. 内基小体　　　　　　　C. 网状体

D. 原体　　　　　　　　　　E. Dane 颗粒

8. 为长期保存衣原体的活力应将其放在（　　　）

A. –20℃　　　　　　　　　B. –30℃　　　　　　　　C. –40℃

D. –50℃　　　　　　　　　E. –60℃

9. 按抗原结构和 DNA 同源性分析证明衣原体属的一个新种是（　　　）

A. 肺炎衣原体　　　　　　　B. 沙眼衣原体　　　　　　C. 沙眼亚眼

D. LGV 亚种　　　　　　　　E. 鹦鹉热衣原体

10. 肺炎衣原体只有 1 个血清型，其代表株是（　　　）

A. TWAR 株　　　　　　　　B. TAWR 株　　　　　　　C. TMAR 株

D. TNWR 株　　　　　　　　E. TRAR 株

11. 衣原体的下列哪项特点与病毒相同（　　　）

A. 需在活细胞内繁殖　　　　B. 具有细胞壁　　　　　　C. 含有 RNA 和 DNA

D. 有细胞器　　　　　　　　E. 对抗生素敏感

12. 下列除哪种外均能以自我复制的方式增殖（　　　）

A. 痢疾杆菌噬菌体　　　　　B. 麻疹病毒　　　　　　　C. 肺炎衣原体

D. 风疹病毒　　　　　　　　E. 乙脑病毒

［X 型题］

1. 关于衣原体生长繁殖的特点正确的是（　　　）

A. 专性细胞内寄生　　　　　　　　　　　B. 有独特的发育周期

C. 原始是发育成熟的衣原体　　　　　　　D. 始体是发育周期中的感染型

E. 原体是发育周期中的繁殖型

2. 关于沙眼衣原体的致病性免疫性，下列叙述哪些正确（　　　）

A. 人是唯一的易感者

B. 传播的方式只有一种

C. 可通过性接触传播

D. 是非淋菌性泌尿生殖道感染的病原体之一

E. 病后有牢固的免疫力

3. 分离培养肺炎嗜衣原体的正确方法是（　　　）

A. 取急性期患者的咽拭子置于培养液中

B. 为除去杂菌，培养液中加抗生素

C. 接种于 HEP – 2 细胞

D. 咽拭子可直接涂片

E. 用直接免疫荧光法检测衣原体的存在

二、填空题

1. 沙眼衣原体除引起沙眼外，还可引起_____和_____。

2. 衣原体具有特殊发育周期，可观察到两种不同颗粒，一种是_____，另一种是_____，前者具有_____性，后者具有_____能力。

3. 引起沙眼的病原体是_____，主要通过_____或_____途径而传播。

4. 性病淋巴肉芽肿的病原体是_____，其自然宿主是_____，主要通过_____传播。

三、名词解释
1. 衣原体
2. 原体
3. 始体

四、问答题
1. 衣原体有哪些共同特性？
2. 试比较原体和始体的性状。
3. 简述衣原体的致病性及其致病机制。

一、选择题
[A型题]
1. A   2. A   3. C   4. B   5. D   6. B   7. C   8. E   9. A   10. A   11. A   12. C

[X型题]
1. ABC   2. ACD   3. ACDE

二、填空题
1. 包涵体结膜炎，泌尿生殖道感染
2. 原体，始体，感染，繁殖
3. 沙眼衣原体，眼－眼、眼－手－眼
4. 沙眼衣原体性病淋巴肉芽肿生物型，人，性接触

三、名词解释
1. 衣原体：是一类严格真核细胞内寄生，具有独特发育周期，并能通过滤菌器的原核细胞型微生物。

2. 原体：是衣原体在宿主细胞内生长发育周期中具有感染性，无繁殖能力，小而致密颗粒，有胞壁，是发育成熟的衣原体。

3. 始体：是衣原体在宿主细胞内生长发育周期中的繁殖型，具有繁殖能力，无感染性，无细胞壁，大而结构较疏松的颗粒，又称网状体。

四、问答题
1. 衣原体的共同特性：①有细胞壁，革兰阴性，圆形或椭圆形；②具有独特的发育周期，以二分裂方式繁殖；③有DNA和RNA两种核酸；④含有核糖体；⑤独立的酶系统，但不能产生代谢所需的能量，必须利用宿主细胞的三磷酸盐和中间代谢产物作为能量来源，因而具有严格的细胞内寄生性；⑥对多种抗生素敏感。

2. 原体与网状体的性状比较

性状	原体	网状体	性状	原体	网状体
大小（直径 μm）	0.2~0.4	0.5~1.0	感染性	+	−
细胞壁	+	−	繁殖能力	−	+
代谢活性	−	+ +	RNA: DNA	1:1	3:1
胞外稳定性	+	−	细胞毒性	+	−

3. 衣原体可引起的人类疾病有沙眼、包涵体结膜炎、泌尿生殖道感染、性病淋巴肉芽肿及呼吸道感染等。

致病机制：①原体吸附于易感细胞并在其中繁殖，造成损伤；②产生内毒素样物质，抑制细胞代谢而破坏细胞；③主要外膜蛋白（MOMP）具有抗吞噬作用；④MOMP 的表位发生变异以逃避免疫作用；⑤诱导Ⅳ型超敏反应引起免疫病理损伤。

第21章 螺 旋 体

教学目的

1. 掌握　螺旋体的主要种类，钩端螺旋体的分型、我国常见型别，钩端螺旋体和梅毒螺旋体的致病性与免疫性。

2. 熟悉　钩端螺旋体和梅毒螺旋体的形态与染色特点及微生物学检查法。

3. 了解　钩端螺旋体和梅毒螺旋体的培养特性、生化反应、抵抗力、抗原与分类，钩端螺旋体和梅毒螺旋体的防治原则，伯氏疏螺旋体与回归热螺旋体的致病性。

螺旋体（Spirochete）是一类细长、柔软、螺旋状、运动活泼的原核细胞型微生物。

对人致病的螺旋体主要分布在疏螺旋体属、密螺旋体属、钩端螺旋体属。

（1）疏螺旋体属（*Borrelia*）　有 3～10 个稀疏而不规则的螺旋，呈波浪状，其中伯道疏螺旋体、回归热螺旋体、赫姆疏螺旋体和奋森氏螺旋体对人致病。

（2）密螺旋体属（*Treponema*）　螺旋较为细密而规则，两端尖细，其中苍白密螺旋体苍白亚种、苍白密螺旋体地方亚种、苍白密螺旋体极细亚种和品他螺旋体对人致病。

（3）钩端螺旋体属（*Leptospira*）　螺旋细密规则，一端或两端弯曲呈钩状，其中问号钩端螺旋体对人和动物致病。

第 1 节　钩端螺旋体属

钩端螺旋体属可分为以问号钩端螺旋体（*L. interrogans*）为代表的致病性钩端螺旋体及以双曲钩端螺旋体（*L. biflexa*）为代表的非致病性钩端螺旋体两大类。问号钩端螺旋体能引起人畜共患的钩端螺旋体病，本病是自然疫源性疾病，是目前我国重点防控的 13 种传染病之一。

一、生物学性状

菌体纤细，螺旋细密规则，一端或两端弯曲使菌体呈问号状，C. S 或 8 字形，运动活泼，常用 Fontana 镀银染色法，菌体染成棕褐色或金黄色。

营养要求较高，常用含 10% 兔血清的 Korthof 培养基，生长缓慢。

抵抗力弱，对青霉素敏感，在湿土或水中可存活数月，这对本菌的传播有重要意义。

二、流行环节

（1）主要传染源和贮存宿主　鼠、猪和牛。

（2）传播途径　接触传播为主，也可经消化道或其他（如胎盘和蜱、螨等吸血昆虫叮咬）途径传播。

（3）流行季节　夏秋季节。

三、致病性与免疫性

（1）致病物质　黏附素、内毒素、溶血素、胶原酶。

（2）所致疾病　钩端螺旋体病。患者表现为发热、乏力、头痛、肌痛、结膜充血、浅表淋巴结肿大及组织器官的损害。临床上根据患者受损的主要器官不同，分为<u>肺出血型</u>、<u>流感伤寒型</u>、<u>黄疸出血型</u>、<u>低血压休克型</u>、<u>肾衰竭型</u>等病型。

（3）免疫性　感染后机体可获得对同一血清型钩端螺旋体的持久免疫力，主要依赖于特异性体液免疫。

四、微生物学检查法

（1）标本采集　发病 7～10 天取外周血，两周后取尿液，有脑膜刺激症状者取脑脊液。

（2）病原学检查　标本离心集菌后作暗视野显微镜检查，或 Fontana 镀银染色后镜检。分离培养选用 Korthof 培养基，培养阳性者可进一步用显微镜凝集试验（MAT）和凝集吸收试验（AAT）进行血清群型的鉴定。

（3）血清学诊断　以显微镜凝集试验（MAT）最为经典和常用。

五、防治原则

做好防鼠、灭鼠工作，加强病畜管理，保护水源。疫区人群接种钩端螺旋体多价疫苗。避免或减少与疫水接触。治疗首选青霉素。

第 2 节　密螺旋体属

密螺旋体属（*Treponema*）分为致病性和非致病性两大类。致病性密螺旋体主要有苍白密螺旋体和品他密螺旋体两个种。苍白密螺旋体以分为 3 个亚种：苍白亚种、地方亚种和极细亚种，分别引起梅毒、非性传播梅毒（又称地方性梅毒）和雅司病。

一、苍白密螺旋体苍白亚种

苍白密螺旋体苍白亚种俗称梅毒螺旋体，是人类梅毒的病原体。梅毒是对人类危害较严重的性传播疾病（sexual transmitted disease，STD）。

（一）生物学性状

梅毒螺旋体细长，有 8～14 致密而规则的螺旋，两端尖直，运动活泼。用 Fontana 镀银染色法染成棕褐色。

不能在无生命的人工培养基上生长繁殖。

抵抗力极弱，对温度、干燥特别敏感，对化学消毒剂和青霉素敏感。

（二）致病性与免疫性

（1）致病物质　荚膜样物质、黏附因子、透明质酸酶。

（2）所致疾病　<u>梅毒</u>。根据感染方式不同分为：先天性梅毒和后天性（获得性）梅毒。

①先天性梅毒　梅毒螺旋体从母体通过胎盘传染给胎儿，称为胎传梅毒。通常易导致流产、早产或死胎，也可导致胎儿先天畸形，称为梅毒儿，可出现皮肤梅毒瘤、骨膜炎、锯齿形牙、神经性耳聋等症状。

②获得性梅毒　<u>分为三期，表现为发作、潜伏和再发交替的现象</u>。

a. Ⅰ期梅毒：在侵入局部出现无痛性硬结及溃疡即硬性下疳，多见于外生殖器，其溃疡渗出物含有大量梅毒螺旋体，<u>传染性极强</u>。

b. Ⅱ期梅毒：主要表现为全身皮肤黏膜出现梅毒疹，全身淋巴结肿大，在梅毒疹及淋巴结中有大量梅毒螺旋体，传染性强。

c. Ⅲ期梅毒：主要表现为皮肤黏膜的溃疡性损害或内脏器官的肉芽肿病变。该期<u>传染性小</u>，但破坏性大，病程长。

（3）**免疫性** 梅毒的免疫为传染性免疫或有菌免疫，即已感染梅毒螺旋体的个体对梅毒螺旋体的再感染有抵抗力，若梅毒螺旋体被清除，免疫力也随之消失。

（三）微生物学检查法

（1）**病原学检查** 采取硬性下疳、梅毒疹的渗出物等，用暗视野显微镜观察活动的梅毒螺旋体。组织切片标本可用镀银染色后镜检。

（2）**血清学试验**

①非螺旋体抗原试验 是用正常牛心肌的心类脂（cardiolipin）作为抗原，检测患者血清中的反应素。国内较常用 PPR 和 TRUSR 试验，前者以碳颗粒作为载体，结果呈黑色，后者以甲苯胺红为载体，结果呈红色，均用于梅毒初筛。

②螺旋体抗原试验 采用梅毒螺旋体 Nichols 株或 Reiter 株作为抗原，以检测患者血清中的特异性抗体，特异性高，用于梅毒确诊。国内较常用的有梅毒螺旋体血凝试验（TPHA）和梅毒螺旋体明胶凝集试验（TPPA）。

（四）防治原则

梅毒是一种性病，加强卫生教育和性卫生是预防梅毒的有效措施。对患者应及早予以彻底治疗，现多采用青霉素类药物治疗 3 个月~1 年，以血清中抗体阴转为治愈指标。

二、其他密螺旋体

1. 苍白密螺旋体地方亚种

是非性病梅毒，又称地方性梅毒的病原体。主要通过污染的食具经黏膜传播。临床主要表现为有高度传染性的皮肤损害。治疗选用青霉素。

2. 苍白密螺旋体极细亚种

是雅司病的病原体，直接接触传播。原发性损害主要是四肢杨梅状丘疹，皮损处常形成瘢痕，骨破坏性病变常见。治疗选用青霉素。

3. 品他密螺旋体

是品他病的病原体，直接接触传播。原发性损害主要是皮肤出现瘙痒小丘疹。

第 3 节　疏螺旋体属

疏螺旋体属（*Borrelia*）螺旋体有 3~10 个稀疏而不规则的螺旋，对人有致病性的主要有伯道疏螺旋体和回归热螺旋体，分别引起莱姆病和回归热。

一、伯道疏螺旋体

伯道疏螺旋体（*B. burgdorferi*）是莱姆病的病原体。传播媒介为蜱。

（一）生物学性状

伯道疏螺旋体两端稍尖，运动活泼，用 Fontana 镀银染色法染成棕褐色。

营养要求高，微需氧，生长缓慢。

抵抗力弱，对青霉素、头孢菌素、红霉素敏感。

（二）流行环节

（1）**储存宿主** 主要是野生和驯养的哺乳动物，以鼠和鹿较为重要。

（2）**传播媒介** **硬蜱**，已确定的有 4 种：美国的丹敏硬蜱、太平洋硬蜱、欧洲的蓖子硬蜱和亚洲的全沟硬蜱。

（三）致病性与免疫性

（1）致病物质 侵袭力、OspA、内毒素样物质。

（2）所致疾病 莱姆病，为自然疫源性传染病，是一种慢性全身感染性疾病，病程可分为三期：早期局部性感染、早期播散感染和晚期持续性感染。

①早期局部性感染：表现为在叮咬部位可出现一个或数个慢性移行性红斑，伴有头痛、发热、肌肉和关节疼痛、局部淋巴结肿大等症状。

②早期播散感染：表现为继发性红斑、面神经麻痹、脑膜炎等。

③晚期持续性感染：主要表现为慢性关节炎、周围神经炎和慢性萎缩性肌皮炎。

（3）免疫性 主要依赖于特异性体液免疫。

（三）微生物学检查法

主要依靠血清学检查和分子生物学方法诊断莱姆病。使用最广泛的是免疫荧光法和 ELISA。

（四）防治原则

疫区工作人员要加强个人保护，避免硬蜱叮咬。早期莱姆病用多西环素、阿莫西林或红霉素口服；晚期莱姆病用青霉素联合头孢曲松等静脉滴注。

◀ 二、回归热螺旋体

回归热（relapsing fever）是一种以反复周期性急起急退的高热为临床特征的急性传染病。根据回归热病原体及其传播媒介昆虫的不同，可分为两类：①虱传回归热，也称流行性回归热，其病原体为回归热疏螺旋体（*B. recurrentis*），传播媒介是虱，临床表现为急起急退的反复周期性高热、全身肌肉酸痛、肝脾肿大。②蜱传回归热，也称地方性回归热，其病原体为杜通疏螺旋体（*B. duttonii*）、赫姆斯疏螺旋体（*B. hermsii*）等，主要通过软蜱传播，临床表现与虱传回归热相似，但症状较轻，病程较短。

预防应避免虱和蜱的叮咬。治疗可用青霉素、四环素和红霉素。

◀ 三、奋森疏螺旋体

正常情况下，奋森疏螺旋体与梭形梭杆菌共同寄居于人类口腔牙龈部位，当机体免疫功能下降时，与梭形梭杆菌大量繁殖，协同引起奋森咽峡炎、牙龈炎、口腔坏疽等疾病。

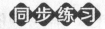

一、选择题

[A 型题]

1. 关于钩端螺旋体病，下述哪一项是错误的（ ）

  A. 传染源主要来自感染的家畜

  B. 可引起钩体血症

  C. 其致病物质包括黏附素、内毒素和溶血素

  D. 病后产生以细胞免疫为主的免疫力

  E. 可累及全身多个脏器

2. 用显微镜凝集试验辅助诊断钩体病，其血清效价应超过多少才有意义（ ）

  A. 1∶10   B. 1∶20   C. 1∶100

  D. 1∶200   E. 1∶300

3. 钩体的最适培养温度是（ ）

  A. 22℃   B. 25℃   C. 28℃

D. 33℃   E. 37℃

4. 发病1周内做钩体病原体检测应采取哪种标本（   ）
   A. 粪便   B. 小便   C. 脑脊液
   D. 血液   E. 局部分泌液

5. 梅毒在哪一病程种传染性最强（   ）
   A. 潜伏期   B. 第一期   C. 第二期
   D. 第三期   E. 恢复期

6. 检查梅毒最好采集什么标本（   ）
   A. 血液   B. 淋巴液   C. 下疳渗出液
   D. 梅毒疹渗出液   E. 局部淋巴结抽出液

7. 测定患者血清中反应素常用的抗原是（   ）
   A. 钩体类属抗原   B. 梅毒特异性抗原   C. 半抗原
   D. 异嗜性抗原   E. 以上都不是

8. 关于钩体的染色性，下列哪项是正确的？（   ）
   A. 革兰阳性   B. 抗酸阳性   C. 镀银棕褐色
   D. 墨汁不着色   E. Giemsa 红色

9. 引起潜伏感染的病原体是（   ）
   A. 钩端螺旋体   B. 苍白密螺旋体苍白亚种
   C. 回归热螺旋体   D. 奋森螺旋体
   E. 伤寒杆菌

10. 莱姆病的传播媒介主要是（   ）
    A. 硬蜱   B. 软蜱   C. 血蜱
    D. 革蜱   E. 革螨

11. 下列哪项不能引起 STD（   ）
    A. 苍白密螺旋体苍白亚种   B. 淋球菌   C. HIV
    D. 沙眼衣原体   E. 雅司螺旋体

12. 在感染和流行过程中与老鼠无关的疾病是（   ）
    A. 钩端螺旋体病   B. 出血热   C. 地方性斑疹伤寒
    D. 流行性斑疹伤寒   E. 恙虫病

13. 血库4℃冰箱储存几天以上的血液无传染梅毒的危险（   ）
    A. 1 天   B. 2 天   C. 3 天
    D. 4 天   E. 5 天

[X 型题]

1. 下列哪项病原体引起自然疫源性疾病（   ）
   A. 钩端螺旋体   B. 脑膜炎球菌   C. 乙脑病毒
   D. 伯道疏螺旋体   E. 回归热螺旋体

2. 鼠和猪在钩体病流行中起什么作用（   ）
   A. 传播媒介   B. 传染源   C. 终末宿主
   D. 中间宿主   E. 储存宿主

3. 伯道疏螺旋体可用哪些方法染色（   ）
   A. 革兰染色法   B. Giemsa 染色法   C. Fontana 镀银染色法
   D. 墨汁染色法   E. 抗酸染色法

4. 国内用于梅毒诊断的初筛方法有（　　　）

A. FTAABS 试验　　　　　　　　B. MHATP 试验　　　　　　　C. VDRL 试验

D. TPI 试验　　　　　　　　　　E. RPR 试验

5. 预防钩体的主要措施是（　　　）

A. 防鼠、灭鼠，并加强对带菌家畜的管理　　　　　B. 防蚊、灭蚊

C. 对易感人群接种单价特异死疫苗　　　　　　　　D. 对易感人群接种多价死疫苗

E. 对易感人群接种多价活疫苗

6. 与一般细菌比较，钩体具有下列哪些培养特性（　　　）

A. 培养基中需加 10% 兔血清

B. pH 偏酸

C. 最适温度为 28℃

D. 在液体培养基中呈半透明云雾状

E. 培养时间较长，需 1～2 周

7. 钩体的致病物质有（　　　）

A. 内毒素　　　　　　　　　B. 外毒素　　　　　　　　　C. 黏附素

D. 溶血素　　　　　　　　　E. 胶原酶

8. 梅毒防治原则包括（　　　）

A. 加强性卫生宣传教育　　　B. 定期对高危人群普查　　C. 确诊后及早彻底治疗

D. 主要用链霉素等治疗　　　E. 定期复查，3～12 个月后血清抗体转阴为治愈

9. RPR 试验的生物学假阳性反应常见于（　　　）

A. 非梅毒的密螺旋体感染　　B. 疏螺旋体感染　　　　　C. 钩体感染

D. 孕妇　　　　　　　　　　E. 系统性红斑狼疮

10. 梅毒的致病因素是（　　　）

A. 梅毒外毒素　　　　　　　B. 梅毒内毒素样物质　　　C. 荚膜样物质

D. 黏附因子　　　　　　　　E. 透明质酸酶

二、填空题

1. 人有致病性的螺旋体包括 ＿＿＿＿＿、＿＿＿＿＿和＿＿＿＿＿三属。

2. 螺旋体镜检常用＿＿＿＿＿显微镜，标本染色常用＿＿＿＿＿染色法。

3. 梅毒疹是获得性梅毒临床＿＿＿＿＿期的典型表现，硬下疳则是其临床＿＿＿＿＿的特点。

4. 目前梅毒病的微生物学检查法主要是＿＿＿＿＿，分为两类，即＿＿＿＿＿试验和＿＿＿＿＿试验。

5. 钩端螺旋体病是一种人畜共患传染病，其传染源和储存宿主主要是＿＿＿＿＿和＿＿＿＿＿。

6. 钩端螺旋体的致病物质有＿＿＿＿＿、＿＿＿＿＿、＿＿＿＿＿和＿＿＿＿＿。

7. 伯道疏螺旋体的传播媒介是＿＿＿＿＿；我国流行的回归热主要是以＿＿＿＿＿作为传播媒介，引起的回归热称＿＿＿＿＿性回归热。

8. 梅毒可分＿＿＿＿＿性和＿＿＿＿＿性两种，前者是通过＿＿＿＿＿方式传染，而后者是通过＿＿＿＿＿方式传染。

三、名词解释

1. 螺旋体　　　　　　　　2. RPR 试验　　　　　　　3. 显微镜凝集试验

四、问答题

1. 试述梅毒的微生物学检查方法。

2. 简述非密螺旋体抗原试验原理及应用。

3. 阐述钩端螺旋体的致病性。

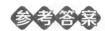

参考答案

一、选择题

[A型题]

1. D 2. E 3. C 4. D 5. B 6. C 7. D 8. C 9. B 10. A 11. E 12. D 13. C

[X型题]

1. ACDE 2. BE 3. ABC 4. CE 5. AD 6. ACDE 7. ACDE 8. ABCE 9. DE 10. CDE

二、填空题

1. 密螺旋体，疏螺旋体，钩端螺旋体

2. 暗视野，镀银

3. Ⅱ，Ⅰ

4. 血清学诊断，非密螺旋体抗原试验，密螺旋体抗原试验

5. 鼠类，猪

6. 黏附素，内毒素，溶血素，胶原酶

7. 硬蜱，虱，流行

8. 获得，先天，性接触（水平），胎盘（垂直）

三、名词解释

1. 螺旋体：是一类细长、柔软、螺旋状、运动活泼的原核细胞型微生物。

2. RPR试验：即快速血浆反应素试验。其原理是用活性碳颗粒吸附心脂质抗原，再与待测血清中的反应素结合，便形成肉眼可见的黑色凝集块。适用于梅毒的初步诊断。

3. 显微镜凝集试验：又称凝溶试验，即用活钩端螺旋体作为抗原，与相应的特异性抗体结合，在暗视野显微镜下可见明显的凝集团；当有一定量补体存在时，则在补体的参与下，出现溶解现象。

四、问答题

1. 梅毒的微生物血检查法有以下几种。

（1）直接查病原体：Ⅰ期梅毒取硬下疳渗出液，Ⅱ期梅毒取梅毒疹渗出液等，立即在暗视野显微镜下观察其运动及形态。

（2）血清学诊断：取患者血清，先做非密螺旋体抗原试验（如RPR）进行初筛。如为阳性，再做进一步证实试验，即密螺旋体抗原试验（如FTAABS或MHATP）。注意排除生物学假阳性。

2. 非密螺旋体抗原试验及应用：该试验是用正常牛心肌的心脂质作为已知抗原，测定患者血清中的反应素。此反应素是抗脂质的特异性抗体，能与生物组织中的类脂抗原发生非特异结合反应。目前国内常使用快速血浆反应素试验（RPR试验），此试验是一种纸片定性活半定量试验，可用于梅毒的初步筛选。由于本试验所用抗原是非特异性的，阳性亦可出现于某些非梅毒性疾病，因此，分析结果时应结合临床其他指标。

3. 钩端螺旋体的致病性：钩端螺旋体（钩体）可引起人和牲畜钩体病，即人畜共患传染病。其传染源与储存宿主主要是鼠类和家畜。动物一般呈隐性或慢性感染，钩体长期在其肾脏内繁殖，并随尿不断排除，污染水和土壤。人接触该疫水或疫土后，钩体即可通过皮肤或黏膜进入机体，先在局部迅速繁殖，然后入血引起菌血症，继而扩散至肝、肾、肺、脑等组织器官，出现全身中毒症状。如发热、乏力、头痛、肌痛、结膜充血、浅表淋巴结肿大及组织器官的损害。由于个体免疫状态不同，感染的钩体型别、毒力和数量不同，因此，临床表现差异也很大。临床上根据患者受损的主要器官不同，分为肺出血型、流感伤寒型、黄疸出血型、低血压休克型、肾衰竭型等病型。

第2篇
病毒学

第22章 病毒的基本性状

教学目的

　　1. 掌握　病毒的概念、特点、结构与化学组成，病毒的复制周期，缺陷病毒、顿挫感染、温度敏感突变株、病毒的干扰现象。

　　2. 熟悉　病毒的遗传与变异，理化因素对病毒的影响，病毒的分类与命名。

　　3. 了解　病毒的形态、大小与测量方法。

第1节　病毒的大小与形态

　　完整的成熟的病毒颗粒称为病毒体（virion），是细胞外的结构形式，具有典型的形态结构，并有感染性，大小介于 20～250nm 之间。形态多样，可表现为球形、杆状、丝状、弹状、砖块状、蝌蚪状等。

第2节　病毒的结构和化学组成

　　病毒体的基本结构有核心（core）和衣壳（capsid），二者构成核衣壳（nucleocapsid）。有些病毒的核衣壳外有包膜（envelope）。核心位于病毒体的中心，由核酸的非结构分子组成，核酸化学成分为 DNA 或 RNA，构成病毒基因组，为病毒的复制、遗传和变异提供遗传信息。衣壳包围在核酸的外面，其化学成分为蛋白质，具有抗原性，是病毒体的主要抗原成分，具有保护病毒核酸免受环境中核酸酶或其他影响因素的破坏并介导病毒进入宿主细胞的作用，根据壳粒数目和排列方式不同可分为螺旋对称、20 面体对称或立体对称型、复合对称型三种对称类型。包膜位于核衣壳外，含有宿主细胞膜或核膜的化学成分，包括蛋白质、糖类、脂类，包膜表面常有不同形状突起的包膜子粒或刺突，其主要功能是维护病毒体结构的完整性，并与致病性和免疫性有密切关系。

第3节　病毒的增殖

　　病毒的增殖：自我复制的方式，即以病毒核酸分子为模板进行复制，病毒基因组经过转录、翻译过程，合成大量的病毒结构蛋白，再经过装配，最终释放出子代病毒。从病毒进入宿主细胞开始，经过基因组复制，到最后释放出子代病毒来，称为一个复制周期（replication cycle），人和动物病毒的复制周期依次包括吸附、穿入、脱壳、生物合成及装配与释放等 5 个阶段。吸附为病毒感染宿主的第一步，主要通过病毒表面的吸附蛋白与易感细胞表面特异性受体相结合。病毒吸附在宿主细胞膜后，主要是通过吞饮、融合、直接穿入等方式进入细胞。多数病毒在细胞溶酶体和（或）脱壳酶的水解作用下脱壳，释放出基因组核酸，进入到病毒的生物合成阶段，即病毒利用宿主细胞提供的低分子物质大量合成病毒核酸和蛋白。根据病毒基因组转录 mRNA 及翻译蛋白质的不同，病毒生物合成过程可分为双链 DNA 病毒、单链 DNA 病毒、单正链 RNA 病毒、单负链 RNA 病毒、双链 RNA 病毒、逆转录病毒和嗜肝 DNA 病毒等 7 大类型。病毒核酸与蛋白质合成之后，根据病毒的种类不同，宿主细胞内组装的部位和方式亦不同。组装完成后，裸露病毒随宿主细胞破裂而释放病毒，包膜病毒以出芽方式释放到细胞外，宿主细胞通常不死亡。

病毒的异常增殖：病毒在宿主细胞内复制时，并非所有的病毒成分都能组装成完整的病毒体，而常有异常增殖，包括顿挫感染（abortive infection）和缺陷病毒（defective virus）。顿挫感染是指病毒进入宿主细胞后，如细胞不能为病毒增殖提供所需要的酶、能量及必要的成分，则病毒就不能合成本身的成分，或者虽合成部分或合成全部病毒成分，但不能组装和释放出有感染性的病毒颗粒。缺陷病毒是指因病毒基因组不完整或者因某一基因位点改变，不能进行正常增殖，不能复制出完整的有感染性病毒颗粒的病毒。但当与另一种病毒共同培养时，若后者能为前者提供所缺乏的物质，就能使缺陷病毒完成正常的增殖，则这种有辅助作用的病毒被称为辅助病毒（helper virus）。

病毒的干扰现象：两种病毒感染同一细胞时，可发生一种病毒抑制另一种病毒增殖的现象称为干扰现象（interference）。发挥干扰作用的缺陷病毒称为缺陷干扰颗粒（defective interfering particle，DIP）。发生干扰的原因可能是因为病毒诱导宿主细胞产生了干扰素，也可能是病毒的吸附受到干扰或改变了宿主细胞的代谢途径，阻止了另一种病毒的吸附和穿入等过程。

第 4 节　病毒的遗传与变异

病毒基因组较简单，其基因数在 3～10 个之间，增殖速度极快。在增殖过程中或外界因素作用下常发生基因突变，导致病毒表型性状改变，形成突变株。常见的并有实际意义的突变株包括条件致死性突变株、缺陷型干扰突变株、宿主范围突变株、耐药突变株等。当两种或两种以上病毒感染同一宿主细胞时，它们之间可发生多种形式的相互作用，如基因重组与重配、病毒的交叉复活与多重复活、病毒基因产物的相互作用（包括互补作用与加强作用、表型混合、核壳转移）等。在病毒感染宿主细胞的过程中，有时病毒基因组中 DNA 片段可插入到宿主染色体 DNA 中，这种病毒基因组与细胞基因组的重组过程称为基因整合。

第 5 节　理化因素对病毒的影响

病毒受理化因素作用后，失去感染性称为灭活（inactivation）。灭活的病毒仍能保留其他特性，如抗原性、红细胞吸附、血凝及细胞融合等。大多病毒耐冷不耐热，λ 线、X 线和紫外线都能使病毒灭活，病毒对化学因素的抵抗力一般较细菌强。

第 6 节　病毒的分类

病毒以形状与大小、核酸类型与结构、抗原性、有无包膜等方式进行分类，目前国际病毒分类委员会将病毒分为 94 个科、22 个亚科、395 个属。另外，自然界还存在一些非寻常病毒的致病因子，如亚病毒，包括类病毒、卫星病毒和朊粒。

同步练习

一、选择题

1. 病毒的基本结构是（　　）
   - A. 核衣壳、包膜
   - B. 核酸、包膜
   - C. 核心、衣壳
   - D. 核酸、核衣壳

2. 决定病毒遗传变异的是（　　）
   - A. 衣壳
   - B. 核酸
   - C. 包膜
   - D. 包膜刺突

3. 病毒嗜组织性的特征由什么而决定（　　）
   - A. 病毒体表面位点与敏感细胞受体的特异性
   - B. 病毒的核酸
   - C. 衣壳上的壳粒数及排列
   - D. 病毒包膜

4. 有关病毒核酸的描述哪项是错误的（　　）
   - A. 其化学成分为 DNA 和 RNA
   - B. 具有感染性
   - C. 是病毒增殖、遗传和变异的物质基础
   - D. 构成病毒体的核心

5. DNA 病毒在生物合成过程中译成的早期蛋白主要是（　　）
   - A. 依赖 RNA 的 RNA 多聚酶
   - B. 依赖 DNA 的 DNA 多聚酶
   - C. 依赖 DNA 的 RNA 多聚酶
   - D. 解链酶

二、填空题

1. 病毒的复制周期主要包括 _____ 、_____ 、_____ 、_____ 、_____ 5 个阶段。

2. 病毒的核衣壳由 _____ 和 _____ 组成。

3. 病毒根据其核心化学成分的不同分为 _____ 和 _____ 两大类，根据其有无包膜分为 _____ 和 _____ 两大类。

三、名词解释

1. 病毒
2. 顿挫感染
3. 病毒的灭活

四、简答题

1. 简述包膜病毒体的结构及包膜的功能。
2. 简述病毒复制各期的特点。

参考答案

一、选择题

1. C　2. B　3. A　4. A　5. B

二、填空题

1. 吸附，穿入，脱壳，生物合成，装配与释放
2. 核心，衣壳
3. DNA 病毒，RNA 病毒，包膜病毒，裸露病毒

三、名词解释

1. 病毒：形态最微小的、结构最简单的一类非细胞型微生物，可在一定宿主细胞中自我复

制出大量的子代病毒，其特点是病毒体积微小，可以通过除菌滤器，结构简单，只含一种类型的核酸，专性细胞内寄生。

2. 顿挫感染：是指病毒进入宿主细胞后，如细胞不能为病毒增殖提供所需要的酶、能量及必要的成分，则病毒就不能合成本身的成分，或者虽合成部分或合成全部病毒成分，但不能组装和释放出有感染性的病毒颗粒。

3. 病毒的灭活：病毒受理化因素作用后，失去感染性，灭活的病毒仍能保留其他特性。

四、简答题

1.（1）包膜病毒体的结构：核酸位于病毒中心，蛋白质衣壳包绕核酸，最外层裹以脂类和蛋白质构成的包膜。有些病毒包膜表面有糖蛋白构成的钉状凸起，称为刺突。

（2）包膜的功能：保护病毒；增强病毒的致病性；表现病毒种、型抗原的特异性。

2.（1）吸附期：病毒感染宿主的第一步，主要通过病毒表面的吸附蛋白与易感细胞表面特异性受体相结合。

（2）穿入期：吞饮、融合、直接穿入三种方式穿入细胞。

（3）脱壳期：在宿主溶酶体酶和（或）病毒脱壳酶作用下，脱去衣壳，游离出核酸。

（4）生物合成：分病毒核酸复制和病毒蛋白合成二大步骤。

（5）装配与释放：根据病毒的种类不同，在宿主细胞内组装的部位和方式亦不同，以宿主细胞破裂或出芽方式释放病毒。

第23章 病毒的感染与免疫

教学目的

1. 掌握　病毒的致病作用及感染类型。干扰素的概念、作用机制及生物学活性。
2. 熟悉　病毒感染的特异性免疫。
3. 了解　抗病毒免疫持续时间。

第1节　病毒的致病作用

一、病毒感染的传播方式

病毒主要通过破损的皮肤、黏膜（眼、呼吸道、消化道或泌尿生殖道）传播，在特定条件下可直接进入血液循环（输血、机械损伤、昆虫叮咬）感染机体。

病毒感染的传播方式分为水平传播和垂直传播。水平传播是指病毒在人群或动物不同个体之间以及人与动物之间的传播，为病毒的主要传播方式。垂直传播指通过胎盘或产道将病毒由亲代传播给子代的方式。病毒在机体内呈不同程度播散，可表现为局部感染或表面感染、全身感染。

二、病毒感染的致病机制

1. 病毒对宿主细胞的致病作用

杀细胞效应（cytocidal effect）：病毒在宿主细胞内复制完毕，可在很短时间内一次释放大量子代病毒，细胞被裂解而死亡，称为杀细胞性感染（cytocidal infection），其机制为病毒阻断细胞的核酸与蛋白质的合成，使细胞新陈代谢功能紊乱，造成细胞病变死亡。在体外培养后镜下观察到细胞变圆、坏死，从瓶壁脱落等现象，称致细胞病变作用（cytopathic effect，CPE）。

稳定状态感染：某些病毒进入细胞后能够复制，却不引起细胞立即裂解、死亡，这些不具有杀细胞效应的病毒所引起的感染称为稳定性感染（steady state infection），表现为宿主细胞融合，促使病毒扩散，细胞表面常出现病毒基因编码的新抗原引起细胞免疫攻击，致感染细胞死亡。

包涵体形成：某些受病毒感染的细胞内，用普通光学显微镜可看到有与正常细胞结构和着色不同的圆形或椭圆形斑块，称为包涵体（inclusion body），与病毒增殖、存在有关，具有一定特征和诊断意义。

细胞凋亡：病毒感染可导致宿主细胞发生凋亡，有可能促进病毒的释放。

基因整合与细胞转化：某些DNA病毒和反转录病毒在感染中可将基因整合于宿主细胞染色体基因组中，并可能导致细胞转化。基因整合或其他机制引起的细胞转化与肿瘤形成密切相关。

2. 病毒感染的免疫病理作用

抗体介导的免疫病理作用：许多病毒抗原可出现于宿主细胞表面，与抗体结合后，激活补体，引起Ⅱ型超敏反应。病毒抗原抗体复合物沉积可引起Ⅲ型超敏反应，导致局部组织损伤。

细胞介导的免疫病理作用：细胞免疫也损伤宿主细胞，属Ⅳ型超敏反应。有些病毒蛋白与宿主蛋白存在共同抗原决定簇，可引起自身免疫反应，导致机体损伤。

另外，病毒感染的免疫病理作用还与致炎性细胞因子的病理作用和病毒感染所致的免疫抑制有关。

3. 病毒的免疫逃避

病毒可能通过逃避免疫防御、防止免疫激活或阻止免疫应答的发生等方式来逃脱免疫应答，也可能通过编码抑制免疫应答的蛋白质实现免疫逃避或形成合胞体让病毒在细胞间传播逃避抗体作用。

三、病毒感染的类型

根据有无症状，病毒感染也分为显性感染和隐性感染；根据病毒在机体内感染的过程、滞留的时间，病毒感染分为急性感染和持续性感染。持续性感染又分为潜伏感染、慢性感染、慢发病毒感染。

隐性病毒感染（inapparent viral infection）：病毒进入机体不引起临床症状的感染，也称亚临床感染。可能与病毒毒力弱或机体防御能力强、病毒在体内不能大量增殖，因而对组织细胞的损伤不明显有关；也可能与病毒种类和性质有关。隐性感染者虽不出现临床症状，但仍可获得免疫力而终止感染。部分隐性感染者一直不产生免疫力，这种隐性感染者也叫病毒携带者（viral carrier）。

显性病毒感染（apparent viral infection）：病毒进入机体后出现临床症状和体征的感染，也称临床感染。

急性病毒感染（acute viral infection）：也称为病原消灭型感染，病毒侵入机体后，在细胞内增殖，经数日乃至数周的潜伏期后发病，其特点为潜伏期短，发病急，病程数日至数周，病后常获得适应性免疫。

潜伏感染（latent infection）：某些病毒在显性或隐性感染后，病毒基因存在细胞内，有的病毒潜伏于某些组织器官内而不复制。但在一定条件下，病毒被激活又开始复制，使疾病复发。

慢性感染（chronic infection）：病毒在显性或隐性感染后未完全清除，患者可表现轻微或无临床症状，但常反复发作，迁延不愈。

慢发病毒感染（slow virus infection）：病毒感染后有很长的潜伏期，可达数月，数年甚至数十年。在症状出现后呈进行性加重，最终患者死亡，为慢性发展进行性加重的病毒感染，较为少见但后果严重。

四、病毒与肿瘤

许多病毒与人类肿瘤发生有着密切关系，如人乳头瘤病毒引起人疣（乳头瘤），人类嗜T细胞病毒致人T细胞白血病，HBV、HCV与原发性肝癌的关系，EB病毒与鼻咽癌和淋巴瘤的关系，人乳头瘤病毒、HSV-2与宫颈癌的关系。

第2节　抗病毒免疫

一、固有免疫

抗病毒固有免疫是针对病毒感染的第一道防线，包括干扰素、细胞作用、细胞因子、屏障作用、先天不感应性等。其中，干扰素、巨噬细胞和NK细胞起主要作用。

1. 干扰素

（1）定义　干扰素（interferon，IFN）是病毒或其他干扰素诱生剂刺激人或动物细胞所产生的一种糖蛋白，具有抗病毒、抗肿瘤和免疫调节等多种生物学活性。

（2）种类和性质　人类细胞产生的干扰素分为 α、β 和 γ 三种。IFN - α 由人白细胞产生，IFN - β 由人成纤维细胞产生，两者为 I 型干扰素，抗病毒作用强于免疫调节作用。IFN - γ 由 T 细胞和 NK 细胞产生，属 II 型干扰素，其免疫调节作用强于抗病毒作用。

（3）抗病毒活性　干扰素不能直接灭活病毒，而是通过诱导细胞合成抗病毒蛋白（antiviral protein，AVP）发挥效应，具有广谱抗病毒作用和相对的种属特异性。AVP 主要有 2′，5′ - 腺嘌呤核苷合成酶（2′，5′ - A 合成酶）和蛋白激酶（protein kinase R，PKR）等。其作用机制有 2′，5′ - A 合成酶途径和 PKR 途径。

① 2′，5′ - A 合成酶途径：由 dsRNA 激活 2′，5′ - A 合成酶，使 ATP 多聚化，形成不定长度的寡聚腺苷酸（2′，5′ - A），2′，5′ - A 再活化 RNA 酶 L（RNaseL），活化的 RNaseL 可切断 mRNA。

② PKR 途径：PKR 在 dsRNA 存在下产生自身磷酸化而被激活，活化的 PKR 作用于翻译起始因子 eIF 的 α 亚基，使之磷酸化，磷酸化后的 eIF 失去启动蛋白质翻译过程的能力，病毒多肽链的合成受阻。

（4）抗肿瘤活性　干扰素能够直接抑制肿瘤的生长，被用于治疗某些癌症。

（5）免疫调节活性　激活巨噬细胞、活化 NK 细胞、促进细胞 MHC 抗原的表达、增强淋巴细胞对靶细胞的杀伤等。

2. 细胞作用

巨噬细胞对阻止病毒感染和促使病毒感染后机体的恢复具有重要作用。NK 细胞是抗病毒感染中主要的固有免疫杀伤细胞，其杀伤机制主要是直接与靶细胞接触，通过穿孔素裂解靶细胞。

二、适应性免疫

体液免疫：主要是存在于黏膜表面的中和抗体（sIgA）或血流中的中和抗体（IgM、IgG），可清除血流中的病毒并有效防止再次感染。中和抗体的作用机制主要是直接封闭与细胞受体结合的病毒抗原表位或改变病毒表面构型，阻止病毒吸附、侵入易感细胞。中和抗体不能直接灭活病菌。抗体也可通过调理作用增强吞噬细胞杀灭病毒的能力。

细胞免疫：构成病毒特异性细胞免疫反应的主要效应因素是 CD8$^+$ 细胞毒性 T 细胞（CTL）和 CD4$^+$ 辅助性细胞（Th1）。CTL 是抗病毒作用的主要细胞，可直接杀伤靶细胞，在抗体的配合下清除病毒，是终止病毒感染的主要机制。Th1 被活化后可释放多种细胞因子起到抗病毒作用。

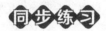

一、选择题

1. 关于干扰素的叙述，下列哪项是错误的（　　）

　　A. 干扰素是一种糖蛋白　　　　　　　　B. 干扰素具有广谱抗病毒作用

　　C. 干扰素无毒性，也无种属特异性　　　D. 一般无抗原性

2. 关于病毒感染的叙述，哪项是错误的（　　）

　　A. 病毒在细胞内增殖可引起 CPE　　　　B. 可形成包涵体和多核巨细胞

　　C. 可引起免疫病理损伤　　　　　　　　D. 可引起毒血症

3. 杀伤病毒感染的靶细胞最主要的免疫因素是（　　）

A. 细胞免疫   B. 体液免疫

C. 干扰素   D. 单核-吞噬细胞系统

4. 关于病毒的致病机制，下述哪一项是错误的（　　）

A. 病毒合成侵袭性酶类使宿主细胞裂解

B. 病毒在宿主细胞内复制，导致细胞功能紊乱，病变和溶解

C. 病毒基因组与宿主细胞 DNA 整合，使宿主细胞发生恶性转化

D. 受病毒感染的细胞改变而发生融合

二、填空题

1. 可垂直传播的病毒有_____、_____、_____、_____等。

2. 病毒在宿主个体间的传播方式有_____和_____。

3. 持续性病毒感染可分为_____、_____、_____三种。

三、名词解释

1. 垂直传播

2. 慢性感染

3. 干扰素

四、简答题

干扰素有哪些生物学活性？抗病毒作用机制如何？

参考答案

一、选择题

1. C   2. D   3. A   4. A

二、填空题

1. HBV，HIV，HCV，风疹病毒

2. 水平传播，垂直传播

3. 潜伏感染，慢性感染，慢发病毒感染

三、名词解释

1. 垂直传播：指通过胎盘或产道将病毒由亲代传播给子代的方式。

2. 慢性感染：病毒在显性或隐性感染后未完全清除，患者可表现轻微或无临床症状，但常反复发作，迁延不愈。

3. 干扰素：是病毒或其他干扰素诱生剂刺激人或动物细胞所产生的一种糖蛋白，具有抗病毒、抗肿瘤和免疫调节等多种生物学活性。

四、简答题

干扰素的生物学活性：具有抗病毒、抗肿瘤和免疫调节等多种生物学活性。

抗病毒作用机制：干扰素通过诱导细胞合成抗病毒蛋白（AVP）发挥抗病毒作用，作用机制有 $2'，5'-A$ 合成酶途径和 PKR 途径：①$2'，5'-A$ 合成酶途径，由 dsRNA 激活 $2'，5'-A$ 合成酶，使 ATP 多聚化，形成不定长度的寡聚腺苷酸（$2'，5'-A$），$2'，5'-A$ 再活化 RNA 酶 L（RNaseL），活化的 RNaseL 可切断 mRNA；②PKR 途径，PKR 在 dsRNA 存在下产生自身磷酸化而被激活，活化的 PKR 作用于翻译起始因子 eIF 的 α 亚基，使之磷酸化，磷酸化后的 eIF 失去启动蛋白质翻译过程的能力，病毒多肽链的合成受阻。

第24章 病毒感染的检查方法和防治原则

 教学目的

1. 掌握 病毒感染的标本采集与送检原则。
2. 熟悉 病毒的分离与鉴定，人工主动免疫与人工被动免疫制剂的种类。
3. 了解 病毒感染的血清学诊断及治疗。

第1节 病毒感染的检查方法

早期诊断及早期治疗对控制病毒感染十分重要。随着对病毒感染从生物学及分子生物学水平的研究进展，病毒的诊断技术已由传统方法扩展至新的快速诊断技术。

一、标本的采集与送检

原则：用于分离病毒或检测病毒及其核酸的标本应采集患者急性期标本；病毒分离培养时应使用抗生素以抑制标本中的细菌或真菌等生长繁殖；冷藏保存、快速送检；采集双份血清，分别在发病初期和病后2~3周。

二、病毒的分离与鉴定

实验室分离培养病毒的方法有动物接种、鸡胚接种和细胞培养。动物接种是最早的病毒分离培养方法，可根据病毒的亲嗜性选择敏感动物及其适宜的接种部位，接种以后常以动物发病、死亡作为感染指标，测定 ID_{50} 和 LD_{50} 等。鸡胚培养是一种比较经济简便的病毒培养方法，根据病毒种类不同接种于尿囊腔、羊膜腔、卵黄囊等不同部位，常用血凝、血凝抑制实验等进行病毒的鉴定。细胞培养是一种最常用的方法，可选择适当的原代培养细胞（敏感性高）、二倍体细胞及传代细胞系（便于在实验室保存）作病毒分离培养。接种标本后，可以细胞病变、红细胞吸附、病毒干扰作用、细胞代谢改变等作为病毒增殖的指征。对已增殖的病毒常用50%组织细胞原等量、红细胞感染试验、空斑形成试验进行感染性和数量测定。

三、病毒感染的诊断

利用电镜、免疫电镜、光学显微镜进行形态学检查。利用免疫学标记技术检测病毒蛋白抗原，利用中和试验、血凝抑制试验、特异性 IgM 抗体检测等方法检测病毒抗体。利用核酸扩增、核酸杂交、基因芯片、基因测序等技术检测病毒核酸。

第2节 病毒感染的特异性预防

病毒的预防可采用人工自动免疫和人工被动免疫的方法进行。人工自动免疫通过给机体接种疫苗，刺激机体产生抗病毒免疫力，从而达到预防病毒感染性疾病的目的，常用的疫苗包括减毒活疫苗、灭活疫苗、亚单位疫苗、基因工程疫苗、核酸疫苗、重组载体疫苗等。人工被动免疫常用生物制品为血清丙种球蛋白，用于对某些病毒性疾病的紧急预防。

第3节 病毒感染的治疗

迄今尚无十分理想的抗病毒药物，现常用的药物或制剂包括以下几种。

一、抗病毒化学制剂

核苷类药物：最早用于临床的抗病毒药物，通过抑制病毒基因复制和转录发挥抗病毒作用。目前常用药物包括碘苷（即疱疹净，IDU）、阿昔洛韦（即无环鸟苷，ACV）、阿糖腺苷、丙氧鸟苷、齐多夫定（又名叠氮胸苷，AZT）、利巴韦林（又名病毒唑）等。

非核苷类反转录酶抑制剂：如奈韦拉平、吡啶酮等。

蛋白酶抑制剂：如沙奎那韦（saquinavir）、茚地那韦（indinavir）、利托那韦（ritonavir）等，通过抑制病毒蛋白酶的活性发挥抗病毒作用。

二、其他治疗治剂

干扰素具有广谱抗病毒作用，毒性小。干扰素诱生剂如多聚肌苷、多聚胞啶酸、甘草甜素、芸芝多糖等可诱导干扰素的产生。中草药如黄芪、板蓝根、大青叶等也具有抑制病毒的作用。另外，新抗生素、疫苗、抗体也用于病毒性疾病的治疗。抗病毒基因治疗还处于研究阶段，尚未用于人体。

同步练习

一、选择题

1. 下列哪一种方法为非病毒颗粒或抗原检查方法（　　）
   A. PCR
   B. ELISA
   C. 免疫荧光技术
   D. 放射免疫法
2. 下列方法哪种不属于核酸杂交技术（　　）
   A. 原位杂交
   B. 斑点杂交
   C. ELISA
   D. Southern blot
3. 预防病毒病最有效的方法是（　　）
   A. 使用抗毒素
   B. 免疫预防（使用疫苗）
   C. 使用抗病毒化学疗剂
   D. 使用中草药

二、填空题

1. 细胞培养根据细胞来源、染色体特征及传代次数可分为_____、_____和_____三种类型。
2. 病毒的分离培养方法包括_____、_____和_____。

三、名词解译

减毒活疫苗

四、简答题

简述病毒标本的采集与送检原则。

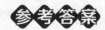

一、选择题

1. A   2. C   3. B

二、填空题

1. 原代细胞，二倍体细胞，传代细胞

2. 动物接种，鸡胚培养，细胞培养

三、名词解译

减毒活疫苗：通过毒力变异或人工选择培养将毒株变成减毒株或无毒株，用于预防。

四、简答题

病毒标本的采集与送检原则：用于分离病毒或检测病毒及其核酸的标本应采集患者急性期标本；病毒分离培养时应使用抗生素以抑制标本中的细菌或真菌等生长繁殖；冷藏保存、快速送检；采集双份血清，分别在发病初期和病后 2～3 周。

第25章 呼吸道病毒

教学目的

1. 掌握　流感病毒的表面抗原及其功能、变异及其意义，致病性。麻疹病毒的致病性及麻疹病毒与 SSPE 的关系，免疫性与特异性预防。SARS 冠状病毒的致病性与免疫性。

2. 熟悉　流感病毒的微生物学检查法及防治原则，SARS 冠状病毒的防治原则。腮腺炎病毒、呼吸道合胞病毒、腺病毒、风疹病毒、鼻病毒、呼肠病毒的致病性。

3. 了解　主要呼吸道感染病毒的种类。麻疹病毒、SARS 冠状病毒的生物学性状及微生物学检查法。腮腺炎病毒、呼吸道合胞病毒、腺病毒、风疹病毒、鼻病毒、呼肠病毒的生物学性状、微生物学检查法及防治原则。

呼吸道病毒是指以呼吸道为侵入门户，在呼吸道黏膜上皮细胞中增殖，引起呼吸道局部感染或呼吸道以外组织器官病变的病毒，包括流感病毒、麻疹病毒、腮腺炎病毒、冠状病毒、呼吸道合胞病毒等。

第1节　正黏病毒

正黏病毒（orthomyxovirus）是指对人或某些动物红细胞表面的黏蛋白有亲和性、有包膜、具有分节段 RNA 基因组的病毒，只有流行性感冒病毒（*Influenza virus*）一个种，简称流感病毒，包括人流感病毒和动物流感病毒。人流感病毒是引起人流行性感冒的病原体。

一、生物学性状

多形态，核心为单负链分节段 RNA。包膜上镶嵌有神经氨酸酶（neuraminidase，NA）和血凝素（hemagglutinin，HA）两种刺突，均为糖蛋白。HA 为三聚体，具有凝集红细胞、吸附宿主细胞、抗原性等功能。NA 为蘑菇状四聚体，可水解宿主细胞表面糖蛋白末端的 N－乙酰神经氨酸，具有参与病毒释放、促进病毒扩散、抗原性等功能。HA 和 NA 的抗原结构均很不稳定，易发生变异。根据核蛋白的抗原性不同，流感病毒被分为甲（A）、乙（B）和丙（C）三型。根据表面 HA 及 NA 抗原性的不同，甲型流感病毒再分为若干亚型。流感病毒易发生变异，抗原性变异为主要形式，包括抗原性转变（antigenic shift）和抗原性漂移（antigen drift），病毒表面抗原 HA、HA 为主要的变异成分。抗原性转变属于质变，抗原结构变异幅度大或发生基因重组，出现新亚型，引起流感大流行。抗原性漂移属于量变，抗原结构变异幅度小，为亚型内变异，引起小规模流行。流感病毒在鸡胚羊膜腔和尿囊腔中生长良好。雪貂对流感病毒敏感。病毒抵抗力弱，不耐热，56℃30 分钟即被灭活，对干燥、日光、紫外线及乙醚、甲醛等敏感。

二、致病性和免疫性

流感病毒经过飞沫传播，侵入呼吸道，通过其 HA 吸附于呼吸道黏膜上皮细胞膜上的 HA 受体上，然后侵入这些细胞进行增殖。经 1~2 天的潜伏期，感染者即可出现流感症状。病毒在呼吸道黏膜上皮细胞内增殖，造成这些细胞变性，坏死脱落，黏膜充血水肿，腺体分泌增加，出现喷嚏、鼻塞、咳嗽等症状，随后患者出现全身中毒症状，表现为发热、头痛、全身酸痛、疲乏无力、白细胞数下降等。病毒通常引起呼吸道局部感染，不引起病毒血症。流感病毒感染一般数日内自愈，但幼儿或年老体弱患者易继发细菌感染，如合并肺炎等，病死率高。

病后对同型病毒有免疫力，可维持 1~2 年，主要为 sIgA 和血清中和抗体 IgM、IgG 共同的作用。CTL 可杀伤流感病毒感染细胞，参与病毒的清除与疾病的恢复。

三、微生物学检查

采取发病初期（发病 3 天）患者鼻咽洗液或含漱液，经抗生素处理后接种于鸡胚羊膜腔内或尿囊腔中培养，做血凝试验检查有无病毒增殖。若试验为阴性，需在鸡胚中盲目传代 3 次后再试验。若血凝试验为阳性，可进行血凝抑制试验以鉴定型别。取患者急性期（发病 3 日内）和恢复期（发病 2~4 周）双份血清，用 HI 试验检测抗体效价。恢复期血清的抗体效价是急性期的 4 倍或 4 倍以上，具有协助诊断意义。另外，采用免疫荧光技术直接检测鼻分泌物中病毒抗原，可进行快速诊断。

四、防治原则

加强锻炼，流行期间应尽量避免人群聚集，必要时空气消毒。流感疫苗有全病毒灭活疫苗、裂解疫苗和亚单位疫苗，在流行高峰前 1~2 个月接种。治疗尚无特效方法，金刚烷胺、干扰素、板蓝根等有一定疗效。

第 2 节 副 黏 病 毒

副黏病毒（paramyxovirus）是一群核酸不分节的黏病毒，主要包括麻疹病毒（measles virus）、呼吸道合胞病毒（respiratory syncytial virus，RSV）、腮腺炎病毒（mumps virus）、副流感病毒等

1. 麻疹病毒

生物学性状：形态与结构与流感病毒相似，多种形态，核心为不分节段的单负链 RNA。病毒表面有 HA 和 HL 两种糖蛋白刺突。该病毒只有一个血清型。可在人胚肾、人羊膜及 Hela. Vero 等多种原代或传代细胞中可增殖，出现细胞融合或多核巨细胞等病变。抵抗力较低，加热 56℃ 30 分钟和一般消毒剂均易灭活。

致病性与免疫性：该病毒是引起麻疹的病原体，人是其唯一自然储存宿主。麻疹是一种典型的全身出疹的急性传染病，传染性极强，易感者接触后几乎全部发病。病毒存在于鼻咽和眼分泌物中，主要通过飞沫传播，侵入易感者上呼吸道及周围淋巴结增殖后，病毒入血形成第一次病毒血症，病毒随血流到达单核—巨噬细胞系统内增殖，再次释放入血形成第二次病毒血症，进一步播散至全身皮肤黏膜的毛细血管周围增殖，损伤血管内皮。其损伤血管的机制一般认为与Ⅲ、Ⅳ型变态反应有关。患者表现发热、咳嗽、眼结膜充血、口腔黏膜斑（Koplik′s spots）等症状，发病 3 天后，患者出现特征性米糠样皮疹。皮疹出齐 24 小时后体温下降，皮疹变暗，色素沉着。部分年幼体弱的患儿易并发细菌感染，引起支气管炎，肺炎和中耳炎等，是麻疹患儿死亡的主要原因。麻疹病毒感染后，约有 0.1% 的患者会出现脑髓炎，伴有永久性后遗症。百万分之一的患者疾病恢复后数年会发生亚急性硬化性全脑炎（SSPE），患者表现为渐进性大脑衰退，最后会痉挛、昏迷而死亡。麻疹病毒感染的免疫力持久，一般不会出现二次感染。

微生物学检查和防治：一般无需做微生物学检查。选用麻疹 - 腮腺炎 - 风疹三联疫苗（MMR）对 6 个月~1 岁儿童进行免疫接种，是预防麻疹的最好方法。

2. 腮腺炎病毒

腮腺炎病毒是流行性腮腺炎的病原体，形态结构与麻疹病毒相似，人是该病毒的唯一储存宿主，主要通过飞沫传播。病毒先在呼吸道内增殖，随后通过引流的淋巴结入血，引起病毒血症。以腮腺肿胀、疼痛为主要症状，部分患者可并发胰腺炎、睾丸炎、脑炎等。<u>病后可获得牢固的免疫力</u>。接种 MMR 三联疫苗有较好的预防效果。

3. 呼吸道合胞病毒

RSV 经飞沫或直接接触传播，病毒主要在鼻咽上皮细胞中增殖，主要引起 6 个月以下婴儿患细支气管炎和肺炎等下呼吸道感染，以及较大儿童和成人的鼻炎、感冒等上呼吸道感染，流行于冬季和早春。目前尚无特异性的治疗药物和预防疫苗。

第 3 节　冠 状 病 毒

冠状病毒（coronavirus）呈多形性，直径 80～160nm，核酸为单正链 RNA。病毒有包膜，其表面有突起，呈花冠状。人冠状病毒主要有普通冠状病毒 229E、OC43 和 SARS 冠状病毒（SARS－CoV）三个型别。

冠状病毒感染在世界各地普遍存在，可感染各年龄组人群，引起普通感冒和咽喉炎，某些冠状病毒株还可引起成人腹泻或胃肠炎，多为自限性疾病，但 SARS－CoV 可引起严重急性呼吸综合征（severe acute respiratory syndrome，SARS）。SARS 是一种急性呼吸道传染病，又称传染性非典型肺炎，经飞沫传播，传播迅速，潜伏期短，病情严重，死亡率高。目前尚无疫苗预防，也无特效药治疗。

第 4 节　其他呼吸道病毒

1. 风疹病毒

腮腺炎病毒属披膜病毒科，其核酸为单股正链 RNA，有包膜，只有一个血清型。人是风疹病毒（rubella virus，RV）唯一的自然宿主。该病毒可经呼吸道传播，引起儿童风疹，也可经垂直传播，引起胎儿先天性感染，导致先天性风疹综合征，出现先天性耳聋、先天性心脏病、白内障等畸形。接种 MMR 三联疫苗有较好的预防效果。

2. 腺病毒

腺病毒（adenovirus）属于腺病毒科，核酸为线状 DNA，无包膜，经呼吸道传播，主要引起婴幼儿肺炎、上呼吸道感染、流行性角膜炎等。缺乏有效的抗病毒药物与疫苗。

3. 鼻病毒

鼻病毒（rhinovirus）属于小 RNA 病毒科，生物学性状与肠道病毒相似，主要引起成人感冒以及儿童的上呼吸道感染、支气管炎等。

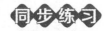

同步练习

一、选择题

1. 甲型流感病毒分亚型的依据是（　　　）

    A. HA 和 NA　　　　　　　　B. M 蛋白和 HA

    C. NA 和 M 蛋白　　　　　　D. RNA 多聚酶

2. 亚急性硬化性全脑炎（SSPE）的病原体是（　　　）

A. 结核杆菌　　　　　　　B. 脑膜炎双球菌

C. 麻疹病毒　　　　　　　D. 乙型脑炎病毒

3、流行性腮腺炎的病原是属于（　　　）

A. 呼吸道病毒　　　　　　B. 肠道病毒

C. 疱疹病毒　　　　　　　D. 虫媒病毒

4. 下述关于流感病毒的血凝素和神经氨酸酶的描述，哪一项是错误的（　　　）

A. 两者都是糖蛋白　　　　B. 抗原性都稳定

C. 存在于脂类包膜上　　　D. 血凝素抗体在抗感染免疫中起主要作用

二、填空题

1. 流感病毒的核酸为分节段的单负股 RNA，甲、乙型有＿＿＿＿＿个节段，丙型只有＿＿＿＿＿＿个节段，从而使本病毒在复制中易发生＿＿＿＿＿＿，导致病毒蛋白抗原易发生＿＿＿＿＿＿。

2. 麻疹病毒自然宿主是＿＿＿＿＿＿，其只有＿＿＿＿＿＿血清型，自然感染后，可获得＿＿＿＿＿＿。

三、名词解释

1. 抗原性漂移

2. 抗原性转变

四、简答题

简述流感病毒的血凝素和神经氨酸酶的生物学活性。

一、选择题

1. A　2. C　3. A　4. B

二、填空题

1. 8，7，基因重组，变异

2. 人，1 个，终生免疫力

三、名词解释

1. 抗原性漂移：属于量变，抗原结构变异幅度小，为亚型内变异，引起小规模流行。

2. 抗原性转变：属于质变，抗原结构变异幅度大或发生基因重组，出现新亚型，引起流感大流行。

四、简答题

流感病毒的血凝素和神经氨酸酶的生物学活性：HA 为三聚体，具有凝集红细胞、吸附宿主细胞、抗原性等功能。NA 为蘑菇状四聚体，可水解宿主细胞表面糖蛋白末端的 N－乙酰神经氨酸，具有参与病毒释放、促进病毒扩散、抗原性等功能。

第26章 肠道病毒

教学目的

1. 掌握　肠道病毒的致病性与免疫性，特异性预防。
2. 熟悉　人类肠道病毒的种类、共同特征及生物学性状。
3. 了解　肠道病毒的微生物学检查法。

肠道病毒包括小 RNA 病毒科中的人类肠道病毒，呼肠病毒科中的轮状病毒属、肠道腺病毒、杯状病毒、星状病毒等。人类肠道病毒包括脊髓灰质炎病毒（poliovirus）、柯萨奇病毒（coxsackievirus）、埃可病毒（echovirus）、新型肠道病毒（new enterovirus）。

肠道病毒的共同特性：①病毒体呈球形，直径 24～30nm，衣壳为二十面体立体对称，无包膜；②基因组为单股正链 RNA，RNA 具有感染性，并起 mRNA 作用；③在宿主细胞浆内增殖，迅速引起细胞病变；④耐乙醚，耐酸，在 pH3～5 条件下稳定，56℃30min 可使病毒灭活，对紫外线、干燥敏感；⑤主要经粪口途径传播，临床表现多样化，引起人类多种疾病，如麻痹、无菌性脑炎、心肌损伤、腹泻等。

第 1 节　脊髓灰质炎病毒

一、生物学性状

形态结构：球形，直径为 27nm，基因组为单正链 RNA，两端为保守的非编码区，中间为连续开放读框，主要功能是编码病毒外壳蛋白以及与复制有关的酶类。结构蛋白由 VP1、VP2、VP3、VP4 构成，VP1、VP2、VP3 均暴露在病毒衣壳的表面，带有中和位点，VP4 位于衣壳的内部。

培养特性：脊髓灰质炎病毒在灵长类上皮样细胞中生长最好，病毒在胞浆内复制，迅速（24 小时）引起细胞病变，致使细胞变圆、坏死、脱落。

抗原组成与血清型：病毒具有 D（致密）和 C（无核心）两种抗原。前者又称中和抗原，为具有感染性的完整病毒颗粒，是该病毒的中和抗原，具有型特异性，用中和试验可将 Polio 病毒分为 I 型、II 型、III 型。后者为未装配核心的空心衣壳。

抵抗力：病毒对理化因素的抵抗力较强，在胃肠道能耐受胃酸、蛋白酶和胆汁的作用。

二、致病性与免疫性

流行特征：传染源主要是患者或无症状带毒者，粪－口途径是主要的传播方式，流行季节主要在夏、秋季，一般呈散发流行或地区性暴发流行。

致病机制：人是脊髓灰质炎病毒的唯一天然宿主，这是因为在人细胞膜表面存在有与病毒衣壳上结构蛋白 VP1 特异亲和力的受体，只在脊髓前角细胞、背根神经节细胞、运动神经元等很少的组织表达。病毒进入人体后，先在包括咽部在内的消化道上皮细胞和淋巴组织内繁殖。在敏感的儿童或缺乏免疫力的成人中，病毒进一步扩散到血液循环，引起第一次病毒血症，此时患者出现低热。随后病毒很快进入全身单核巨噬细胞系统继续繁殖，大量病毒侵入血流形成第二次病毒血症。在此阶段，如果机体产生的特异性抗体足以将病毒中和，则形成流产性感染；当机体免疫力低下时，病毒将随血流经血脑屏障侵犯中枢神经系统，引起宿主细胞杀细胞效应，引起相应的临床表现，严重者可引起瘫痪。

所致疾病：脊髓灰质炎。病毒侵犯脊髓前角运动神经细胞，导致弛缓性肢体麻痹，多见于儿童，故亦称小儿麻痹症。受病毒感染后，绝大多数人（90%～95%）呈隐型感染，而显性感染者也多为轻症感染（4%～8%），病症似流感，只有少数患者（1%～2%）发生神经系统感染，轻者可表现为无菌性脑膜炎、暂时性肌肉麻痹，重者可造成永久性肢体麻痹，甚至死亡。上述临床表现的严重程度取决于多种因素，如毒株的毒力、感染病毒的相对数量、机体免疫功能状态等。过度疲劳、创伤、妊娠、扁桃腺切除近期有以明矾为佐剂的疫苗接种史等易促使麻痹发生。

免疫性：无论隐性感染或显性感染机体对同型病毒都可产生持久牢固免疫力，对异型病毒感染有交叉免疫保护作用。保护性免疫以体液免疫为主。六个月内婴儿有母体抗体的保护而较少感染。

三、微生物学检查

起病后 1 周，可以从患者鼻咽部、血、脑脊液及粪便中分离病毒，或用发病早期和恢复期双份血清进行中和试验。也可用核酸杂交、PCR、ELISA、IFA 等进行快速诊断。

四、防治原则

采用 Salk 灭活疫苗和 Sabin 减毒活疫苗进行主动免疫，免疫效果良好，极大地降低了脊髓灰质炎的发病率。目前世界上大多数国家（包括我国）已将单价脊髓灰质炎活疫苗免疫改为三价活疫苗免疫法。接种对象为 2 个月～7 岁儿童，2 月龄开始连服三次 OPV，每次间隔一个月，4 岁时加强一次的免疫程序可保持持久免疫力。用人免疫球蛋白来保护脊髓灰质炎病毒的接触者，免疫效果保持 3～5 周。

第 2 节　柯萨奇病毒、埃可病毒、新型肠道病毒

柯萨奇病毒、埃可病毒和新型肠道病毒的形态、生物学性状、感染过程均与脊髓灰质炎病毒相似。其致病的显著特点：病毒在肠道中增殖却很少引起肠道疾病；不同肠道病毒可引起相同的临床综合征；同一种病毒也可引起几种不同的临床疾病。引起的疾病包括无菌性脑膜炎、脑炎、疱疹性咽峡炎、手足口病、流行性胸痛、心肌炎、心包炎、急性出血性结膜炎等。除一般的卫生措施外，无特效的预防和治疗方法。对有感染性的患者应当隔离。

第 3 节　新型肠道病毒

新型肠道病毒的形态、生物学性状、感染过程均与脊髓灰质炎病毒相似，但抗原性有着明显不同。目前包括肠道病毒 68、69、70 和 71 型，引起的疾病包括儿童毛细支气管炎与肺炎、急性出血性结膜炎、手足口病等。目前无特效的预防和治疗方法。

一、选择题

1. 关于脊髓灰质炎病毒，下列哪项叙述是正确的（　　）

    A. 主要以粪－口途径传播　　B. 临床类型以麻痹型多见

    C. 是有包膜的 RNA 病毒　　D. 病后免疫力不持久

2. 在脊髓灰质炎病毒的感染中最常见的类型是（　　）

    A. 瘫痪型　　　　　　　　B. 延髓麻痹型

    C. 隐性或轻症感染　　　　D. 顿挫型感染

3. 口服脊髓灰质炎减毒活疫苗的注意事项中，哪一项是错误的（　　）

    A. 疫苗要注意冷藏运输　　B. 勿用热开水送服

    C. 宜安排在冬季服用　　　D. 只需服用一次即可达到免疫效果

4. 下列哪组病毒都通过粪－口途径传播（　　）

    A. 脊髓灰质炎病毒、甲型肝炎病毒、埃可病毒、柯萨奇病毒

    B. 腺病毒、流感病毒、脊髓灰质炎病毒、埃可病毒

    C. 柯萨奇病毒、甲型肝炎病毒、麻疹病毒、EB 病毒

    D. 冠状病毒、腮腺炎病毒、埃可病毒、柯萨奇病毒

二、填空题

肠道病毒为_____病毒，其核酸为_____，核酸具有_____性并可直接起_____
_____作用。

三、简答题

简述脊髓灰质炎病毒的致病机制。

参考答案

一、选择题

1. A　2. C　3. D　4. A

二、填空题

无包膜，RNA，感染，mRNA

三、简答题

脊髓灰质炎病毒的致病机制：病毒进入人体后，先在包括咽部在内的消化道上皮细胞和淋巴组织内繁殖。在敏感的儿童或缺乏免疫力的成人中，病毒进一步扩散到血液循环，引起第一次病毒血症，此时患者出现低热。随后病毒很快进入全身单核巨噬细胞系统继续繁殖，大量病毒侵入血流形成第二次病毒血症。在此阶段，如果机体产生的特异性抗体足以将病毒中和，则形成流产性感染；当机体免疫力低下时，病毒将随血流经血脑屏障侵犯中枢神经系统，引起宿主细胞杀细胞效应，引起相应的临床表现，严重者可引起瘫痪。

第27章 急性胃肠炎病毒

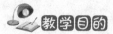 教学目的

1. 掌握 轮状病毒的致病性与免疫性。
2. 熟悉 急性胃肠炎病毒的种类，轮状病毒的生物学性状。杯状病毒、肠道腺病毒、星状病毒的致病性。
3. 了解 轮状病毒的微生物学检查法及防治原则。杯状病毒、肠道腺病毒、星状病毒的生物学性状、微生物学检查法及防治原则。

急性胃肠炎病毒是指经消化道感染和传播、主要引起急性肠道内感染性疾病的胃肠道感染病毒，包括轮状病毒、杯状病毒、星状病毒和肠道腺病毒。

第1节 轮 状 病 毒

轮状病毒（rotavirus）归类于呼肠病毒科，是引起人类、哺乳动物和鸟类腹泻的重要病原体。

一、生物学性状

呈球形，有双层衣壳，无包膜，负染后在电镜下观察，病毒外形呈车轮状。基因组为双链 RNA，含 11 个基因片段，编码 6 种结构蛋白和 6 种非结构蛋白。轮状病毒可分为 A～G 7 个组，A 组又可分为 4 个亚组和若干个血清型。轮状病毒对理化因子的作用有较强的抵抗力，耐酸、碱。

二、致病性和免疫性

A、B、C 三组不仅引起动物腹泻，也是人类腹泻的重要病原体，其中 A 组是引起 6 个月～2 岁婴幼儿严重胃肠炎的主要病原体，是导致婴幼儿死亡的主要原因之一。B 组轮状病毒主要引起成人腹泻。传染源是患者和无症状带毒者，主要通过粪－口途径传播。发病机制：①病毒侵犯小肠细胞的绒毛，病毒在胞浆内增殖，造成肠微绒毛萎缩、变短、脱落，导致机体吸收功能障碍；②病毒非结构蛋白 4（NSP4）有肠毒素样的作用，可刺激细胞内钙离子升高引发肠液过度分泌，水和电解质分泌增加，重吸收减少，出现严重腹泻。潜伏期 2～4 天，表现为突然发病，发热、水样腹泻并伴呕吐，多为自限性，可完全恢复。重者可出现脱水和酸中毒，甚至引起死亡。感染后血液中很快出现特异性 IgM、IgG 抗体，肠道局部出现 sIgA，可中和病毒，对同型病毒感染有作用。

三、微生物学检查

取粪便直接做电镜或免疫电镜检查病毒颗粒，或用 ELISA 方法检粪便病毒抗原，具有较高的敏感性和特异性。此外聚丙烯酰胺凝胶电泳法和核酸杂交技术已渐成常规技术，在诊断、鉴别诊断及分子流行病学研究中发挥重要作用。

四、防治原则

预防以控制传染源和切断传播途径为主。目前尚无特异有效治疗药物，主要是补液，维持机体电解质平衡。

第 2 节　杯 状 病 毒

杯状病毒（calicivirus）呈球形，核酸为单正链 RNA，包括诺如病毒和沙波病毒两个属。诺如病毒是引起急性病毒性胃肠炎暴发流行的主要病原体之一，表现为恶心、呕吐、腹痛和水样腹泻，呈自限性。沙波病毒主要引起 5 岁以下小儿腹泻，发病率很低。

第 3 节　星 状 病 毒

星状病毒（astrovirus）呈球形，无包膜，核酸为单正链 RNA，包括哺乳动物星状病毒属和禽星状病毒属。人星状病毒至少有 8 个血清型，主要引起婴幼儿腹泻，临床症状较轻。尚无有效疫苗和治疗药物。

第 4 节　肠 道 腺 病 毒

肠道腺病毒（enteric adenovirus，Ead）归属于人类腺病毒 F 组，无包膜，核酸为双链 DNA，主要侵犯 5 岁以下小儿，多流行于夏季，表现为水样腹泻，发热及呕吐较轻，可伴有咽炎、咳嗽等。尚无有效疫苗和治疗药物。

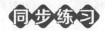

一、选择题

引起婴幼儿腹泻的病毒主要是（　　　）

A. 脊髓灰质炎病毒　　　　　B. 人类轮状病毒

C. 柯萨奇病毒　　　　　　　D. 埃可病毒

二、填空题

轮状病毒可分成 7 个组，_____组轮状病毒最为常见，是引起_____的主要病原体。

一、选择题

B

二、填空题

A，6 个月 ~2 岁婴幼儿严重胃肠炎

第28章 肝炎病毒

教学目的

1. 掌握 甲型肝炎病毒的致病性及防治原则，乙型肝炎病毒的生物学性状、致病性与免疫性、微生物学检查法及防治原则。

2. 熟悉 人类肝炎病毒型别及其主要性状。甲型肝炎病毒的生物学性状；丙型、丁型、戊型肝炎病毒的致病性。

3. 了解 甲型肝炎病毒的微生物学检查法。丙型、丁型、戊型肝炎病毒的生物学性状、微生物学检查法及防治原则。

肝炎病毒是以肝细胞为主要感染细胞，引起病毒性肝炎的病原体，主要包括甲型肝炎病毒、乙型肝炎病毒、丙型肝炎病毒、丁型肝炎病毒、戊型肝炎病毒。

第1节　甲型肝炎病毒

甲型肝炎病毒（hepatitis A virus，HAV），属微小 RNA 病毒科，是甲型肝炎的病原体。

一、生物学性状

形态结构与肠道病毒相似，球形，基因组为单正链 RNA。抗原性稳定，只有一个血清型。主要宿主为人类及灵长类动物，可在多种原代及传代细胞中增殖。对理化因素有较强的抵抗力，在淡水、海水、泥沙、毛蚶等水生贝类中可存活数天至数月，人群饮用这些被病毒污染的水、食物而造成感染。

二、致病性和免疫性

传染源为急性期患者和隐性感染者，主要由粪－口途径传播，可呈散发或暴发流行。人类感染 HAV 后，大多表现为亚临床或隐性感染，仅少数人表现为急性甲型肝炎，患者呈现发热、全身乏力、食欲减退、恶心、呕吐、黄疸、肝脾肿大、血清转氨酶升高等症状和体征。一般可完全恢复，不转为慢性肝炎，亦无慢性携带者。HAV 引起肝细胞损伤的机制主要与免疫病理反应有关。患者感染后可获得持久的免疫力。

三、微生物检查法与防治

目前对甲型肝炎的微生物学检查主要是用 ELISA 法检测患者血清 HAV IgM，为甲型肝炎早期诊断最可靠的血清学指标。HAV 的预防主要是搞好饮食卫生，加强食物、水源和粪便管理，并做好卫生宣教工作。患者的排泄物、食具、物品和床单衣物等要严格消毒处理。接种 HAV 减毒辣活疫苗或灭活疫苗具有良好的预防效果。注射丙种球蛋白及胎盘球蛋白，应急预防甲型肝炎有一定效果。

第 2 节　乙型肝炎病毒

乙型肝炎病毒（hepatitis B virus，HBV）属嗜肝 DNA 病毒科，是乙型肝炎的病原体。

一、生物学性状

形态结构：电镜下观察可呈大球形颗粒、小球形颗粒和管形颗粒三种不同形态。大球形颗粒亦称 Dane 颗粒，是具有感染性的完整病毒颗粒，呈球形，直径约 42nm，具有双层衣壳，呈 20面体立体对称结构，核心含有 DNA 和依赖 DNA 的 DNA 多聚酶。小球形颗粒直径约 22nm，是HBV 感染后血液中最多见的一种，可能是病毒感染肝细胞时合成过剩的病毒衣壳，无感染性。管形颗粒由小球形颗粒聚合而成，长度可在 100～500nm 之间。

基因结构与功能：HBV DNA 结构特殊，为不完全双链环状，两条链长短不一，长链为负链，长度固定，短链为正链，长度为负链的 50%～100% 不等。两链 5′端 250 个核苷酸配对构成黏性末端，末端两侧有 DR1 和 DR2 区，为病毒 DNA 成环和病毒复制的关键序列。负链 DNA 含有 S、C、P 和 X 4 个基因编码区，S 区含 S 基因、preS1 基因和 preS2 基因，编码 HbsAg、PreS1 Ag 和PreS2 Ag。C 区含 pre－C 基因和 C 基因，编码 Pre－C 蛋白及 HBcAg，Pre－C 蛋白经切割加工后形成 HbeAg 并分泌到血循环中。P 区编码病毒 DNA 多聚酶，该酶具有多聚酶、RNA 酶 H、逆转录酶等活性。X 区编码的 HBxAg，可反式激活细胞内的原癌基因及 HBV 基因，与肝癌的发生与发展有关。

抗原组成：主要包括表面抗原（HBsAg）、核心抗原（HBcAg）和 e 抗原（HBeAg）三种。HBsAg 是 HBV 感染的主要标志，有 adr、adw、ayr 及 ayw 四种血清型，具有抗原性，能刺激机体产生中和抗体（抗－HBS）。HBcAg 主要存在于核衣壳的内衣壳上，不易在血循环中检出，抗原性比较强，能刺激机体先后产生无中和作用的抗－HBc（IgM、IgG）。HBeAg 是一种可溶性抗原，游离存在于血循环中，其消长与病毒体及 DNA 多聚酶在血液中的消长基本相一致，可作为体内有 HBV 复制及具有强感染性的一个指标。HBeAg 可刺激机体产生抗－HBe，对 HBV 感染有一定的保护作用。

动物模型及细胞培养：黑猩猩是对 HBV 最敏感的动物，体外培养未成功，目前采用的细胞培养系统是病毒 DNA 转染系统。

抵抗力：HBV 对外界的抵抗力较强，对低温、干燥、紫外线和 70% 乙醇均有耐受性。

二、致病性与免疫性

传染源：是患者和 HBV 携带者，在潜伏期、急性期或慢性活动初期，患者血清均有传染性。

传播途径：一是通过血液、血制品等传播。输血、注射、外科和口腔手术、针刺、使用公用剃刀或牙刷等物品、皮肤微小损伤等均可引起传播；二是通过母婴传播，主要是围产期感染，哺乳也是传播 HBV 的途径；三是通过性传播及密切接触传播。

致病及免疫机制：免疫病理反应以及病毒与宿主细胞间的相互作用是肝细胞损伤的主要原因，包括细胞免疫及其介导的免疫病理反应、体液免疫及其介导的免疫病理反应、自身免疫反应引起的病理损害、免疫耐受与慢性肝炎、病毒变异与免疫逃逸等。HBV 所激发的免疫应答，一方面表现为免疫保护作用，另一方面造成免疫损伤，它们相互依赖又相互制约引起多样化的临床经过和转归。一般认为免疫功能正常时，表现为隐性感染或急性肝炎，最终 HBV 被清除；机体免疫应答过强迅速引起大片肝细胞坏死，表现为重型肝炎；当机体免疫功能低下、免疫耐受或病毒变异而发生免疫逃逸时，机体免疫系统不能有效清除病毒，病毒持续存在并不断复制，表现为慢性肝炎。慢性肝炎造成肝细胞慢性病变过程可促进纤维细胞增生，引起肝硬化。大量证据表明，HBV 感染与原发性肝细胞癌（HCC）有密切关系。

三、微生物学检查

用 ELISA 法检测患者血清中的 HBsAg、抗－HBs、HBeAg、抗－HBe 及抗－HBc（俗称"两对半"）是目前临床上诊断乙型肝炎最常用的检测方法。HBsAg 是机体感染 HBV 后最先出现的血清学指标，也是筛选献血员的必检指标，抗－HBs 的出现表示机体对乙型肝炎有免疫力。HBcAg 不易在血清中检出，抗－HBc IgM 阳性表示病毒复制，有很强的传染性。抗－HBc IgG 阳性表示感染过 HBV 的标志。HBsAg 阳性提示 HBV 在体内复制，有较强的传染性，如转为阴性，表示病毒复制减弱或停止，抗－HBe 阳性表示机体已获得一定的免疫力，HBV 复制弱，传染性降低。检测乙肝抗原与抗体可用于筛选供血员，可作为乙肝患者或携带者的特异性诊断，对乙肝患者预后和转归提供参考，研究乙肝的流行病学，判断人群对乙肝的免疫水平，了解注射疫苗后抗体阳转与效价升高情况等方面。用核酸杂交法或 PCR 检出 HBV DNA 是病毒存在和复制的最可靠的指标，广泛应用于临床诊断和药物效果评价。

四、防治原则

加强对供血员的筛选。注射乙肝疫苗是最有效的预防方法。含高效价抗－HBs 的人血清免疫球蛋白（HBIG）可用于紧急预防。至今尚无特效方法，可用免疫调节剂、护肝药物、抗病毒药物联合治疗。

第 3 节　丙型肝炎病毒

丙型肝炎病毒（hepatitis C virus，HCV）归属于黄病毒科丙型肝炎病毒属。其生物学性状及基因结构与黄热病病毒相似。球形，大小为 55～65nm，核酸为单正链线状 RNA，有包膜，其包膜蛋白（E1 和 E2）极易发生变异。HCV 主要通过输血或血制品传播。临床过程轻重不一，可表现为急性肝炎、慢性肝炎或无症状携带者，感染极易慢性化，40%～50% 丙肝患者可转变为慢性肝炎，约 20% 慢性丙型肝炎发展为肝硬化，甚至肝癌。HCV RNA 的检测是判断 HCV 感染及传染性的可靠指标。目前尚无疫苗可用于特异性预防。

第 4 节　丁型肝炎病毒

丁型肝炎病毒（hepatitis D virus，HDV），是丁型肝炎的病原体。呈球形，有包膜，核酸为单负链环状 RNA。它是一种缺陷性病毒，必须依赖于 HBV 才能复制，传播方式与 HBV 基本相同，主要经输血或注射传播。感染有两种形式。一种为与 HBV 同时感染，称为**联合感染**（coinfection），另一种为在慢性乙型肝炎或 HBsAg 携带者的基础上继发 HDV 感染，称为**重叠感染**（superinfection），可导致 HBV 感染者的症状加重与病情恶化，易发展成重型肝炎。检测 HDAg 可作为 HDV 感染的早期诊断。

第 5 节　戊型肝炎病毒

戊型肝炎病毒（hepatitis E virus，HEV），引起戊型肝炎，主要经粪－口途径传播，常引起大流行。HEV 形态结构类似杯状病毒，基因组为单正链 RNA，至少有 8 个基因型。其临床和流行病学特点类似甲肝。戊型肝炎为自限性疾病，患者多见于 20～40 岁成年人，多数患者于病后 6 周左右即好转或痊愈，不发展为慢性肝炎或病毒携带者。孕妇感染后病情严重，常发生流产或死胎，病死率达 10%～20%。检测患者血清抗 HEV IgM 或 IgG 可作为感染 HDV 的诊断依据。

第 6 节　GBV－C/HGV 和 TTV

GBV－C/HGV 是同种病毒的不同分离株，现归类于黄病毒科，主要经输血传播、母婴传播和医源性传播，致病性很弱或无致病性，主要在淋巴细胞内增殖，一般不引起肝细胞损伤，可单独或与 HBV、HCV 重叠感染。TTV（细环病毒）归属于指环病毒，球形，核酸为单负链环状 DNA 并具有多样性，可通过血液、消化道、精液等途径传播，人群感染率高，致病性尚不清楚。

同步练习

一、选择题

1. 关于肝炎病毒的描述哪项不正确（　　）
    A. 病毒性肝炎的病原体
    B. 乙、丁两型病毒感染者血中可检出 HBsAg
    C. 甲、戊两型为胃肠道传播
    D. 均为单股 RNA 病毒

2. HBV 能吸附于肝细胞的表面，与下述哪组基因编码的产物有关（　　）
    A. preS1 基因、preS2 基因
    B. S 基因、pre－S1 基因
    C. preS2 基因、C 基因
    D. P 基因、X 基因

3. 关于乙型肝炎病毒 e 抗原，下述哪一项是错误的（　　）
    A. 是传染性高的指标
    B. 存在于 Dane 颗粒的最外层
    C. 具有抗原性，能诱导人体产生相应抗体
    D. 化学成分为可溶性蛋白

4. 关于乙型肝炎病毒的核心抗原，下述哪一项是错误的（　　）
    A. 产生的抗体具有保护作用
    B. 存在于 Dane 颗粒的内部
    C. 具有抗原性
    D. 不易在血循环中检出

5. 诊断 HAV 所致的急性黄疸型肝炎最实用的检测方法是（　　）
    A. 免疫电镜法检测粪标本中病毒颗粒
    B. ELISA 检测血中抗 HAV－IgM
    C. 补体结合试验检测 IgM
    D. 取粪标本作病毒分离培养

6. 肝炎病毒的传播途径不包括（　　）
    A. 血液途径
    B. 接触途径
    C. 粪－口途径
    D. 呼吸道途径

二、填空题

1. HBsAg 在患者血清中可以_____、_____及管形颗粒形式存在。
2. HAV 主要通过_____传播，传染源多为_____。HAV 随患者_____排出体外。
3. 诊断乙肝患者的血清学指标为_____、_____、抗－HBc 阳性。

三、简答题

简述 HBV 抗原抗体系统检测的临床意义及用途。

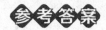

一、选择题

1. D 2. A 3. B 4. A 5. B 6. D

二、填空题

1. 大球形颗粒，小球形颗粒

2. 粪 – 口途径，急性期患者和隐性感染者，粪便

3. HBsAg 阳性，HBeAg 阳性

三、简答题

临床意义：用 ELISA 法检测患者血清中的 HBsAg、抗 – HBs、HBeAg、抗 – HBe 及抗 – HBc（俗称"两对半"）是目前临床上诊断乙型肝炎最常用的检测方法。HBsAg 是机体感染 HBV 后最先出现的血清学指标，也是筛选献血员的必检指标，抗 – HBs 的出现表示机体对乙型肝炎有免疫力。HBcAg 不易在血清中检出，抗 – HBc IgM 阳性表示病毒复制，有很强的传染性。抗 – HBc IgG 阳性表示感染过 HBV 的标志。HBsAg 阳性提示 HBV 在体内复制，有较强的传染性，如转为阴性，表示病毒复制减弱或停止，抗 – HBe 阳性表示机体已获得一定的免疫力，HBV 复制能力减弱，传染性降低。

用途：用于筛选供血员，可作为乙肝患者或携带者的特异性诊断，对乙肝患者预后和转归提供参考，研究乙肝的流行病学，判断人群对乙肝的免疫水平，了解注射疫苗后抗体阳转与效价升高情况等方面。用核酸杂交法或 PCR 检出 HBV DNA 是病毒存在和复制的最可靠的指标，广泛应用于临床诊断和药物效果评价。

第29章 虫媒病毒

教学目的

1. **掌握** 乙型脑炎病毒的流行病学特征,致病性与免疫性,防治原则。登革热病毒、森林脑炎病毒的致病性。

2. **熟悉** 乙型脑炎病毒:形态结构、培养特性。

3. **了解** 虫媒病毒的常见种类及共同特性。乙型脑炎病毒的微生物学检查法。登革热病毒、森林脑炎病毒生物学性状、微生物学检查法及防治原则。

虫媒病毒(arbovirus)是指通过吸血节肢动物叮咬易感的脊椎动物而传播疾病的病毒。节肢动物既是病毒的传播媒介,又是储存宿主。大多数虫媒病毒病是自然疫源性疾病,也是人畜共患病,具有明显的地方性和季节性。目前在我国流行的虫媒病毒有流行性乙型脑炎病毒、森林脑炎病毒、登革病毒。

第1节 流行性乙型脑炎病毒

流行性乙型脑炎病毒(epidemic type B encephalitis virus)简称乙脑病毒,又称日本脑炎病毒(Japanese encephalitis virus,JEV),属黄病毒科黄病毒属,所致疾病为流行性乙型脑炎,简称乙脑。

1. 生物学性状

呈球形,核衣壳为二十面立体对称,基因组为单正链RNA,自5′至3′端依次编码结构蛋白C、M、E以及非结构蛋白。E是镶嵌在病毒包膜上糖蛋白,具有血凝活性和中和位点,能凝集雏鸡、鸽和鹅的红细胞及刺激机体产生中和抗体,与病毒的吸附、穿入、致病等作用密切相关。非结构蛋白与病毒的复制、生物合成及病毒颗粒的装配与释放密切相关。乙脑病毒抗原性稳定,只有一个血清型。乳鼠是常用的敏感动物,C6/36细胞是乙脑病毒最敏感的细胞,病毒在细胞内增殖能引起明显的CPE。乙脑病毒对热抵抗力弱,对酸、乙醚和三氯甲烷等脂溶剂敏感。

2. 流行特征

主要传染源为猪、牛、羊、马、驴、鸭、鸡等家畜、家禽和各种鸟类,猪是最重要的传染源和中间宿主。传播媒介主要为三带喙库蚊。主要在热带和亚热带地区流行,我国是主要的流行区,夏秋季节流行为主,多集中在7、8、9三个月。人群对乙脑普遍易感。

3. 致病性与免疫性

人感染乙脑病毒后,大多数为隐性感染及部分顿挫感染,仅少数发生脑炎,这与病毒的毒力,侵入机体内数量及感染者的免疫力有关。当带毒雌蚊叮咬人时,少量病毒进入血流相继引起二次病毒血症,引起发热、寒战及全身不适等症状,若不再继续发展者,即成为顿挫感染,数日后可自愈,但少数患者体内的病毒可通过血脑屏障进入脑内增殖,引起脑膜及脑实质炎症,临床上表现为高热、头痛、抽搐、脑膜刺激症等。重者可进一步发展为昏迷、呼吸循环衰竭或脑疝，病死率高，部分幸存者留下失语、瘫痪、精神失常等后遗症。致病机制可能与免疫病理反应有关。隐性感染或病后均可获得持久的免疫力，主要是依赖于中和抗体的保护作用。

4. 微生物学检查

主要是采用血清学试验进行诊断，包括中和试验、血凝抑制试验等。通常采集患者血清或脑脊液检测特异性 IgM 抗体进行乙脑早期快速诊断。

5. 防治原则

疫苗接种、防蚊灭蚊和动物宿主管理是预防本病的关键。现用鼠脑纯化乙脑灭活疫苗或乙脑减毒活疫苗进行特异性预防，流行区幼猪接种疫苗可能控制乙脑在猪群及人群中传播和流行。目前对乙脑尚无特效的治疗方法。

第2节　登革病毒

登革病毒（dengue virus，DENV）属于黄病毒科，形态结构与乙脑病毒相似，主要是经白纹伊蚊和埃及伊蚊传播，患者及隐性感染者是本病的主要传染源。病毒感染人后，先在毛细血管内皮细胞及单核巨噬细胞系统中复制增殖，然后经血流扩散形成病毒血症，引起疾病。可表现为登革热（DF）和登革出血热/登革休克综合征（DHF/DSS）二种不同的临床类型。前者为自限性疾病，病情较轻，以高热、头痛、皮疹、全身肌肉痛和关节酸痛等为典型临床特征。后者病情较重，先有登革热的症状和体征，随后出现严重出血现象，表现为皮肤大片紫癜及淤斑、鼻出血、消化道及泌尿生殖道出血等，进一步发展为出血性休克，病死率高。其发病机制还未完全清楚，目前普遍认为与抗体依赖的感染增强作用（ADE）有关。检测患者血清中特异性 IgM 抗体是最常用的登革热早期快速诊断技术。目前本病尚无特异防治方法，预防该病的重要措施是防蚊和灭蚊。

第3节　森林脑炎病毒

森林脑炎病毒（forest encephalitis virus）又称蜱传脑炎病毒。森林中的蝙蝠及啮齿类动物为储存宿主，蜱为传播媒介和储存宿主，病毒通过被蜱叮咬传播，也可通过胃肠道传播，引起以中枢神经系统病变为特征的森林脑炎，病后免疫力持久。

第4节　发热伴血小板减少综合征病毒

发热伴血小板减少综合征病毒（severe fever with thrombocytopenia sydrome virus，SFTSV）是我国于 2009 年首次分离到的一种新的布尼亚病毒，蜱可能是其传播媒介，引起发热伴血小板减少综合征，表现为血小板减少、发热、白细胞减少、多器官功能损害等症状和体征，目前尚无特异性治疗方法。

第5节　西尼罗病毒

西尼罗病毒（West Nile virus，WNV）属于黄病毒科，人类及多种动物易感，鸟类是其最重要的传染源，伊蚊和库蚊是主要的传播媒介，引起西尼罗热和西尼罗脑炎。前者主要以急性发热、头痛、皮疹为主要特征，伴有肌肉、关节疼痛、全身淋巴结肿大等，预后良好。后者主要表现为头痛、恶心呕吐、嗜睡并伴有颈项强直、反射异常等症状和体征，重者可昏迷、呼吸衰竭，病死率高。

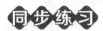

一、选择题

1. 用于乙型脑炎早期诊断的检测方法应首选（　　）
   A. IgM 抗体捕获的 ELISA　　　　　　　B. 血凝抑制试验检测特异 IgM 及 IgG
   C. 病毒血症时间长，从血中分离病毒　　　D. 补体结合试验

2. 关于登革热下列哪项是错误的（　　）
   A. 病毒感染人体后可在毛细血管内皮细胞和单核细胞内增殖
   B. 登革热主要流行于热带、亚热带地区
   C. 再次感染少见，即使感染其临床表现也比较轻
   D. 主要引起发热、肌肉和关节疼痛、淋巴结肿胀及皮肤出血、休克

3. 流行性乙型脑炎的传播是通过（　　）
   A. 吸入含病毒的尘埃　　　　　　　　　　B. 蚊叮咬
   C. 食入病毒污染的食品　　　　　　　　　D. 昆虫粪便进入伤口

4. 森林脑炎病毒的传播媒介是（　　）
   A. 白蛉　　　　　　B. 虱　　　　　　C. 蚤　　　　　　D. 蜱

二、填空题

1. 在乙脑病毒流行环节中蚊是_____，幼猪是_____。

2. 登革热在临床上分为_____和_____。

三、简答题

简述乙脑发病机制及防治原则。

参考答案

一、选择题
1. A　2. C　3. B　4. D

二、填空题
1. 传播媒介及长期储存宿主，中间宿主
2. 登革热（DF），登革出血热/登革休克综合征（DHF/DSS）

三、简答题
乙脑发病机制：人感染乙脑病毒后，多数为隐性或轻型感染，少数发生脑炎。病毒－局部（毛细血管内皮细胞和淋巴结）增殖－Ｖ进入血流－全身淋巴组织增殖－再次入血－通过血脑屏障－脑组织内增殖－引起脑实质及脑膜病变。

防治原则：疫苗接种、防蚊灭蚊和动物宿主管理是预防本病的关键，流行区幼猪接种疫苗可能控制乙脑在猪群及人群中传播和流行。

第30章 出血热病毒

1. 掌握 汉坦病毒的流行病学特征、致病性与免疫性。

2. 熟悉 人类出血热病毒主要种类。汉坦病毒的防治原则。克里米亚－刚果出血热病毒的致病性。

3. 了解 出血热病毒的生物学性状及微生物学检查法。克里米亚－刚果出血热病毒的生物学性状、微生物学检查法及防治原则。

出血热（hemorrhagic fever）是一大类疾病的统称，高热、出血、低血压为共同特征。在我国引起出血热的病毒有汉坦病毒、克里米亚－刚果出血热病毒和登革病毒。

第1节 汉坦病毒

汉坦病毒属于布尼亚病毒科汉坦病毒属，引起肾综合征出血热（hemorrhagic fever with renal syndrome，HFRS）和汉坦病毒肺综合征（hantavirus pulmonary syndrome，HPS）。

一、生物学性状

呈圆形或卵圆形，有包膜。核酸为单股负链 RNA，分为 L、M、S 三个片段，分别编码病毒的 RNA 多聚酶、包膜糖蛋白（G1、G2）和核衣壳蛋白（NP）。G1 和 G2 为病毒包膜表面镶嵌的糖蛋白，均有中和抗原位点和血凝活性位点，在 pH5.6～6.4 时可凝集鹅红细胞。多种传代、原代及二倍体细胞均对 HFRS 病毒敏感，实验室常用非洲绿猴肾细胞（Vero）来分离培养该病毒。病毒在细胞内一般不引起可见的细胞病变。病毒对热、脂溶剂敏感。

二、流行病学特征

HFRS 有明显的地区性和季节性。在我国，黑线姬鼠和褐家鼠是汉坦病毒的主要宿主动物和传染源。传播途径有动物源性传播（包括通过呼吸道、消化道和伤口途径）、虫媒传播和垂直传播，动物源性传播是主要的传播途径，即携带病毒的动物通过唾液、尿、粪排出病毒污染环境，人或动物通过呼吸道、消化道摄入或直接接触感染动物的血液或排泄物而受到感染，人群普遍易感。

三、致病性与免疫性

汉坦病毒对毛细血管内皮细胞及免疫细胞有较强的泛嗜性和侵袭力。发病机制很复杂，目前一般认为主要的致病机制是病毒直接损伤作用和免疫病理损伤作用。HFRS 潜伏期一般为两周左右，起病急，发展快。典型病例具有三大主症，即发热、出血和肾脏损害。临床经过分为发热期、低血压休克期、少尿期、多尿期和恢复期。HPS 则表现为双侧肺弥漫性浸润、间质水肿并迅速发展为呼吸窘迫、衰竭，病死率高。病后可获稳定而持久的免疫力。

四、微生物学检查

采用 ELISA 检测特异性 IgM 抗体,急性期阳性率可达95%以上,具有早期诊断价值。取早期和恢复期双份血清,采用 ELISA 检测特异性 IgG 抗体,恢复期血清抗体滴度比急性期升高 4 倍以上可确诊。

五、防治原则

一般预防采取灭鼠、防鼠、灭虫、消毒和个人防护措施。使用 HFRS 双价灭活疫苗有较好预防效果。对 HFRS 应坚持"三早一就"(早发现、早休息、早治疗、就近治疗),主要是采取以液体疗法为主的综合对症措施。

第 2 节　克里米亚 - 刚果出血热病毒

属布尼亚病毒科,病毒结构、培养特性、抵抗力与汉坦病毒相似,抗原性、致病性及传播方式与汉坦病毒不同,引起以发热、出血、高病死率为主要特征的克里米亚 - 刚果出血热,该病是一种自然疫源性疾病,通过虫媒传播、动物源性传播和人 - 人传播,具有明显的季节性和地区性,我国主要见于新疆、青海等地。野生啮齿动物(牛、羊、马、骆驼等)为病毒的主要储存宿主,硬蜱特别是亚洲璃眼蜱为病毒的传播媒介,病后免疫力持久。

第 3 节　埃博拉病毒

埃博拉病毒属于丝状病毒科,呈多形性的细长丝状,有包膜,主要在猴群中传播,通过猴传给人,并在人群中传播。可引起高致死性的出血热,其主要临床特征为高热、全身疼痛、广泛性出血、多器官功能障碍和休克。目前尚无安全有效的疫苗和治疗制剂,主要采取综合性措施进行预防和强化支持疗法。

同步练习

一、选择题

1. 汉坦病毒的 RNA 可分为几个片段 (　　)
   A. 2　　　　　　　　　　　　　　　　　B. 3
   C. 4　　　　　　　　　　　　　　　　　D. 5
2. 肾综合征出血热的流行与哪种动物有关 (　　)
   A. 鼠　　　　　　　　　　　　　　　　B. 猫
   C. 狗　　　　　　　　　　　　　　　　D. 猪
3. 关于汉坦病毒描述哪项正确 (　　)
   A. 不能在培养细胞中增殖　　　　　　　B. 由鼠蚤作为传播媒介
   C. 耐乙醚和三氯甲烷　　　　　　　　　D. 首次分离于黑线姬鼠肺组织

二、填空题

1. 我国已发现的引起出血热的病毒有_____、_____、登革病毒。
2. 克里米亚 - 刚果出血热病毒的传播媒介和储存宿主是_____。

一、选择题

1. B　2. A　3. B

二、填空题

1. 汉坦病毒，克里米亚 – 刚果出血热病毒

2. 硬蜱特别是亚洲璃眼蜱

第31章

疱疹病毒

1. 掌握 单纯疱疹病毒的型别、生物学性状、致病性与免疫性。水痘－带状疱疹病毒、EB病毒、巨细胞病毒的致病性与免疫性。

2. 熟悉 疱疹病毒的主要种类和共同特性。

3. 了解 疱疹病毒的微生物学检查法与防治原则。

疱疹病毒（herpes virus）是一群中等大小的双股DNA病毒，根据其生物学特性分为α、β、γ三个亚科，常见的有单纯疱疹病毒、水痘－带状疱疹病毒、巨细胞病毒、EB病毒。疱疹病毒的共同特点有：①病毒呈球形，核衣壳为二十面立体对称，核心为线形双链DNA，编码多种蛋白，含独特序列和重复序列，可发生重组和形成异构体。有包膜，含糖蛋白。②病毒在细胞核内复制，可通过细胞间桥直接扩散，形成多核巨细胞。③病毒感染宿主细胞可表现为溶细胞性感染、潜伏性感染、整合感染和先天性感染，前者病毒增殖并引起细胞破坏，后者病毒不增殖，病毒DNA稳定地持续于细胞核内，病毒基因组的表达抑制，直接受刺激因素激活后又可转为增殖性感染。病毒感染宿主细胞可表现为增殖性感染、潜伏性感染、细胞永生化和先天性感染。

第1节 单纯疱疹病毒

单纯疱疹病毒（herps simplex virus，HSV）有2个血清型，即HSV-1和HSV-2，两型病毒核苷酸序列有50%同源性。人群中HSV普遍易感，感染率高。患者和健康带毒者是传染源，主要通过密切接触和性接触传播，经口腔、呼吸道、生殖道黏膜和破损皮肤等多种途径侵入机体。HSV-1主要通过密切接触传播，HSV-2主要通过性接触传播或新生儿经母体生殖道感染。HSV感染类型包括原发感染、潜伏感染和复发性感染。HSV-1以腰以上部位感染为主，引起的疾病有龈口炎、唇疱疹、疱疹性角膜结膜炎、脑炎等。HSV-2以腰以下及生殖器感染为主，引起的疾病有生殖系统疱疹、新生儿疱疹等。原发感染产生免疫力后，将大部分病毒清除，部分病毒可沿神经髓鞘到达神经节细胞中或周围星形神经胶质细胞内，以潜伏状态持续存在，HSV-1潜伏于三叉神经节和颈上神经节，HSV-2潜伏于骶神经节。当机体潜伏的病毒受到某些因素的激活后，引起复发性局部疱疹。妊娠期妇女原发感染或潜伏病毒激活，病毒可经胎盘感染胎儿，诱发流产、早产、死胎或先天性畸形。采取患者唾液、脊髓液及口腔、宫颈、阴道分泌液，或角膜结膜刮取物等进行病毒分离培养、细胞学诊断及核酸检测。无特异性预防措施，阿昔洛韦、更昔洛韦等已用于生殖器疱疹、疱疹性角膜炎、疱疹性脑炎的治疗，效果较好。

第2节 水痘－带状疱疹病毒

水痘－带状疱疹病毒（varicella－zoster virus，VZV）是引起水痘和带状疱疹的病原体，基本性状与 HSV 相似，但只有一个血清型，通过飞沫或直接接触传播，皮肤损伤以水疱为特征。

水痘：为原发感染。患者是主要传染源，无免疫力的儿童初次感染后，病毒经呼吸道、口、咽、结膜、皮肤等处侵入人体，相继引起二次病毒血症，经 2~3 周潜伏期后，全身皮肤广泛发生斑丘疹、水疱疹，并可发展为脓疱疹，皮疹向心性分布主，以躯干较多，常伴发热。数天后结痂，无继发感染者痂脱落不留痕迹。儿童水痘为自限性，病情较轻。成人水痘者病情较重，常并发病毒性肺炎，病死率较高。孕妇患水痘的表现亦较严重，并可引起胎儿畸形、流产或死胎，病死率高。

带状疱疹：为复发性感染。由于水痘愈合，病毒潜伏在脊髓后根神经节或脑神经节中，当机体受到某些刺激，潜伏病毒被激活，病毒沿感觉神经轴突下行到达该神经所支配的皮肤细胞内增殖，在皮肤上沿着感觉神经的通路发生串联的水疱疹，形似带状，多发生于腰腹和面部的一侧，剧痛。

水痘—带状疱疹的临床症状典型，一般不需做微生物学诊断。水痘-带状疱疹病毒减毒活疫苗预防水痘感染和传播有良好效果，阿昔洛韦、阿糖腺苷和高剂量干扰素可限制患者病情发展及缓解局部症状。

第 3 节　人巨细胞病毒

人巨细胞病毒（human cytomegalovirus，HCMV）形态结构与 HSV 相似，人类是其唯一宿主，体外仅在成纤维细胞中增殖并引起细胞病变，核内可出现周围围绕一轮晕的大型嗜酸性包涵体，宛如"猫头鹰眼"状。病毒在人群中感染非常广泛，初次感染大多在 2 岁以下，通常呈隐性感染，病毒可长期或间歇从感染者的尿液、唾液、乳汁、精液、阴道分泌物中排出。少数人有临床症状。可通过母婴传播、接触传播、性传播、医源性传播，引起先天性感染、围产期感染、儿童和成人原发感染、免疫功能低下者感染等。可导致巨细胞包涵体病、先天性畸形、单核细胞增多症、肺炎、视网膜炎、脑炎等疾病的发生。目前无安全有效的疫苗，高滴度抗 HCMV 免疫球蛋白联合更昔洛韦应用于治疗严重 HCMV 感染。

第 4 节　EB 病毒

EB 病毒（Epstein - Barr virus，EBV）在人群中广泛感染，主要通过唾液传播。EB 病毒在口咽部上皮细胞内增殖，然后感染 B 淋巴细胞，这些细胞大量进入血液循环而造成全身性感染，并可长期潜伏在人体淋巴组织中。EBV 感染可表现为增殖性感染和潜伏性感染。不同感染状态表达不同的抗原，具有诊断意义。增殖性感染期表达的抗原有 EBV 早期抗原（EA）、EBV 衣壳蛋白（VCA）和 EBV 膜抗原（MA），潜伏感染期表达的抗原有 EBV 核抗原（EBNA）和潜伏膜蛋白（LMP）。与 EBV 感染有关疾病主要有传染性单核细胞增多症、非洲儿童恶性淋巴瘤（Burkitt's lymphoma，BL）、鼻咽癌、淋巴组织增生性疾病等。传染性单核细胞增多症是一种急性淋巴组织增生性疾病，多见于青春期初次感染 EBV 后发病，型症状为发热、咽炎、颈部淋巴结肿大、肝脾肿大、血单核细胞和异形淋巴细胞增多。非洲儿童恶性淋巴瘤多见于 5~12 岁儿童，发生于中非新几内亚和美洲温热带地区，好发部位为颜面、腭部。鼻咽癌多发生于 40 岁以上中老年人，我国南方（广东、广西、福建等）及东南亚是鼻咽癌高发区。一般常用血清学方法作辅助诊断，如检测异嗜性抗体辅助诊断传染性单核细胞增多症，检测 EA - IgA 和 VCA - IgA 辅助诊断鼻咽癌。

第5节　新型人疱疹病毒

一、人疱疹病毒6型

人疱疹病毒6型（human herpes virus 6，HHV－6）属于β疱疹病毒亚科，在人群中感染十分普遍，人细胞CD46是其受体，原发感染表现为隐性感染，少数表现为婴儿玫瑰疹，呈现丘疹或玫瑰疹，伴发热，一般预后良好。在免疫功能低下者，病毒可被激活引起急性感染，是器官移植者感染最重要的病原之一。目前无有效疫苗。

二、人疱疹病毒7型

人疱疹病毒7型（human herpes virus 7，HHV－7）属于β疱疹病毒亚科，人群普遍感染，通过唾液传播，与幼儿玫瑰疹、神经损伤和器官移植并发症有关。目前无有效防治措施。

三、人疱疹病毒8型

人疱疹病毒8型（human herpes virus 8，HHV－8）又称卡波西肉瘤相关疱疹病毒，可能以性接触、唾液、输血、器官移植等方式传播，进入机体后通过编码细胞因子和细胞因子受体的同源物导致疾病或癌症的发生。目前认为HHV－8与卡波西（KS）的发生有着密切关系，在KS中HHV－8 DNA的检出率很高。目前无有效防治措施。

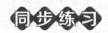

一、选择题

1. 下列哪一组病毒均能引起胎儿先天性畸形（　　）

   A. 风疹病毒、巨细胞病毒、HSV－2

   B. 风疹病毒、乙脑病毒、麻疹病毒

   C. 风疹病毒、流感病毒、腮腺炎病毒

   D. 巨细胞病毒、麻疹病毒、腮腺炎病毒

2. 关于HSV的描述哪项是错误的（　　）

   A. 人群中HSV感染较为普遍

   B. 初次感染中80%～90%为显性感染

   C. 人是HSV的自然宿主

   D. 密切接触和性接触为主要传播途径

3. EBV感染的靶细胞主要是（　　）

   A. 红细胞　　　　　　　　　　　　　　　　B. T细胞

   C. 单核细胞　　　　　　　　　　　　　　　D. B细胞

4. 有关VZV哪项是错误的（　　）

   A. 水痘皮疹主要是离心性分布

   B. 只有一个血清型

   C. 病毒长期潜伏于脊髓后根神经节

   D. 儿童时期患水痘恢复后，体内病毒不能全部被清除

二、填空题

1. 原发感染后，HSV－1潜伏于＿＿＿＿＿＿＿，HSV－2潜伏于＿＿＿＿＿＿＿。

2. 疱疹病毒科根据其生物学特性分为＿＿＿＿＿＿＿、＿＿＿＿＿＿＿和＿＿＿＿＿＿＿三个亚科。

三、简答题

简述疱疹病毒的特点。

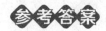

一、选择题

1. A　2. B　3. D　4. A

二、填空题

1. 三叉神经节和颈上神经节，骶神经节

2. α，β，γ

三、简答题

疱疹病毒的特点：①病毒呈球形，核衣壳为二十面立体对称，核心为线形双链 DNA，编码多种蛋白，含独特序列和重复序列，可发生重组和形成异构体。有包膜，含糖蛋白。②病毒在细胞核内复制，可通过细胞间桥直接扩散，形成多核巨细胞。③病毒感染宿主细胞可表现为溶细胞性感染、潜伏性感染、整合感染和先天性感染，前者病毒增殖并引起细胞破坏，后者病毒不增殖，病毒 DNA 稳定地持续于细胞核内，病毒基因组的表达抑制，直接受刺激因素激活后又可转为增殖性感染。病毒感染宿主细胞可表现为增殖性感染、潜伏性感染、细胞永生化和先天性感染。

第32章　逆转录病毒

教学目的

1. 掌握　人类免疫缺陷病毒的基因特点、致病机制、传染源和传播途径、致病特点及防治原则。

2. 熟悉　人类嗜T细胞病毒的致病性。

3. 了解　人类免疫缺陷病毒的免疫性与微生物学检查法。人类嗜T细胞病毒的生物学性状、微生物学检查法及防治原则。

逆转录病毒是一组含有逆转录酶的 RNA 病毒，按其致病作用分为 2 个亚科 7 个病毒属，对人致病的逆转录病毒有人类免疫缺陷病毒、人类嗜T淋巴细胞病毒。

第1节　人类免疫缺陷病毒

人类免疫缺陷病毒（human immunodeficiency virus，HIV）属于慢病毒属，为艾滋病（acquired immunodeficiency syndrome，AIDS）的病原体，主要型别为 HIV-1 和 HIV-2，艾滋病大多由 HIV-1 引起。

一、生物学特性

病毒呈球形，直径 100~120nm，电镜下可见一致密的圆锥状核心，内含 RNA 酶（逆转录酶、整合酶、蛋白酶）以及核衣壳蛋白（P7、P9）。病毒核酸为单正链 RNA，以二聚体形式存在，含 gag、pol 和 env 等 3 个结构基因以及 tat、rev、nef、vif、vpu、vpr 等 6 个调节基因，两端是长末端序列（LTR）。gag 基因编码 P7、P17 和 P24 蛋白，pol 基因编码蛋白酶、整合酶、反转录酶、RNA 酶 H，env 基因编码 gp120 和 gp41 蛋白，最易发生变异。病毒最外层为包膜，嵌有 gp120 和 gp41。gp120 含有中和抗原表位，也是病毒体与宿主细胞表面的受体结合的部位，gp41 介导病毒包膜与宿主细胞膜的融合。病毒对理化因素抵抗力弱。

二、致病性和免疫性

1. 传染源

HIV 感染者和 AIDS 患者，病毒存在于血液、精液、阴道分泌液、眼泪、乳汁等。

2. 传播途径

（1）性传播　通过同性及异性间的性行为感染，是 HIV 的主要传播方式。

（2）血液传播　接受含有 HIV 的血液或血制品、器官或骨髓移植、人工授精，使用被污染的注射器、针头、手术器械等传播。

（3）母婴传播　通过胎盘、产道或哺乳等途径传播。

3. 致病性和免疫性

HIV 的主要靶细胞是 CD4$^+$T 淋巴细胞，与 T 细胞表面表达 CD4 分子和 CXCR4 辅助受体有关。受感染的 CD4$^+$T 细胞数量进行性减少和功能障碍，继发免疫缺陷综合征。HIV 损伤 CD4$^+$T 细胞的机制复杂，包括 CD4$^+$T 细胞破坏增加、CD4$^+$T 细胞产生减少、CD4$^+$T 细胞功能受损等。临床上 HIV 的感染过程可分为急性感染期、无症状潜伏期、ADIS 相关综合征、免疫缺陷期。HIV 初次感染人体后，即开始在 CD4$^+$ 的 T 细胞和单核－巨噬细胞群中大量增殖和扩散，引起病毒血症，感染者可出现发热、头痛、咽炎、淋巴结肿大等自限性症状。2～3 周后症状消失，进入较长时间的无症状潜伏期。此期间感染者可不表现临床症状，有无痛性淋巴结肿大，血 HIV 抗体检测显示阳性。随着病毒不断复制并造成机体免疫系统进行性损伤，进入到 ADIS 相关综合征时期，各种症状如低热、盗汗、全身持续性淋巴结肿大等开始出现，并逐渐加重。当 CD4$^+$T 细胞明显下降，免疫严重缺陷时，进入到典型 AIDS 期，患者合并各种机会性感染和恶性肿瘤。感染细胞内病毒的清除主要依靠机体的细胞免疫，可限制 HIV 感染，但不能完全清除病毒。

三、微生物学检查

检查 HIV 感染主要用于 AIDS 的诊断、指导抗病毒药物的治疗、筛查和确认 HIV 感染者以阻断 HIV 的传播途径等。ELISA 方法用于筛查 HIV 抗体阳性的感染者，确认试验常采用特异性高蛋白质印迹法。ELISA 法检测 p24 抗原用于早期诊断，定量 RT－PCR 方法测定血浆中 HIV RNA 的拷贝数，用于监测疾病进展和评价抗病毒治疗效果。

四、防治原则

迄今尚缺理想疫苗，预防措施主要包括：①广泛地开展预防 AIDS 的宣传教育；②建立全球和地区性 HIV 感染和艾滋病的监测网，及时掌握疫情；③对献血、献器官、献精液者必须进行 HIV 抗体检测；④洁身自好，提倡安全性生活；⑤禁止共用注射器、注射针、牙刷和剃须刀等；⑥HIV 抗体阳性妇女，应避免怀孕或避免用母乳喂养婴儿。

目前用于治疗艾滋病的药物有 4 类：①逆转录酶抑制剂，包括核苷类逆转录酶抑制剂（NRTI）和非核苷类逆转录酶抑制剂（NNRTI）；②蛋白酶抑制剂（PI）；③病毒入胞抑制剂，包括融合抑制剂（FI）和 CCR5 拮抗剂；④整合酶抑制剂（INSTI）。治疗使用多种抗 HIV 药物的联合方案，称为高效抗逆转录病毒治疗（HAART），一般是联合应用于 2 种核苷类药加 1 种非核苷类药或蛋白酶抑制剂。

第 2 节　人类嗜 T 细胞病毒

人类嗜 T 淋巴细胞病毒（human T－cell lymphotropic virus，HTLV）属于 δ 逆转录病毒属，形态结构、传播途径与 HIV 相似，分为 HTLV－1 和 HTLV－2 两型。HTLV－1 主要感染 CD4$^+$T 细胞，引起成人 T 淋巴细胞白血病（ATL）。ATL 的临床表现多样，如淋巴结肿大、肝脾肿大、皮肤损害等，分为急性型、淋巴瘤型、慢性型和隐匿型。HTLV－2 引起毛细胞白血病。目前尚无特异的疫苗用于预防。

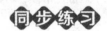

同步练习

一、选择题

1. HIV 的结构蛋白具有中和抗原位点的是（　　）

　　A. p24　　　　　　　　　　　　　　　　B. p17

　　C. gp120　　　　　　　　　　　　　　　D. gp41

2. HIV 具有介导病毒包膜与宿主胞膜融合作用的蛋白是（　　）

A. p24
　　　C. gp120
　　3. 能用于确切证实 HIV 感染的实验方法是（　　）
　　　A. 免疫印迹法（Western blot 实验）
　　　C. 免疫荧光检查法
　　4. HIV 最易发生变异的部位是（　　）
　　　A. 核衣壳
　　　C. 刺突蛋白

　　　　　　　　　　　　　B. p17
　　　　　　　　　　　　　D. gp41

　　　　　　　　　　　　　B. ELISA
　　　　　　　　　　　　　D. 放射免疫测定法

　　　　　　　　　　　　　B. 包膜
　　　　　　　　　　　　　D. 内膜

二、填空题

1. HIV 属_____，病毒主要攻击_____淋巴细胞。
2. HTLV－1 和 HTLV－2 分别是_____和_____的病原体。

三、简答题

简述 HIV 传播方式及预防措施。

一、选择题

1. C　2. D　3. A　4. C

二、填空题

1. 慢病毒属，$CD4^+T$
2. 成人 T 淋巴细胞白血病，毛细胞白血病

三、简答题

传播途径：①性传播，通过同性及异性间的性行为感染，是 HIV 的主要传播方式；②血液传播，接受含有 HIV 的血液或血制品、器官或骨髓移植、人工授精，使用被污染的注射器、针头、手术器械等；③母婴传播，通过胎盘、产道或哺乳等途径传播。

预防措施：①广泛地开展预防 AIDS 的宣传教育；②建立全球和地区性 HIV 感染和艾滋病的监测网，及时掌握疫情；③对献血、献器官、献精液者必须进行 HIV 抗体检测；④洁身自好，提倡安全性生活；⑤禁止共用注射器、注射针、牙刷和剃须刀等；⑥HIV 抗体阳性妇女，应避免怀孕或避免用母乳喂养婴儿。

第33章 其他病毒

1. 掌握 狂犬病毒的致病性与免疫性及防治原则。

2. 熟悉 狂犬病毒的形态特点、街上毒株与固定毒株。人乳头瘤病毒及细小 DNA 病毒的致病性。HPV 的生物学性状、微生物学检查法及防治原则。

3. 了解 狂犬病毒的微生物学检查法。

第1节 狂犬病病毒

狂犬病病毒（rabies virus）为弹状病毒科狂犬病毒属，是一种嗜神经性病毒，是引起狂犬病的病原体。

一、生物学性状

外形呈子弹状，核衣壳呈螺旋对称，有包膜。核酸为非分节段单股负链 RNA，编码 5 种蛋白，G 蛋白为包膜上的刺突，可刺激机体产生中和抗体、血凝抑制抗体和细胞免疫应答，决定病毒的感染性、血凝性、毒力等。狂犬病病毒宿主范围广，可感染犬、猫、狼、狐狸等家畜或野生动物，在中枢神经细胞（主要是大脑海马回锥体细胞）中增殖，可在细胞浆中可形成嗜酸性包涵体即内基小体（Negri body）。病毒可发毒力变异，从自然感染动物体内分离的病毒株，称为野毒株（wild strain）或街上毒株（street strain），毒力强。将野毒株在家兔脑内连续传代后，病毒对家兔致病潜伏期逐渐缩短，对人及犬的致病性明显减弱，脑外接种不引起狂犬病，这种病毒株称为固定毒株（fixed strain）。狂犬病病毒对热、紫外线、日光、干燥的抵抗力弱。

二、致病性和免疫性

人对狂犬病病毒普遍易感，病犬是主要的传染源。人主要通过被患病的动物咬伤、抓伤或密切接触而感染和引起狂犬病。狂犬病是人兽共患性疾病，病毒在伤口附近的肌细胞内小量增殖后侵入周围神经，进而沿着传入神经至背根神经节中大量增殖，并入侵脊髓和中枢神经系统，引起痉挛、麻痹、昏迷等。最后病毒沿传出神经侵入各组织与器官。人发病时，先感不安，头痛，发热，侵入部位有刺痛或出现蚁爬走的异常感觉。继而出现神经兴奋性增强，出现特殊的恐水症，表现在饮水或听到流水声时，均可引起严重的咽喉肌痉挛，另外还可出现脉速、出汗、流涎等交感神经和迷走神经兴奋状况。病死率几乎达 100%。机体感染狂犬病病毒后能产生细胞免疫和中和抗体。

三、微生物学检查

根据动物咬伤史和典型的临床症状通常可以诊断狂犬病。

四、防治原则

开展人群预防接种是控制狂犬病发生的关键。

人被疑似患病动物咬伤时，立即用清水、3% ~ 5% 肥皂水或 0.1% 新洁尔灭充分清洗伤口，较深的伤口要进行灌流清洗，再用 75% 乙醇或碘酊涂擦。肌内注射狂犬病病毒灭活疫苗 1 次，于第一次注射后 3、7、14、28 天再各注射 1 次。在伤口严重等特殊情况下，应联合使用人抗狂犬病免疫球蛋白或马抗狂犬病马血清进行被动免疫。

第 2 节　人乳头瘤病毒

人乳头瘤病毒（human papillomavirus，HPV）属于乳头瘤病毒属，呈球形，二十面体立体对称，无包膜。核酸为环状双链 DNA，分为早期区（E 区）、晚期区（L 区）和非编码区（NCR）三个区域。至今已发现 HPV 有 100 多个型。在体外细胞培养尚未成功。对皮肤和黏膜上皮细胞有高度亲嗜性。病毒主要通过直接接触感染者的病变部位或间接接触被病毒污染的物品感染人类。生殖器感染主要通过性传播。型别及感染部位不同，所致疾病不尽相同，包括皮肤疣、跖疣、扁平疣、生殖道湿疣、喉部乳头瘤等。近年研究资料证明 HPV 与宫颈癌的发生有关。HPV 感染有典型临床损害时可根据临床表现迅速做出诊断。小的皮肤疣有自行消退的可能，一般无需处理。用局部药物治疗或冷冻、电灼、激光、手术等疗法可去除皮肤黏膜的寻常疣和尖锐湿疣。

第 3 节　细小 DNA 病毒

细小 DNA 病毒（parvovirus）属于细小病毒科，是形态最小的 DNA 病毒，无包膜。对人致病有 B19 病毒（B19）、人类博卡病毒（HBoV）和腺病毒伴随相关病毒（AAV），主要通过呼吸道、消化道、血液、胎盘等途径传播。B19 病毒主要与人类的传染性红斑、镰状细胞贫血患者的一过性再生障碍危象、先天性感染造成的自发性流产等有关。HBoV 主要引起肺炎或支气管肺炎，是婴幼儿急性下呼吸道感染的重要病原之一。

第 4 节　痘　病　毒

痘病毒（poxvirus）属于痘病毒科，是体积最大的病毒，呈砖型或卵型，有包膜，主要通过呼吸道、直接接触等途径进行传播，引起天花、人类猴痘、牛痘、传染性软疣等疾病。对高危人群接种疫苗可预防天花、人类猴痘，注射痘苗免疫球蛋白可进行紧急预防。

第 5 节　博尔纳病毒

博尔纳病毒（borna disease virus，BDV）属于副黏病毒科，球形，有包膜，核酸为单负链 RNA，具有高度的嗜神经性，主要通过密切接触传播，引起博尔纳病。该病是一种动物中枢神经系统疾病，表现为动物行为、运动的异常，并渐进性死亡。人类感染后可能会导致精神神经疾病。

同步练习

一、选择题

1. 内基小体就是（　　）

   A. 狂犬病病毒包涵体   B. 麻疹病毒包涵体

   C. 腺病毒包涵体   D. 天花病毒包涵体

2. 下列哪种病毒感染人体后可引起"恐水症"（　　）

   A. 流行性乙型脑炎病毒   B. 狂犬病病毒

   C. 肾综合征出血热病毒   D. 登革热病毒

二、填空题

经性传播疾病的主要病毒有_____、_____、_____、_____等。

参考答案

一、选择题

1. A　　2. B

二、填空题

HBV，HIV，HSV，HPV

第34章 朊 粒

1. 掌握 朊粒的概念及致病性。
2. 了解 朊粒的生物学性状，微生物学检查，防治原则。

朊粒是一种由正常宿主细胞基因编码的、构象异常的朊蛋白（prion protein，PrP），无核酸，具有自我复制能力和传染性。在正常情况下 PrP 基因编码产生细胞朊蛋白，分子构型以α螺旋为主，对蛋白酶 K 敏感，在多种组织尤其是神经元细胞中普遍表达，具有一定的生理功能，没有致病性。如果其构型转变为以β折叠为主，对蛋白酶 K 有抗性，仅存在于感染的人和动物组织中，具有致病性和感染性，称为羊瘙痒病朊蛋白，即朊粒，引起人和动物传染性海绵状脑病。该病的共同特点：①潜伏期长。②病理学特征为脑皮质神经元空泡变性、死亡，星形胶质细胞增生，脑皮质疏松呈海绵状，并有淀粉样斑块形成，脑组织中无炎症反应。③一旦发病呈亚急性、进行性发展，最终死亡，患者以痴呆、共济失调、震颤等中枢神经系统症状为主要临床表现；病程为慢性、进行性发展，最终死亡，表现以中枢神经系统症状为主。④朊粒的免疫原性低，不能诱导机体产生特异性免疫应答。人类的 prion 病可分为传染性、遗传性和散发性三种类型。传播途径包括消化道、血液、神经及医源性。主要的人和动物 prion 病有羊瘙痒病、牛海绵状脑病（BSE，疯牛病）、库鲁病、克－雅病（CJD）、变异型克雅病变种。免疫组化是目前确诊朊粒病最可靠的方法。迄今对朊粒病尚无有效的疫苗可用。

第 3 篇

真菌学

第35章 真菌学总论

1. 掌握　真菌的概念及繁殖方式。真菌的致病性。
2. 熟悉　真菌的生物学性状。
3. 了解　真菌在生物学分类上的地位，真菌的种类。真菌的免疫性、微生物学检查法及防治原则。

真菌（fungus）是一大类真核细胞型微生物。与医学有关的真菌达四百余种，可引起人类感染性、中毒性及超敏反应性疾病。

第1节　真菌的生物学性状

真菌形态多种多样，按形态、结构分为单细胞和多细胞真菌两大类。单细胞真菌呈圆形或椭圆形，包括酵母型和类酵母型真菌。多细胞真菌基本上都是由菌丝和孢子两大基本结构组成。菌丝呈丝状，可长出许多分枝，交织成团，显微镜下呈螺旋状、球拍状、结节状、鹿角状和梳状等不同形态。孢子（spore）是真菌的生殖结构，是由生殖菌丝产生的，包括有性孢子和无性孢子。病原性真菌大多数产生无性孢子，大体可分为叶状孢子、分生孢子和孢子囊孢子3种。

无性繁殖是真菌的主要繁殖方式，主要形式有芽生、裂殖、萌管、隔殖四种。真菌对营养要求不高，常用沙氏葡萄糖琼脂培养基（Sabouraud dextrose agar，SDA）培养，培养温度为25～28℃（酵母型和类酵母型真菌）或37℃（丝状真菌）。最适酸碱度为 pH4.0～6.0。在 SDA 培养基上，可形成酵母型、类酵母型、丝状型3种类型的菌落。真菌对热的抵抗力不强，对干燥、阳光、紫外线及多种化学药物的耐受性较强。

第2节　真菌的致病性与免疫性

真菌对人的致病性主要表现为真菌感染、真菌性超敏反应和真菌毒素中毒。由致病性真菌和机会性致病性真菌引起感染并表现临床症状者称为真菌病。真菌性超敏反应按性质分为感染性超敏反应和接触性超敏反应，按部分分为皮肤超敏反应、呼吸道超敏反应和消化道超敏反应。真菌毒素的致病作用主要有真菌中毒和与肿瘤的关系两个方面，真菌中毒与食品受潮霉变，摄入大量真菌及其毒素有关，已肯定致癌的真菌毒素有黄曲霉毒素。抗真菌感染免疫与抗其他病原体感染免疫既有相似性，其中机体的天然免疫在阻止真菌病的发生上起重要作用，而获得性细胞免疫与真菌病的恢复密切相关，一般来说，免疫力不强。

第 3 节　真菌的微生物学检查法

浅部感染可取鳞屑、病发、甲屑，深部感染真菌则应根据病情取痰、血、尿、脓、脑脊液、粪便、分泌物等，采取标本还应注意标本量要充足、新鲜、尽快送检、严格无菌操作。临床上仍以形态学检查和分离培养等表型特征为主要鉴定依据。

第 4 节　真菌感染的防治原则

目前尚无有效预防皮肤癣菌感染的方法，主要是保持个人卫生，积极锻炼，各种癣症的治疗以外用药为主，但较难根治，易复发。深部真菌病的治疗，主要应除去各种诱因，提高机体抵抗力，治疗药物有氟康唑、伊曲康唑、伏立康唑、两性霉素 B 等。预防真菌性食物中毒，应严禁销售和食用发霉的食品，加强市场管理及卫生宣传。

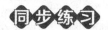

一、选择题

1. 下列哪项不是真菌的特征 （　　）
   - A. 可长出孢子和菌丝
   - B. 孢子抵抗力强，可抵抗 100℃
   - C. 菌丝可有生殖菌丝和营养菌丝
   - D. 生长营养要求不高
2. 关于真菌孢子的特征，下列哪一项是错的 （　　）
   - A. 一条菌丝上可长出多个孢子
   - B. 小分生孢子属于单细胞
   - C. 可有多种形态
   - D. 孢子是真菌的休眠状态
3. 关于真菌，下列哪一项是错误的 （　　）
   - A. 细胞壁内含有与细菌相似的肽聚糖
   - B. 形态结构比细菌复杂
   - C. 有单细胞和多细胞两种类型
   - D. 酵母型真菌以出芽方式繁殖

二、填空题

1. 真菌菌落有_____、_____、丝状型三类。
2. 真菌菌丝可有_____、_____、_____、_____、_____等多种形态。

参考答案

一、选择题

1. B　2. D　3. A

二、填空题

1. 酵母型，类酵母型
2. 螺旋状，球拍状，结节状，鹿角状，梳状

第36章 主要病原性真菌

教学目的

1. 掌握 皮肤癣菌的致病性。白假丝酵母菌和新生隐球菌的生物学特征及致病性。
2. 熟悉 皮肤癣菌的形态特点。白假丝酵母菌和新生隐球菌的微生物学检查法与防治原则。
3. 了解 皮下组织感染真菌和地方性流行真菌的致病性。曲霉、毛霉、肺孢子菌的致病性。

第1节 浅部感染真菌

浅部感染真菌是指寄生或腐生于角蛋白组织的真菌,包括皮肤癣菌和角层癣菌。皮肤癣菌(dermatophytes)有表皮癣菌属、毛癣菌属和小孢子菌属,主要由孢子散播传染,常由于接触患癣的人或动物(狗、猫、牛、马等)及菌染物体而感染。引起的皮肤癣是世界上感染最普遍的真菌病,包括手癣、足癣、体癣、股癣、甲癣、毛癣等。角层癣菌有马拉色菌属、何德毛结节菌和白吉利毛孢子菌,引起角层型和毛发型病变。

第2节 皮下组织感染真菌

皮下组织感染真菌主要包括孢子丝菌和着色真菌,经外伤侵入皮下。孢子丝菌为双相型真菌,感染后局部皮肤形成亚急性或慢性肉芽肿,使淋巴管出现链状硬结,称为孢子丝菌性下疳。着色真菌感染多发于颜面、下肢、臀部等部位,病损皮肤呈境界鲜明的暗红色或黑色区,称为着色真菌病。

第3节 地方流行性真菌

这些真菌均属双相型真菌,对温度敏感,包括荚膜组织胞浆菌、厌酷球孢子菌、皮炎芽生菌、巴西副球孢子菌、马尔尼菲青霉等。

第4节 机会致病性真菌

一、白假丝酵母菌

白假丝酵母菌(*C. albicans*)属于假丝酵母属,菌体呈圆形或卵圆形,革兰染色阳性,在组织中易形成芽生孢子和假菌丝,厚膜孢子为本菌特征之一。在 SDA 平板上培养后出现类酵母型菌落。当机体出现菌群失调或抵抗力下降时,可引起皮肤黏膜感染、内脏感染和中枢神经系统感染。对于白假丝酵母菌感染的诊断,微生物学检查必须结合临床才能确定,可根据形态结构、培养特性及生化反应等进行鉴别。目前对假丝酵母菌病的高危人群尚未建立有效的预防措施，氟康唑治疗效果较好。

二、新型隐球菌

新型隐球菌（*Cryptococcus neoformans*）属于隐球菌属，在外界环境尤其是鸽粪中大量存在，呈球形，菌体周围有肥厚的荚膜，墨汁负染色后镜检可见到透明荚膜包裹着菌体，菌细胞常有出芽，但不生成假菌丝。25℃及37℃均生长良好，酵母型菌落。有 A、B、C、D 4 个血清型。主要经呼吸道传播，初始感染在肺部，随后播散机体各个脏器，最易侵犯中枢神经系统，引起脑膜炎、脑炎等，预后不良。在脑脊液中见到圆形或卵圆形的有折光性的菌体、外周有一圈透明的肥厚荚膜即可确诊。防治原则重在增强机体免疫力，避免创口感染土壤及鸟粪等。治疗药物可用二性霉素 B、伊曲康唑、酮康唑等。

三、曲霉

曲霉（*Aspergillus*）主要包括烟曲霉、黄曲霉、黑曲霉、构巢曲霉及土曲霉，形成分枝状多细胞性有隔菌丝和分生孢子头，能侵犯机体许多部位，引起曲霉病，如肺曲霉病、全身性曲霉病。有些曲霉产生的毒素，可引起人或动物的中毒，特别是黄曲霉素与人类肝癌的发生有密切关系。

四、镰刀菌

镰刀菌（*Fusarium*）多腐生植物，菌落呈棉絮状，极易污染食物，常见的有茄病镰刀菌、尖孢镰刀菌、串珠镰刀菌等，常可引起真菌性角膜炎、瓜真菌病、深部真菌感染。

五、毛菌

毛菌（*Mucor*）属于接合菌亚门，镜下可见分枝成直角的无隔菌丝和球形孢子囊，常引起食物霉变。毛霉感染多首先发生在鼻或耳部，经唾液注入上颌窦和眼眶，再经血流侵入脑部，引起脑膜炎。无特效治疗方法。

六、肺孢子菌

肺孢子菌（*Pneumocystis*）常见的有卡氏肺孢子菌和伊氏肺孢子菌，为单细胞型，兼有原虫和酵母菌的特点。经呼吸道侵入机体，多为隐性感染，在免疫缺陷或免疫功能低下者，可引起肺孢子菌肺炎，近年已成为艾滋病患者常见的并发症。

同步练习

一、选择题

1. 鉴别皮肤癣菌可根据（　　）

　A. 菌落特征、菌丝和孢子特点　　　　　　　　B. 皮屑与甲屑中见有菌丝

　C. 病发见有成串孢子　　　　　　　　　　　　D. 标本涂片镜检

2. 关于白念珠菌的叙述错的是（　　）

　A. 菌体圆形或椭圆形，G$^+$

　B. 在普通琼脂、血琼脂及沙氏培养基均生长良好

　C. 假菌丝和厚膜孢子有助鉴定

　D. 二分裂法繁殖

二、填空题

1. 常见的皮肤癣真菌有＿＿＿＿＿、＿＿＿＿＿、＿＿＿＿＿等。

2. 皮下组织感染真菌主要有_____和_____。

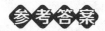

一、选择题

1. A   2. D

二、填空题

1. 表皮癣菌属，毛癣菌属，小孢子菌属

2. 孢子丝菌，着色真菌

综合模拟试卷

一、A 型题

最佳选择题，请从 A、B、C、D、E 五个选项中选择一个最佳答案，并在答题卡上把相应的字母涂黑。（本大题共 40 题，每小题 1 分，共 40 分）

1. 构成病毒包膜的成分是（   ）
   - A. 蛋白质、脂质、RNA
   - B. 核酸、蛋白质、糖类
   - C. 酶类、脂质、核酸
   - D. 糖类、脂质、DNA
   - E. 脂质、蛋白质、糖类

2. 能在高渗琼脂含血清的琼脂平板上形成荷包蛋样菌落的微生物是（   ）
   - A. 放线菌
   - B. 衣原体
   - C. 流感杆菌
   - D. 细菌 – L 型
   - E. 白色念珠菌

3. 能以简单无机物为原料合成复杂的原生质的细菌是（   ）
   - A. 异营菌
   - B. 腐生菌
   - C. 寄生菌
   - D. 致病菌
   - E. 自营菌

4. 分离培养痢疾杆菌与伤寒杆菌常用的培养基有（   ）
   - A. 鉴别培养基
   - B. 合成培养基
   - C. 营养培养基
   - D. 厌氧培养基
   - E. 基础培养基

5. 大多数细菌是多少分钟分裂一次（   ）
   - A. 60 分钟
   - B. 75 分钟
   - C. 45 分钟
   - D. 80 分钟
   - E. 20 分钟

6. 革兰阴性细菌的脂多糖存在于（   ）
   - A. 磷壁酸上
   - B. 细胞膜上
   - C. 细胞质中
   - D. 外膜上
   - E. 肽聚糖层

7. 下列哪种细菌生长繁殖速度最慢（   ）
   - A. 变形杆菌
   - B. 肺炎杆菌
   - C. 结核杆菌
   - D. 大肠杆菌
   - E. 产气杆菌

8. 病毒核酸作为模板复制子代核酸，本身又具 mRNA 功能的，属于下列哪项（   ）
   - A. 双股 RNA 病毒复制点
   - B. 双股 DNA 病毒复制特点
   - C. 单股负链 RNA 病毒复制特点
   - D. 单股 DNA 病毒复制特点
   - E. 单股正链 RNA 病毒复制特点

9. 在菌体中含量较多的无机盐主要有（   ）
   - A. 钾和铁
   - B. 磷和硫
   - C. 钙和镁
   - D. 锰和锌

10. 下列哪种化学组分是细菌芽胞所特有并与芽胞具有高度耐热性有关（   ）
   - A. 多糖
   - B. 核酸
   - C. 肽聚糖
   - D. 磷脂
   - E. 吡啶二羧酸

11. 芽胞抵抗力强是指（　　）

    A. 对外界理化因素抵抗力强

    B. 能在体内抵抗吞噬细胞的吞噬

    C. 既能抵抗吞噬细胞的吞噬又能抵抗外界因素的作用

    D. 能抵抗溶菌酶的杀菌作用

    E. 能抵抗青霉素的杀菌作用

12. 革兰阴性细菌对溶菌酶不敏感的原因是（　　）

    A. 细胞壁含糖类少　　　　　　　　　B. 在肽聚糖层外还有外膜结构

    C. 细胞壁缺乏磷壁酸　　　　　　　　D. 细胞壁含脂多糖多

    E. 细胞壁含有类脂 A

13. 革兰阳性菌细胞壁与致病有关的化学组分是（　　）

    A. N－乙酰胞壁酸　　　　B. 膜磷壁酸　　　　C. 壁磷壁酸

    D. 脂肪酸　　　　　　　E. 磷壁酸

14. 干扰素抗病毒的作用机制是（　　）

    A. 直接抑制病毒的生物合成

    B. 直接抑制病毒的释放

    C. 诱发细胞产生抗病毒蛋白

    D. 与病毒结合，消除病毒的感染性

    E. 阻碍病毒吸附于敏感细胞

15. 关于外毒素的叙述，下列哪项是错误的（　　）

    A. 性质稳定、耐热

    B. 是活菌释放至菌体外的一种蛋白质

    C. 抗原性强

    D. 由革兰阳性菌及少数革兰阴性菌产生

    E. 毒性强

16. 与细菌侵袭力无关的物质是（　　）

    A. 黏附因子　　　　　　B. 荚膜　　　　　　C. 菌毛

    D. 透明质酸酶　　　　　E. 芽胞

17. 关于病毒的致病机制，下述哪一项是错误的（　　）

    A. 受病毒感染的细胞改变而发生融合

    B. 病毒基因组与宿主细胞 DNA 整合，使宿主细胞发生恶性转化

    C. 病毒在宿主细胞内复制，导致细胞功能紊乱，病变和溶解

    D. 病毒合成侵袭性酶类使宿主细胞裂解

    E. 受病毒感染的细胞改变而发生融合

18. 溶原性细菌是（　　）

    A. 带有毒性噬菌体的细菌　　B. 带有 F 因子的细菌　　C. 带有 R 因子的细菌

    D. 能产生细菌素的细菌　　　E. 带有噬菌体基因组的细菌

19. 消毒的含义是（　　）

    A. 杀死病原微生物　　　　　　　　　B. 使物体上无活菌存在

    C. 抑制微生物生长繁殖的方法　　　　D. 能杀死细菌芽胞

    E. 杀灭物体上所有的微生物

20. 保存菌种的最佳方法是（　　）

A. 血、肉汤培养基培养　　　B. 半固体培养基培养　　　C. 厌氧培养基培养

D. 固体培养基培养　　　　　E. 冷冻真空干燥法

21. 因长期大量使用抗生素引起的腹泻或鹅口疮多属于（　　　）

　　A. 外源性感染　　　　　　　B. 内源性感染　　　　　　C. 医源性感染

　　D. 隐性感染　　　　　　　　E. 交叉感染

22. 病毒的基本结构是（　　　）

　　A. 衣壳、包膜　　　　　　　B. 核衣壳、包膜　　　　　C. 核酸、包膜刺突

　　D. 衣壳和核酸　　　　　　　E. 核酸、包膜

23. 只有裂解期没有溶原期的噬菌体为（　　　）

　　A. β - 噬菌体　　　　　　　B. 前噬菌体　　　　　　　C. 毒性噬菌体

　　D. λ - 噬菌体　　　　　　　E. 温和噬菌体

24. 紫外线杀菌的机制是（　　　）

　　A. 损害细胞膜　　　　　　　B. 破坏核蛋白体　　　　　C. 破坏细菌细胞壁

　　D. 损伤细菌 DNA　　　　　　E. 破坏酶系统

25. 引起急性中毒性菌痢的主要物质是（　　　）

　　A. 溶血毒素　　　　　　　　B. 肠毒素　　　　　　　　C. 痉挛毒素

　　D. 内毒素　　　　　　　　　E. 菌毛

26. 霍乱弧菌致病的原因是（　　　）

　　A. 内毒素使肠壁痉挛，引起上吐下泻

　　B. 损伤小肠黏膜，引起肠液过度分泌

　　C. 细菌侵入血液引起败血症

　　D. 细菌通过菌毛粘附于肠壁，造成炎症

　　E. 以上都不是

27. 以细胞毒素致病的细菌有（　　　）

　　A. 金黄色葡萄球菌　　　　　B. 白喉杆菌　　　　　　　C. 霍乱弧菌

　　D. 产气荚膜杆菌　　　　　　E. 链球菌

28. 引起食物中毒，但又没有胃肠道症状的是（　　　）

　　A. 金黄色葡萄球菌　　　　　B. 肉毒杆菌　　　　　　　C. 副溶血性弧菌

　　D. 产气荚膜杆菌　　　　　　E. 肠炎沙门菌

29. 能激活肠黏膜细胞的鸟苷酸环化酶，使细胞内 cGMP 量增高而致泻的毒素是（　　　）

　　A. 金黄色葡萄球菌肠毒素　　B. 痢疾杆菌肠毒素　　　　C. 霍乱弧菌肠毒素

　　D. 大肠杆菌不耐热肠毒素　　E. 大肠杆菌耐热肠毒素

30. OT 试验阳性，表示（　　　）

　　A. 机体不能中和结核菌素　　　　　　　　B. 机体对结核杆菌产生变态反应

　　C. 强阳性表示有严重结核病　　　　　　　D. 可以确诊成人结核病

　　E. 以上都不是

31. 衣原体发育周期中具有感染性的是（　　　）

　　A. 六邻体　　　　　　　　　B. 网状体　　　　　　　　C. 包涵体

　　D. 原体　　　　　　　　　　E. 始体

32. 引起婴幼儿秋冬季腹泻的病毒原体是（　　　）

　　A. 人类轮状病毒　　　　　　B. 肠道病毒 72 型　　　　C. 肠道病毒 70 型

　　D. Norwalk 病毒　　　　　　E. 柯萨奇病毒

33. 脊髓灰质炎病毒的特性哪项正确（　　）
    A. 仅能在神经细胞中增殖
    B. 基因组是单一分子的负链 RNA
    C. 利用补体结合试验鉴定有三个血清型
    D. 耐乙醚，但易被胃酸和胆汁灭活
    E. 以隐性感染多见，约占 90% 以上

34. 对流感病毒 HA 特性的论述哪项不正确（　　）
    A. 具有免疫原性
    B. 由三条糖蛋白肽链组成三聚体
    C. HA 抗体具有抑制血凝现象及中和病毒的作用
    D. HA1 具有膜融合活性，也是感染的关键所在
    E. HA 必须断裂为 HA1 及 HA2 后才具感染性

35. 下述病毒中，属于缺损病毒的是（　　）
    A. HAV   B. EBV   C. HDV
    D. HBV   E. ECHO 病毒

36. 下述关于流感病毒的血凝素和神经氨酸酶的描述，哪一项是错误的？（　　）
    A. 存在于脂类包膜上   B. 抗原性都稳定   C. 是甲型流感病毒分亚型的依据
    D. 两者都是糖蛋白   E. 血凝素抗体在抗感染免疫中起主要作用

37. 长期储存 HIV 的细胞是（　　）
    A. B 细胞   B. 单核 - 巨噬细胞   C. 红细胞
    D. T 细胞   E. 血小板

38. 含脂类高达 60% 的细菌是（　　）
    A. 炭疽杆菌   B. 沙门菌   C. 分枝杆菌
    D. 白喉杆菌   E. 肺炎球菌

39. 病毒入侵机体后最早产生有免疫调节作用的物质是（　　）
    A. IgM   B. 中和抗体   C. 补体结合抗体
    D. SIgA   E. 干扰素

40. 以出芽方式繁殖的微生物是（　　）
    A. 螺旋体   B. 绿脓杆菌   C. 放线菌
    D. 噬菌体   E. 白色念珠菌

二、填空题

把答案写在答题纸上，否则不给分。（本大题共 20 分）

1.（本小题 1 分）固体培养基上挑取单一菌落，移种到另一固体培养基中，生长出来的细菌均为_____，称为_____。

2.（本小题 2 分）疱疹病毒感染宿主细胞可表现为_____、_____、_____和_____等四种感染类型。

3.（本小题 1 分）培养大多数病原性细菌最适宜的生长温度为_____；最适酸碱度即 pH 为_____。

4.（本小题 2 分）风疹病毒是_____的病原体，怀孕 4 个月内的妇女如受感染，病毒可通过_____感染胎儿，引起_____。预防的主要对象是_____。

5.（本小题 2 分）常用的湿热灭菌法有巴氏消毒法，以及_____，_____，_____，其中最有效的方法是_____。

6. （本小题 2 分）干扰素是在诱生剂作用下，由_____编码产生的一组蛋白质。它的功能主要表现在_____、_____和_____等方面。

7. （本小题 1 分）HBV 具有特殊的 DNA 多聚酶，既有_____的功能，又有_____功能。

8. （本小题 1 分）病毒的每个壳粒又由_____分子组成，其被称为_____。

9. （本小题 1 分）我国流行的脑膜炎球菌主要为_____群；流行的痢疾杆菌主要为_____。

10. （本小题 2 分）导致腹泻的大肠杆菌有_____、_____、_____、_____、_____等。

11. （本小题 1 分）温和噬菌体感染敏感菌后产生_____和_____两种后果。

12. （本小题 1 分）大多数立克次体只能在_____内生长，其繁殖方式为_____。

13. （本小题 1 分）在肉毒杆菌所致疾病中，婴儿肉毒病属于_____中毒，一般肉毒中毒属于_____中毒。

14. （本小题 2 分）大多数细菌生长繁殖必须具备_____、_____、_____、_____四个条件。

三、名词解释

把答案写在答题纸上，否则不给分。（本大题共 20 分）

1. 鉴别培养基

2. HBsAg

3. 病毒干扰现象

4. 内基小体

5. 菌落

6. 类毒素

7. 疫苗

8. 灭菌

9. antigenic drift

10. 垂直传播

四、简答题

简要回答下列问题，并把答案写在答题纸上，否则不给分。（本大题共 20 分）

1. （本小题 5 分）简述破伤风的防治原则。

2. （本小题 5 分）简述狂犬病的防治原则。

3. （本小题 5 分）简述细菌毒力的构成。

4. （本小题 5 分）简述流感病毒的血凝素和神经氨酸酶的生物学活性。

参考答案

一、A 型题：（本大题共 40 题，每小题 1 分，共 40 分）

1. E 2. D 3. E 4. A 5. E 6. D 7. E 8. E 9. B 10. E 11. A 12. B 13. B 14. C
15. A 16. E 17. D 18. E 19. A 20. E 21. B 22. B 23. C 24. D 25. D 26. E 27. B
28. B 29. D 30. B 31. D 32. A 33. E 34. D 35. C 36. B 37. B 38. C 39. E 40. E

二、填空题：（本大题共 20 分）

1. （本小题 1 分）纯种，纯培养（1 分）

2. （本小题 2 分）显性感染，潜伏感染，整合感染，先天性感染（或垂直感染）（2 分）

3. （本小题 1 分）37℃、7.2～7.6（或 7.4）（1 分）

4. （本小题 2 分）风疹，胎盘，胎儿先天畸形或先天性风疹综合征，育龄妇女及学龄儿童（2 分）

5. （本小题 2 分）煮沸法，流通蒸气消毒法，间歇蒸气灭菌法，加压蒸气灭菌法（2 分）

6. （本小题 2 分）细胞基因，抗病毒，抗肿瘤，免疫调节（2 分）

7. （本小题 1 分）能以 RNA 为模板转录 DNA 的逆转录酶，合成 DNA（1 分）

8. （本小题 1 分）一个或多个多肽，化学亚单位（1 分）

9. （本小题 1 分）A；福氏志贺菌（1 分）

10. （本小题 2 分）肠致病性大肠杆菌，肠产毒性大肠杆菌，肠侵袭性大肠杆菌，肠出血性大肠杆菌，肠聚集性大肠杆菌（2 分）

11. （本小题 1 分）溶原，溶菌（1 分）

12. （本小题 1 分）活的宿主细胞内，二分裂方式（1 分）

13. （本小题 1 分）感染性，单纯毒素性（1 分）

14. （本小题 2 分）充足的营养，合适的酸碱度，适宜的温度，必要的气体环境

三、名词解释：（本大题共 20 分）

1. 答案：利用各种细菌分解糖类和蛋白质的能力及其代谢产物的不同，在培养基中加入特定的作用底物，观察细菌在其生长后对底物作用如何，从而鉴别细菌。(2 分)

评分标准：（本小题 2 分）

2. 答案：为 HBV 的表面抗原，主要成分为糖蛋白，具抗原性，存在于患者的血清中，代表 HBV 感染的主要标志。

评分标准：（本小题 2 分）

3. 答案：个体出生后，机体受到病毒或其他干扰素诱生剂刺激，巨噬细胞、淋巴细胞以及体细胞等多种细胞所产生的一种糖蛋白。

评分标准：（本小题 2 分）

4. 答案受狂犬病毒感染后，在脑细胞的胞浆内出现嗜酸性圆形或椭圆形包涵体，称内基小体。协助诊断狂犬病。

评分标准：（本小题 2 分）

5. 答案：是单个细菌不断生长繁殖所形成的肉眼可见的细菌集团。(2 分)

评分标准：（本小题 2 分）

6. 答案：外毒素经甲醛脱毒后失去毒性仍保留其免疫原性。

评分标准：（本小题 2 分）

7. 答案：用于预防疾病的抗原性物质。

评分标准：（本小题 2 分）

8. 答案：杀灭所有微生物的方法，包括芽胞。

评分标准：（本小题 2 分）

9. 答案：抗原漂移，由于基因变异属于点突变，抗原变异的幅度比较小，属量变的过程，没有出现新的亚型，引起局部流行。

评分标准：（本小题 2 分）

10. 答案：亲代直接传给子代。

评分标准：（本小题 2 分）

四、简答题（本大题共 20 分）

1. 防治原则

（1）一般性预防：及时清创、扩创，使伤口不致造成厌氧微环境。（0.5 分）

（2）人工主动免疫：

①易感人群如儿童、军人和易受外伤人群应接种破伤风类毒素。（0.5 分）

②6 个月至 6 岁的儿童应采用白百破三联疫苗进行接种预防。（1 分）

（3）人工被动免疫：破伤风抗毒素 1500～3000 单位肌内注射。（1 分）

（4）治疗：破伤风抗毒素 10 万～20 万单位肌内注射（1 分），同时使用大剂量青霉素抑制细菌繁殖。（1 分）

评分标准：（本小题 5 分）

2. 伤口处理：①20% 肥皂水反复冲洗（1 分）；②70% 乙醇或碘酊涂擦伤口。（1 分）

特异预防：①注射抗狂犬患者免疫球蛋白（1 分）；②接种狂犬病病毒灭活疫苗。（2 分）

评分标准：（本小题 5 分）

3. 答案：侵袭力菌体表面结构（1.5 分）；侵袭性酶（1.5 分）；内毒素、外毒素。（2 分）

评分标准：（本小题 5 分）

4. 答案：HA：由糖蛋白肽链连成三聚体，HA 必须断裂成 HA1 和 AH2 后才有感染性，HA2N 端疏水性肽具有膜融合活性，使流感病毒具有感染性。（1 分）HA 能使人、鸡、豚鼠等多种红细胞发生凝集。HA1 能与细胞膜受体结合。（1 分）HA 具有抗原性，产生血凝抑制抗体。（1 分）NA：由糖蛋白肽链连成四聚体，具有酶活性，有利于成熟病毒的释放与扩散。（1 分）具有抗原性，相应抗体能抑制其酶的水解作用。（1 分）

评分标准：（本小题 5 分）